Peter Zimmermann (Hrsg.)
Bindung und Autonomie

Peter Zimmermann (Hrsg.)

Bindung und Autonomie

BELTZ JUVENTA

FSC www.fsc.org MIX Papier | Fördert gute Waldnutzung FSC® C089473

Dieses Buch ist erhältlich als:
ISBN 978-3-7799-9366-7 Print
ISBN 978-3-7799-9367-4 E-Book (PDF)
ISBN 978-3-7799-9368-1 E-Book (ePub)

1. Auflage 2026

Beltz Verlagsgruppe GmbH & Co. KG
Werderstraße 10, 69469 Weinheim
service@beltz.de

Satz: xerif, le-tex
Druck und Bindung: Beltz Grafische Betriebe, Bad Langensalza
Beltz Grafische Betriebe ist ein Unternehmen mit finanziellem Klimabeitrag
(ID 15985–2104-1001)
Printed in Germany

Weitere Informationen zu unseren Autor:innen und Titeln finden Sie unter: www.beltz.de

Inhalt

Einführung

Bei der Entwicklung von Kindern, beim Hineinwachsen in eine Gesellschaft und auch dabei, dort seinen sozial integrierten und selbstbestimmten Platz zu finden, beeinflussen Erfahrungen von Bindung und Autonomie immer wieder den Lebensweg. Das vorliegende Buch greift die beiden Themenbereiche „Bindung“ und „Autonomie“ entwicklungspsychologisch und familienpsychologisch in den Grundlagen auf. Es zeigt außerdem die breite Palette an Anwendungsbereichen in der Kita, in der familientherapeutischen Beratung und in verschiedenen Interventionsansätzen für die frühe Kindheit. Die Beiträge zeigen praxisrelevante Modelle der präventiven Frühförderung und Intervention für belastete Familien. Das Buch erweitert aber auch den Blickwinkel und zeigt in weiteren Beiträgen, wie relevant Bindung und Autonomie bei Konflikthaftigkeit in Familien, in der Beratung von Familien mit älteren Kindern und Jugendlichen in der Erziehungsberatung und auch in der Beratung bei Fällen sexueller Gewalt sein kann.

Zentral wird in allen Beiträgen dieses Buches deutlich, dass das Bedürfnis nach Bindung und das Bedürfnis nach Autonomie beim Menschen das Sozialverhalten von klein auf intensiv beeinflussen und beide mit intensiven positiven oder negativen Emotionen verbunden sind. Die Erfahrungen mit wichtigen Bezugspersonen von früher Kindheit an beeinflussen, wie wir mit diesen Bedürfnissen umgehen lernen und welche Bindungs- und Autonomiemuster wir entwickeln.

Während der Arbeit an diesem Buch hatte ich ein Gespräch mit einer 5-Jährigen. Sie fragte mich: „Was schreibst Du denn da?“. Ich antwortete, es geht um Autonomie, also, warum Kinder gerne Sachen selbst machen wollen.“. Ihre Antwort: „Aber das ist doch klar! Kinder müssen doch lernen zu wollen, was sie selbst machen möchten.“ Ich finde, das bringt es auf den Punkt.

Dieses Buch basiert zum Teil auf Vorträgen, welche im Rahmen der GAIMH-Tagung gehalten wurden, die 2025 an der Bergischen Universität Wuppertal unter dem Thema „Gemeinsam Stark: Förderung von Bindung und Autonomie“ stattfand. *Die Tagung der Gesellschaft für Seelische Gesundheit in der Frühen Kindheit für den deutschsprachigen Raum* (GAIMH) fand auf Initiative und mit Unterstützung der lokalen GAIMH-Gruppe in Wuppertal, die von Rüdiger Theis und Anna Ruppelt geleitet wird, und unterstützt durch das Team der Winzig-Stiftung Wuppertal statt. Sowohl bei der Tagung als auch bei der Erstellung dieses Buches und bei den Übersetzungen der englischsprachigen Beiträge hat mich mein Team vom Lehrstuhl Entwicklungspsychologie der Bergischen Universität Wuppertal in wunderbarer und sehr effektiver Weise unterstützt. Ich möchte mich bei allen, die zu diesem Buch mit beigetragen haben, herzlich bedanken.

Wuppertal, 2025
Peter Zimmermann

Kapitel 1: Das Selbst in der Bindungstheorie

Konstantin Steinmassl, Sophie Weinmann und Markus Paulus

Das *Selbst* ist ein schillernder Begriff und wirft bereits seit mehreren Jahrhunderten kontroverse und viel diskutierte Fragen auf. Eine zentrale Herausforderung in der Untersuchung des Selbst ist, dass das Selbst innerhalb verschiedener Forschungsprogramme unterschiedlich definiert wird und viele verschiedene Facetten aufweist, deren Gemeinsamkeiten und Unterschiede teils unklar sind (Leary & Tangney, 2003). Der Begriff des Selbst ist seit Bowlbys ersten Schriften auch in der Bindungstheorie zentral verankert, z. B. wenn er beschreibt, dass das Kind in den ersten Jahren ein Arbeitsmodell des Selbst ausbildet (Bowlby, 1969, 1973). Auch innerhalb der Bindungstheorie bezogen sich verschiedene Autor*innen mit dem Begriff *Selbst* auf unterschiedliche Phänomene. Daher wird im Folgenden der Zusammenhang zwischen der Bindungssicherheit und vier verschiedenen Facetten des Selbst, die für die Bindungstheorie von großer Bedeutung sind, – Selbstkonzept, Selbstwirksamkeit, Selbstorganisation und minimales Selbst – aus theoretischer Sicht beleuchtet und einschlägige Studienergebnisse dazu erläutert. Abschließend wird der in der Bindungstheorie zentrale Zusammenhang zwischen Bindung, Selbst und Autonomie diskutiert.

Als Ausgangspunkt für die Diskussion der Facetten des Selbst aus bindungstheoretischer Sicht dienen zentrale Prämissen der Bindungstheorie, v. a. Bowlbys viel zitiertes Konzept der internalen Arbeitsmodelle. Demnach repräsentiert das Kind Interaktionserfahrungen mit den Bezugspersonen in Arbeitsmodellen des Selbst, Anderer und der Beziehung zwischen Selbst und Anderen (Bowlby, 1969). Diese Arbeitsmodelle strukturieren Erfahrungen, Einstellungen, Gefühle und Verhalten. Sie werden in sichere und zwei Formen unsicherer (vermeidende und ambivalente) Bindungen eingeteilt. Sichere Bindung zeichnet sich durch ein verlässliches emotionales Band zur Bezugsperson aus, das dem Kind Sicherheit und Unterstützung in der Exploration seiner Umwelt bietet. Unsichere Bindungen hingegen entstehen durch inkonsistente oder zurückweisende Interaktionserfahrungen, was zu einem geringeren Vertrauen in die Verfügbarkeit der Bezugsperson führt. Deutlich wird in Bowlbys Beschreibung der Entwicklung dieser Arbeitsmodelle, dass die Repräsentation des Selbst inhärent mit der Repräsentation der Bezugspersonen verknüpft ist. Das Selbst entwickelt sich innerhalb der Fürsorgebeziehungen mit den Bezugspersonen. Noch einen Schritt weiter gedacht wird die Organisation des Selbst als ein Spiegelbild der Organisation der Beziehung mit den Bezugspersonen betrachtet (Sroufe et al., 2005). Die Prämisse, dass sich das Selbst in frühen Interaktionen herausbildet, dient als Ausgangspunkt für die Überlegungen in den folgenden Abschnitten zum Zusammenhang zwischen Bindung, verschiedenen Facetten des Selbst und Autonomie.

1 Bindung und Selbstkonzept

Das Selbstkonzept beschreibt die Art und Weise, wie wir über uns selbst denken und uns selbst bewerten. Es umfasst bereichsspezifische Aspekte, unter anderem das soziale oder akademische Selbstkonzept (Harter, 1982). Bereichsspezifische Selbstkonzepte beschreiben dabei die Einschätzung der eigenen Fähigkeiten und Kompetenzen in bestimmten Lebensbereichen wie Schule, Sport oder sozialen Beziehungen. Außerdem ist ein eigenständiger Bereich des Selbstwertgefühls – d. h. die globale, affektive Bewertung des Selbst – Teil des Selbstkonzepts. Im Folgenden wird zunächst das Selbstwertgefühl und dann das Selbstkonzept aus dieser bindungstheoretischen Perspektive beleuchtet.

1.1 Bindung und Selbstwert

Anhand früher Bindungserfahrungen konstruieren Kinder ein internales Arbeitsmodell, das eine mentale Repräsentation des Selbst beinhaltet, anhand dessen sie sich selbst verstehen und bewerten (Bowlby, 1988). Auf Grundlage sicherer Bindungsbeziehungen bildet sich typischerweise ein realistisch positives Modell des Selbst als geliebt und liebenswert. Kinder mit unsicheren Bindungserfahrungen erwarten gemäß vergangener Interaktionen hingegen eher zurückweisendes oder inkonsistentes Verhalten der Bezugspersonen. Wenn ein Kind beispielsweise wiederholt die Erfahrung macht, dass seine Bezugsperson nicht angemessen oder gar nicht auf seine emotionalen Bedürfnisse reagiert, beginnt es, sich selbst als nicht wichtig oder nicht liebenswert zu bewerten oder selektiv vermehrt negative Aspekte des eigenen Handelns wie Misserfolge wahrzunehmen. Es entwickelt sich ein Selbstkonzept, das eher negativ gefärbt ist (Cassidy, 1990). Bindungstheoretische Ansätze postulieren darüber hinaus, dass die Offenheit, mit der positive und negative Informationen über das Selbst verarbeitet werden, durch Bindungserfahrungen beeinflusst wird (Bowlby, 1988). Sichere Bindungserfahrungen unterstützen das Kind dabei, sowohl Stärken als auch Schwächen ohne Angst vor Zurückweisung als Teil des Selbst zu akzeptieren und zu integrieren. Bindungssicherheit ist demnach mit einem offeneren Zugang zu sowohl positiven als auch negativen Informationen über das Selbst verbunden (Bretherton et al., 1990; Cassidy, 1990). Unsichere Bindungserfahrungen führen hingegen eher zur Abwehr negativer Informationen über das Selbst, was die Entstehung eines idealisierten Selbstbildes, d. h. eines Schwächen ausklammernden, wenig realistischen Selbstkonzepts, begünstigt.

Empirische Befunde belegen überwiegend positive Zusammenhänge zwischen Bindungssicherheit und einem offeneren sowie positiveren Selbstwertgefühl bei Kindern und Jugendlichen, sowohl in Querschnitts- als auch in Längsschnittstudien (Cassidy, 1988; Clark & Symons, 2000; Laible et al., 2004; Verschueren et al., 2012). Kinder mit sicherer Bindung bewerten sich demnach zwar insgesamt positiv, sind aber auf Nachfrage auch bereit, Schwächen zuzugeben während Kinder mit unsicherer Bindung sich entweder insgesamt negativ bewerten oder keinerlei Schwächen zugeben (Cassidy, 1988). Über das Kindesalter hinausgehend berichtet eine aktuelle Metaanalyse (Pinquart, 2022) eine moderate bis große querschnittliche ($r = .34$) und kleine längsschnittliche ($r = .19$) Assoziation zwischen Bindung und Selbstwertgefühl. Das heißt, Individuen mit sicherer Bindung weisen im Mittel einen positiveren Selbstwert auf. Ab der späten Kindheit beruhen diese Befunde jedoch hauptsächlich auf selbstberichteter Bindungssicherheit. Deren Validität und die Beziehung zu etablierten Interviewmaßen wie dem Child Attachment Interview (CAI; Borelli et al., 2016) bzw. dem Adult Attachment Interview (AAI) sind umstritten (Roisman et al., 2007). Mehr Studien zum Zusammenhang zwischen Goldstandardinstrumenten der Bindungserfassung und dem Selbstwert wären wünschenswert und könnte ein klareres Bild auch für die Lebensspannenperspektive der Bindungstheorie verschaffen. Insgesamt kann der Zusammenhang zwischen Bindung und dem Selbstwert in der Kindheit und Jugend als gut belegt betrachtet werden. Personen mit sicherer Bindung haben demnach ein höheres Selbstwertgefühl als Personen mit unsicherer Bindung.

1.2 Bindung und bereichsspezifisches Selbstkonzept

Neben wertschätzenden Interaktionserfahrungen, die zu einer Repräsentation des Selbst als wertvoll beitragen, spielt auch die Unterstützung der Exploration eine wichtige Rolle in der Entwicklung der Selbstwahrnehmung (Bowlby, 1988). Sichere Bindungsbeziehungen ermöglichen Kindern eine aktive Exploration der Umwelt (sichere Basis), im Wissen, dass sie bei Gefahr zur Bezugsperson (dem sicheren Hafen) zurückkehren können (Ainsworth et al., 1978). Abhängig vom Ausmaß, in dem Bezugspersonen die Exploration unterstützen, können Kinder autonome Erfahrungen in unterschiedlichen Bereichen (z. B. schulisch und sozial) machen. Dies wiederrum beeinflusst die Wissensgenerierung eigener Kompetenzen im jeweiligen Bereich, was die Grundlage für bereichsspezifische Selbstkonzepte legt (Cassidy, 1990). Die Unterstützung der Exploration ermöglicht somit vielfältige Erfahrungen und den Aufbau eines Verständnisses darüber, wer man ist und was man kann (Sroufe et al., 2005). Fehlende oder inkonsistente Unterstützung beeinträchtigt hingegen die autonome Exploration. Das Kind hat weniger Möglichkeiten, Unabhängigkeit zu erproben und Rückmeldung über eigene Fähigkeiten zu erhalten. Fehlende Autonomie erschwert somit den Aufbau von Wissen über die eigene Person, während die Unterstützung der Autonomie den Aufbau eines positiven und differenzierten Selbstkonzeptes begünstigt (Bretherton & Munholland, 2008; Cassidy, 1990). Zusammenfassend wird aus bindungstheoretischer Perspektive angenommen, dass frühe wertschätzende Interaktionserfahrungen und Unterstützung bei der Exploration die Grundlage für die Entwicklung eines positiven und realistischen Selbstkonzepts schaffen.

Die Mehrdimensionalität des Selbstkonzeptes legt dabei die Annahme nahe, dass die einzelnen Aspekte des Selbstkonzepts in ihren Entwicklungsvorläufern differieren (Harter, 2015) und somit unterschiedlich stark durch Bindungserfahrungen beeinflusst werden könnten. Sozial-interaktionale Ansätze betonen, dass soziale Interaktionen mit der Bezugsperson die Grundlage dafür bieten, wie Kinder weitere Interaktionserfahrungen mit anderen wahrnehmen und verstehen. Demnach beeinflussen Bindungserfahrungen insbesondere sozial-emotionale Aspekte des Selbst, also die Wahrnehmung und Bewertung des Selbst in sozialen Interaktionen (Mead, 1913). Eine aktuelle Längsschnittstudie unterstützt diese These und konnte zeigen, dass die emotionale Verfügbarkeit der Bezugsperson das moralische – jedoch nicht das physische oder verbale Selbstkonzept von Kindern positiv beeinflusste (Söldner & Paulus, 2025). Weitere Studien belegen, dass die Unterstützung der Anpassungsfähigkeit und Exploration durch die Bezugsperson auch andere Aspekte des Selbstkonzeptes positiv beeinflusst. So berichten Paulus et al. (2018), dass emotionale Verfügbarkeit der Mutter das soziale und akademische Selbstkonzept längsschnittlich vorhersagt – beim akademischen Selbstkonzept jedoch vermittelt über kognitive Fähigkeiten des Kindes. Ergänzt werden die Befunde durch zwei Studien, die einen Zusammenhang zwischen Bindung und dem globalen Selbstkonzept nachwiesen (Vacaru et al., 2018; Zimmermann & Iwanski, 2019). Generell zeigen sich bei bereichsspezifischen Selbstkonzepten weniger konsistente Zusammenhänge mit der Bindungssicherheit als beim allgemeinen Selbstwertgefühl. In der Studie von Clark und Symons (2000) hing Bindungssicherheit weder längs- noch querschnittlich mit dem Selbstkonzept im Sinne der wahrgenommenen Kompetenz und sozialen Akzeptanz zusammen. Cassidy (1988) konnte hingegen einen positiven Zusammenhang zwischen Bindung und den Selbstkonzept-Subskalen für kognitive Kompetenz und Akzeptanz durch Gleichaltrige, nicht jedoch für physische Kompetenz und mütterliche Akzeptanz aufzeigen. Diese inkonsistenten Befunde bezüglich des bereichsspezifischen Selbstkonzepts stehen jedoch nicht zwangsläufig im Widerspruch mit der Bindungstheorie. Wie oben beschrieben, geht eine sichere Bindung auch mit einer größeren Offenheit Schwächen zuzugeben einher (Cassidy, 1988). Ein Kind mit einer sicheren Bindung kann demnach auch realistisch Schwächen in manchen Bereichen angeben, ohne dass der allgemeine Selbstwert, d. h. die grundsätzliche Wertschätzung des Selbst, dadurch bedroht wird. Relevant scheint für die Erforschung des Zusammenhangs zwischen bereichsspezifischen Selbstkonzept und Bindung auch die realistische Einschätzung und nicht exklusiv die Positivität der Einschätzung. Für ein klareres Bild sollte zukünftige Forschung den Zusammenhang zwischen Bindungssicherheit und einzelnen Dimensionen des Selbstkonzeptes – insbesondere des Realitätsbezug – unter Berücksichtigung von Auswirkungen auf den allgemeinen Selbstwert differenziert untersuchen.

2 Bindung und Selbstwirksamkeit

Selbstwirksamkeitsüberzeugungen beschreiben den Glauben an die eigene Handlungsfähigkeit in konkreten Situationen (Bandura, 1977). Die Überzeugung, durch eigenes Handeln selbst etwas bewirken zu können, ist zentral für Kontrollerfahrungen und die Autonomieentwicklung. Die Betrachtung des Zusammenhangs zwischen Bindung und Selbstwirksamkeitsüberzeugungen trägt damit zu einem besseren Verständnis des Zusammenhangs mit Autonomie bei. Selbstwirksamkeit bezieht sich – wie auch das Selbstkonzept – auf wahrgenommene Kompetenzen, unterscheidet sich theoretisch jedoch in wesentlichen Aspekten: Während das Selbstkonzept eine vergleichsweise stabile, generalisierte Selbstbewertung darstellt, beschreibt Selbstwirksamkeit die Überzeugung, eigene Fähigkeiten in spezifischen Situationen wirksam einsetzen zu können (Bong & Skaalvik, 2003). Selbstwirksamkeit beinhaltet im Vergleich zum Selbstkonzept keine Einschätzung des subjektiven Wertes, sondern bezieht sich auf überwiegend kognitive Überzeugung bezüglich der eigenen Effektivität und ist damit handlungsorientierter. Es ist bereichsspezifisch organisiert (sozial, emotional, akademisch) und fokussiert auf die aktive Bewältigung konkreter Herausforderungen (Bandura, 1977; Shavelson et al., 1976).

Ähnlich wie beim Selbstkonzept ist für die Entwicklung der Selbstwirksamkeit die Qualität früher Bindungserfahrungen entscheidend. Eine Sicherheit bietende und die Autonomie unterstützende Bezugsperson ermutigt das Kind, neue Erfahrungen zu machen und im Wissen, dass bei Schwierigkeiten die Bezugsperson Unterstützung bietet, Herausforderungen anzugehen (Ainsworth et al., 1978). Das Kind entwickelt so Vertrauen in die eigene Handlungsfähigkeit und den Glauben, selbst aktiv und – insbesondere beim Lösen von Herausforderungen – selbst wirksam zu sein (Bandura, 1977; Sroufe et al., 2005). Ein weiterer Mechanismus, der den Zusammenhang zwischen Bindung und Selbstwirksamkeit erklären kann, ist die Emotions- und Selbstregulation. Innerhalb der sozialen Interaktion mit der Bezugsperson lernt das Kind, zuerst über Co-Regulation und später Selbstregulation eigene Emotionen wie Frustration zu regulieren (Boldt et al.,

2020). Das Kind wird von kurzfristigen Misserfolgen nicht überwältigt, sondern bleibt handlungsfähig und wird durch eine bessere Emotionsregulation zu mehr Durchhaltevermögen befähigt. Hindernisse können so mit höherer Wahrscheinlichkeit bewältigt werden, was wiederrum die Selbstwirksamkeit stärkt (Bandura, 1977; Sroufe et al., 2005). Zusammenfassend kann aus bindungstheoretischer Perspektive angenommen werden, dass Bindungssicherheit sowohl die internalen Arbeitsmodelle, als auch die Explorationsbereitschaft und Emotionsregulation positiv beeinflusst, was wiederum die Selbstwirksamkeitsüberzeugung fördert.

Studien zum Zusammenhang zwischen Bindung und Selbstwirksamkeitserwartungen beziehen sich vor allem auf die späte Kindheit, Adoleszenz und das Erwachsenenalter. Es liegen jedoch Untersuchungen zum Zusammenhang von Bindung und konzeptuell verwandten Konstrukten bei zweijährigen Kindern vor, die zeigen, dass sicher gebundene Kinder mehr Durchhaltevermögen, Enthusiasmus und aktive Problembewältigung zeigen als unsicher gebundene Kinder (Frankel & Bates, 1990; Matas et al., 1978). Studien mit Jugendlichen berichten positive Zusammenhänge zwischen selbstberichteter Bindungssicherheit und sozialer (Coleman, 2003; Makkiyan et al., 2016) emotionaler (Makkiyan et al., 2016; Pan et al., 2022) und allgemeiner (Demirtaş, 2019) Selbstwirksamkeit. Eine aktuelle Studie erforschte den Zusammenhang zwischen der elterlichen emotionalen Verfügbarkeit, einem wichtigen Prädiktor der Bindungssicherheit, und späterer Selbstwirksamkeitserwartungen und zeigte, dass nicht-feindselige Eltern-Kind-Interaktionen in der frühen Kindheit die emotionale Selbstwirksamkeitserwartungen von Jugendlichen vorhersagen kann (Christner et al., 2024). Die bislang vorliegenden empirischen Befunde stützen die bindungstheoretische Vorhersage, dass eine sichere Bindung mit höheren Selbstwirksamkeitsüberzeugungen einhergeht.

3 Bindung und Organisation des Selbst

Auch die Strukturen des Selbst – also nicht nur wie in den vorherigen Kapiteln der Inhalt oder die Bewertung des Selbst – bilden und organisieren sich innerhalb der Bindungsbeziehung. Unterschiedliche Bindungsmuster sind demnach Prototypen für qualitativ unterschiedliche Selbst- und Persönlichkeitsstrukturen (Sroufe et al., 2005). Das Selbst – verstanden als die innere Organisation von Einstellungen, Gefühlen, Erwartungen und Bedeutungen – ist demnach ein Spiegelbild der Organisation der frühen Bindungsbeziehungen (Sroufe, 1989). In der Bindungstheorie sind zwei strukturelle Dimensionen der Organisation des Selbst besonders zentral: 1) die Kohärenz des Selbst und 2) die Differenzierung zwischen Selbst und Anderen (Bowlby, 1973; Fonagy & Target, 1997). Diese beiden Dimensionen sollen im Folgenden aus Sicht der Bindungstheorie beschrieben werden.

3.1 Kohärenz des Selbst

Kohärenz bezeichnet im Kontext der Selbststruktur die Integration affektiver, kognitiver und motivationaler Erfahrungen zu einem konsistenten und zeitlich stabilen Selbstmodell. Aus bindungstheoretischer Sicht basiert diese Form der innerpsychischen Integration auf einer früh etablierten Kontinuität im interaktionellen Muster zwischen Kind und primärer Bezugsperson (Sroufe, 2005). Kohärenz des Selbst entsteht dann, wenn das affektive Erleben des Kindes wiederholt und zuverlässig durch eine feinfühlige Bezugsperson aufgenommen und adäquat darauf eingegangen wird (Fonagy et al., 2002; Sroufe et al., 2005). Sowohl inkonsistentes Verhalten als auch wenig feinfühlige Interaktionen führen demnach zu einer Inkohärenz des Selbst, d. h. die psychische Organisation des internalen Arbeitsmodells des Selbst ist fragmentiert. In solchen Fällen werden innere Zustände nicht integriert, sondern als voneinander getrennte Teilselbste erlebt, d. h. widersprüchliche Kognitionen und Affekte bezüglich des Selbst werden abgespalten. Diese sind nicht mehr zugänglich für bewusste Reflexion, während sie aber Verhalten und Erleben beeinflussen – ein Phänomen, das Bowlby in Anlehnung an Winnicott mit dem Begriff des „falschen Selbst" beschrieben hat und in Analogie zu dem psychoanalytischen Konzept des dynamischen Unbewussten gesehen hat (Bowlby, 1973, 1980). Individuen mit diesem inkohärenten Erleben des Selbst beschreibt Bowlby (1979) als anfällig für Misstrauen in das eigene Erleben und Erfahrung der Welt als unreal. Ein zentraler Marker für ein kohärentes Selbst ist die Fähigkeit zur narrativen Kohärenz, insbesondere in Bezug auf autobiografische Erinnerungen. Kohärenz steht dabei in engem Zusammenhang mit der Sicherheit der Bindungsrepräsentation – wie auch evident im Kodiersystem des AAI (Main & Goldwyn, 1994).

Die Mentalisierungstheorie (Fonagy et al., 2002) – eine Erweiterung bindungstheoretischer Überlegungen – betrachtet die Kohärenz des Selbst aus einer ergänzenden Perspektive. Demnach beeinflusst nicht nur die Feinfühligkeit des elterlichen Verhaltens die Ausbildung der Selbststruktur, sondern auch die abgestimmte, *markierte Spiegelung* von Affekten des Kindes (Fonagy et al., 2002). Markierte Spiegelung bezeichnet einen Prozess, bei dem die Bezugsperson die Affekte des Kindes nicht nur widerspiegelt, sondern sie in abgewandelter, symbolisierter Form zurückgibt, sodass das Kind erkennen lernt, dass es sich um einen Ausdruck seiner mentalen Zustände handelt. Die dadurch beim Kind entstehende Mentalisierungsfähigkeit (*Reflective Functioning;* die Neigung Verhalten durch mentale Zustände zu erklären) ermöglicht, das eigene Verhalten in Bezug auf mentale Zustände zu erklären, was zu einer Kontinuität im Selbsterleben und schließlich einer kohärenten Selbststruktur führt (Fonagy & Target, 1997).

Zusammenfassend lässt sich festhalten, dass in der Bindungstheorie und der Mentalisierungstheorie davon ausgegangen wird, dass sich Bindungserfahrungen auf die Kohärenz von Selbstrepräsentationen auswirken, wobei Personen mit sicherer Bindung und Mentalisierungsfähigkeit in der Lage sind, ein kohärentes Selbst zu konstruieren, während unsichere und desorganisierte Bindung und geringere Mentalisierungsfähigkeit zu einem Erleben von Inkohärenz bezüglich des Selbst führen kann. In der Bindungstheorie wird ein kohärentes Selbst als eng verknüpft mit Autonomie und selbstbestimmten Handeln betrachtet (Fonagy & Luyten, 2018): Eine kohärente, zusammenhängende und verstehbare Selbstrepräsentation – d. h. wissen, wer man ist, was man fühlt, warum man so handelt – ist demnach notwendig für Handlungen, die auf den eigenen Bedürfnissen, Wünschen, Werten usw. beruhen.

3.2 Differenzierung zwischen Selbst und Anderen

Ausgehend von der bindungstheoretischen Grundannahme, dass das Selbst nicht isoliert, sondern im Rahmen früher interaktioneller Erfahrungen mit primären Bezugspersonen entsteht, stellt sich notwendigerweise auch die Frage nach der Beziehung zwischen der Repräsentation dieser signifikanten Anderen und des Selbst. Diese mentalen Repräsentationen sind nicht nur kognitive Schemata über das Verhalten der Bezugsperson, sondern beinhalten Erwartungen über Verfügbarkeit, Responsivität und Affektregulation – und stehen in wechselseitiger Beziehung zum Selbstbild. So beschreibt Bowlby (1973) diese Modelle als komplementär: Das Arbeitsmodell des Selbst (z. B. „Ich bin liebenswert, ich bin wirksam“) entwickelt sich im direkten Bezug zum Modell der Bezugsperson (z. B. „Du bist verfügbar, du bist zuverlässig“).

Die Differenzierung des Selbst aus diesen frühen Bindungserfahrungen heraus ist daher kein strukturell vorausgesetzter Zustand, sondern ein Entwicklungsprozess (Sroufe, 1989). Dieser Prozess hängt zentral davon ab, in welchem Maße das Kind sich als psychisch getrennt und zugleich emotional verbunden mit der primären Bezugsperson erleben kann. Im Falle der sicheren Bindung erfährt das Kind in konsistenten Interaktionen mit einer feinfühligen Bezugsperson, dass seine Bedürfnisse anerkannt und reguliert werden. In der Folge entsteht eine balancierte Differenzierung zwischen Selbst und Anderen, die es dem Kind erlaubt, Autonomie zu entwickeln, ohne soziale Bezogenheit einzubüßen (Sroufe et al., 2005). Das Selbst wird als intentionales Subjekt erlebt, das in Beziehung steht und zu intimen Beziehungen in der Lage ist (Cassidy, 2001). Im Gegensatz dazu bleibt bei unsicher-ambivalent gebundenen Kindern die Selbst-Andere-Differenzierung häufig unklar und durch eine affektive Verstrickung überlagert. Die Unsicherheit über die Verfügbarkeit der Bezugsperson führt zu einem übermäßigen Fokus auf die emotionale Reaktion des Anderen und erschwert die Entwicklung eines autonomen Selbstgefühls (Cassidy, 2001). Ein Muster, das sich in der Struktur des Adult Attachment Interview (AAI) in Form von „entangled-preoccupied“ Narrativen niederschlägt (Main et al., 1985). Hier ist das Selbst oft narrativ diffus und in dysfunktionale Beziehungserfahrungen eingebettet, ohne klare Distanzierung von den Bezugspersonen oder kritische Reflexion. Bei der unsicher-vermeidenden Bindung zeigt sich ein anderes Muster: Die Bezugsperson erscheint als zurückweisend oder affektiv nicht zugänglich, was das Kind dazu veranlasst, Bindungsverhalten zu unterdrücken. Diese frühe emotionale Selbstisolierung führt zu einer übermäßigen Differenzierung zwischen Selbst und Anderen, wobei das Selbst idealisiert, abgegrenzt und als unabhängig repräsentiert wird (Main et al., 1985). Das entsprechende innere Arbeitsmodell des Selbst ist geprägt von Sätzen wie „Ich brauche niemanden" oder „Ich bin allein stark". Im AAI äußert sich dies typischerweise in der Form „dismissing" strukturierter Narrationen, die Affekte minimieren und Bindungserfahrungen keine besondere Relevanz zusprechen.

Insgesamt wird in der bindungstheoretischen Perspektive deutlich, dass die Differenzierung zwischen Selbst und Anderen Folge eines Entwicklungsprozesses ist, der sich aus sozialen Beziehungen heraus ergibt. Die Qualität der frühen Fürsorgebeziehungen strukturiert dabei nicht nur die Kohärenz des Selbst, sondern auch dessen relationale Begrenzung – also die Fähigkeit, sich als autonomes Subjekt in Beziehung zu erleben. Die Fähigkeit intime Beziehungen einzugehen, die durch die balancierte Selbst-Andere-Differenzierung bei der sicheren Bindung gefördert wird, steht also in engem Zusammenhang mit Autonomie (Cassidy, 2001). Die frühe Fähigkeit zu Autonomie und Exploration sind bedingt durch eine intime Bindungsbeziehung; die spätere Fähigkeit zu Intimität in Beziehungen hingegen durch eine autonome Repräsentation des Selbst.

3.3 Empirische Studien

Empirische Untersuchungen dieser postulierten Zusammenhänge sind rar. Eine Studie von Goodvin et al. (2008) konnte zeigen, dass eine sichere Bindung eine höhere Konsistenz im Selbstkonzept über ein Jahr hinweg bei 4- bis 5-Jährigen vorhersagt. Auch Studien zum Einfluss von Eltern-Kind-Konversationen auf die Entwicklung eines kohärenten Selbstkonzepts (Bird & Reese, 2006; Nuttall et al., 2019; Welch-Ross et al., 1999) stützen die bindungstheoretische Perspektive, da Eltern-Kind-Konversationen mit zunehmendem Alter immer wichtiger für die Bindungsbeziehung werden (Thompson, 2021; Waters et al., 2018). Im Jugend- und Erwachsenenalter ist ein häufig untersuchtes Konstrukt der Organisation des Selbst die Selbstkonzeptklarheit (*self-concept clarity*; SCC; Campbell et al., 1996). Darunter wird das Ausmaß verstanden, in dem Inhalte des Selbstkonzepts klar und zuverlässig definiert, zeitlich stabil und intern konsistent sind. Auch mit der Bindungssicherheit wurde SCC in Verbindung gebracht. Konsistent berichten Studien einen negativen Zusammenhang zwischen Bindungsvermeidung/-angst und SCC (z. B. Emery et al., 2023; Gong et al., 2025). Auch hier ist jedoch anzumerken, dass Bindung anhand von Selbstberichtsfragebögen erfasst wurde. Gleiches gilt auch für die Differenzierung zwischen Selbst und Anderen und dem Zusammenhang mit Bindung: Studien finden hier Zusammenhänge, die jedoch rein auf Selbstberichtsfragebögen basieren (z. B. Skowron & Dendy, 2004)

Zusammenfassend sagt die Bindungstheorie vorher, dass die frühe Qualität der Bindungsbeziehungen nicht nur den Inhalt des Selbstkonzepts beeinflusst, sondern auch wie das Selbst organisiert und strukturiert wird. Die Entwicklung von Kohärenz und einer balancierten und flexiblen Differenzierung zwischen Selbst und Anderen bildet somit die strukturelle Grundlage eines stabilen Selbst, das es dem Individuum ermöglicht Autonomie in nahen Beziehungen zu erleben und auszudrücken. Insgesamt zeigt sich im Bereich der Organisationen und Strukturen des Selbst jedoch eine Forschungslücke. Zukünftige Studien sollten hieran anknüpfen und untersuchen, ob sich theoretisch vorhergesagte Verbindungen auch empirisch stützen lassen.

4 Bindung und das minimale Selbst

Ausgehend von phänomenologischen Überlegungen wurde in den letzten 20 Jahren zunehmend die Unterscheidung zwischen einem narrativen, konzeptuellen Selbst – das bisher diskutiert wurde – und einem minimalen Selbst getroffen (Gallagher, 2000). Das minimale Selbst beschreibt das Erleben des Individuums als unmittelbares Subjekt der Erfahrung. Im Gegensatz zu dem konzeptuellen Selbst wird das minimale Selbst nicht als überdauernde Repräsentation betrachtet, sondern als Konstruktion in einem bestimmten Moment. Der Konstruktion des minimalen Selbst liegen sensomotorische Integrationsprozesse zugrunde. So konstruiert das Individuum ein Gefühl für den eigenen Körper (*sense of body ownership*) durch die Integration von taktilen und visuellen Reizen (Braun et al., 2018). Ein alltägliches Beispiel dafür ist, dass wir unsere Hand sofort als „unsere eigene" erkennen, wenn wir sie im Spiegel sehen oder sie jemand anderes berührt – im Gegensatz zu einer fremden Hand. Durch den Abgleich von motorischen Signalen mit den tatsächlichen Effekten in der Umwelt entsteht der zweite Aspekt des minimalen Selbst, das Gefühl über eigene Handlungen (*sense of agency*). Wenn wir etwa einen Lichtschalter betätigen und das Licht unmittelbar angeht, erleben wir deutlich, dass wir selbst diese Veränderung bewirkt haben. Das Individuum konstruiert also ein Gefühl dafür, welche Effekte in der Umwelt selbst hervorgebracht wurden. Auch wenn in der Bindungstheorie der Fokus bisher eher auf den narrativen, konzeptuellen Dimensionen des Selbst gelegt ist, haben bindungstheoretische Überlegungen Relevantes zu der Debatte um das minimale Selbst beizutragen. Gleichwohl eröffnen die Überlegungen bezüglich des minimalen Selbst auch der Bindungstheorie neue Forschungsfelder und Anwendungen. Zwei Stränge dieser Überlegungen werden nun kurz erläutert.

Zum einen können klassische Theorien der Kognitionspsychologie herangezogen werden (z. B. Neisser, 2014). Demnach werden die menschliche Wahrnehmung, das Erleben und Handeln durch interpretative Rahmen – wie z. B. überdauernde Überzeugungen und Erwartungen – beeinflusst und geformt. Bindungsrepräsentationen könnten als solche interpretativen Rahmen kognitive und perzeptuelle Prozesse beeinflussen (Dykas & Cassidy, 2011; Fonagy & Target, 1997). Somit könnte das überdauernde Arbeitsmodell des Selbst die sensomotorischen Integrationsprozesse, die dem minimalen Selbst unterliegen, beeinflussen. Die Repräsentation des Selbst als wirksam und effektiv bei Individuen mit sicheren Bindungserfahrungen (siehe Abschnitt zu *Selbstwirksamkeit*) würde beispielsweise dadurch zu einer höheren *sense of agency* führen. Das heißt, Personen mit einer sicheren Bindung erleben sich auch in konkreten Situationen als Akteur einer Handlung und in Kontrolle über die Umwelt – der Ausgangspunkt für das Erleben von Autonomie.

Zum anderen wird diskutiert, dass sich das minimale Selbst in sozialen Interaktionen entwickelt (Fogel, 1993). Eine sichere Bindung wird – wie beschrieben – mit mehr Exploration in Verbindung gebracht. Außerdem stellen feinfühlige Bezugspersonen mehr Handlungsoptionen für das Kind bereit. Mehr Exploration und Handlungsoptionen könnten dadurch zur Entwicklung des Gefühls über eigene Handlungen beitragen. Wenn ein Kind zum Beispiel ermutigt wird, eigenständig nach einem Spielzeug zu greifen oder eine Ursache-Wirkungs-Beziehung in seiner Umwelt zu entdecken, kann es direkt erfahren, dass es durch seine Handlungen etwas bewirkt. Das minimale Selbst wird also nach der Perspektive von den frühen Organisationen beeinflusst und darin organisiert. Die *sense of agency* könnte als Ausgangspunkt für das Erleben von selbstbestimmten Handlungen und dem Erleben von Autonomie betrachtet werden – zentrale Aspekte einer sicheren Bindung.

Diese Überlegungen sind bisher weitestgehend spekulativ und noch nicht empirisch getestet. Bindungstheoretische Überlegungen können zum Verständnis dieser minimalen Selbstprozesse jedoch maßgeblich beitragen und die weitere Erforschung der postulierten Zusammenhänge kann auch der Bindungstheorie ein neues Feld eröffnen. In unserem Labor haben wir bereits begonnen, diese Fragestellungen zu bearbeiten. Erste Studien weisen auf Zusammenhänge hin (Kollakowski et al., 2025). Weitere Studien werden ein klareres Bild bringen.

5 Bindung, Selbst und Autonomie

Versteht man die Bindungstheorie wie in diesem Kapitel als eine umfassende Theorie über die Entwicklung des Selbst und der Persönlichkeit aus den frühen Beziehungen, so wird deutlich, dass innerhalb dieser Theorie die Begriffe Bindung, Selbst und Autonomie eng miteinander verknüpft sind und sich gegenseitig bedingen (Sroufe, 1989; Sroufe et al., 2005). Erfährt das Kind in einer sicheren Bindung Handlungsmöglichkeiten, in dem es von der Bezugsperson als sicherer Basis aus explorieren und die Fürsorge der Bezugsperson erreichen kann, so entwickelt sich ein Arbeitsmodell des Selbst, das positiv besetzt und kohärent ist und in dem das Selbst als wirksam und differenziert und sogleich verbunden mit den Bezugspersonen repräsentiert ist. Das Selbst entsteht also aus Regelmäßigkeiten in Interaktionen und Erfahrungen, die zunächst maßgeblich durch Bezugspersonen bedingt sind. Im Laufe der Entwicklung nimmt das Kind eine zunehmend aktivere Rolle ein und kann sich selbst als fähig zur Auslösung von Hilfe und Fürsorge der Bezugspersonen erleben. Dadurch repräsentiert sich das Kind selbst als autonomer Agent und Autor von Erfahrung (Sroufe, 1989). Diese Dynamik in der Entwicklung von Bindung und Autonomie wird auch in Sroufes Entwicklungsthematiken beschrieben (Sroufe et al., 2005). Demnach folgt die Entwicklung von Autonomie der Entwicklung von Bindung. Der Begriff des Selbst und der Einbezug der Theorie um internale Arbeitsmodelle des Selbst kann dazu beitragen, die enge Verknüpfung zwischen Bindung und Autonomie auch über den frühkindlichen Bereich hinweg zu erklären. Während zu Beginn die Organisation des Bindungsverhaltenssystems dem sicher gebundenen Säugling mehr Exploration und Kontrolle in der Interaktion und damit Autonomie ermöglicht, beeinflusst die Repräsentation des Selbst und Anderer die Erfahrung von Autonomie und selbstbestimmtem Verhalten zunehmend mehr. Auch wenn die Bezugsperson nicht mehr als physische sichere Basis relevant ist, bleibt die Organisation der Bindung – als internales Arbeitsmodell des Selbst und Anderer – eng mit Autonomie und Handeln verbunden (Becker-Stoll et al., 2008). Nicht umsonst ist der Begriff des *Arbeits*modells hier wörtlich zu nehmen (Crowell et al., 2008): das Selbst der Bindungstheorie ist ein aktives Selbst und die Grundlage für Handlung. In dem Selbst werden Verhaltenssysteme und Erfahrungen organisiert, sodass Autonomieerleben und selbstbestimmtes Handeln Teil der Selbst- und Bindungsorganisation werden.

Diese holistische Interpretation der Bindungstheorie als eine Theorie über die Entwicklung des Selbst und der Persönlichkeit begründet, wieso die Bindungstheorie auch knapp 60 Jahre nach den ersten Formulierungen von Bowlby ein lebendiges Forschungsprogramm darstellt. Weiterhin sind Fragen offen, u. a. bezüglich der sich entwickelnden Organisation und Struktur des Selbst und eher minimaler Selbstaspekte. Die Bindungstheorie bietet hier ein weiterhin fruchtbares theoretisches Gerüst, um die Entwicklung des Selbst aus den frühen Beziehungserfahrungen zu erforschen.

Literatur

Ainsworth, M. D. S., Blehar, M. C., Waters, E., & Wall, S. N. (1978). *Patterns of Attachment: A Psychological Study of the Strange Situation*. Erlbaum. https://doi.org/10.4324/9780203758045

Bandura, A. (1977). Self-efficacy: Toward a Unifying Theory of Behavioral Change. *Psychological Review*, *84*(2), 191–215.

Becker-Stoll, F., Fremmer-Bombik, E., Wartner, U., Zimmermann, P., & Grossmann, K. E. (2008). Is attachment at ages 1, 6 and 16 related to autonomy and relatedness behavior of adolescents in interaction towards their mothers? *International Journal of Behavioral Development*, *32*(5), 372–380. https://doi.org/10.1177/0165025408093654

Bird, A., & Reese, E. (2006). Emotional reminiscing and the development of an autobiographical self. *Developmental Psychology*, *42*(4), 613–626. https://doi.org/10.1037/0012-1649.42.4.613

Boldt, L. J., Goffin, K. C., & Kochanska, G. (2020). The significance of early parent-child attachment for emerging regulation: A longitudinal investigation of processes and mechanisms from toddler age to preadolescence. *Developmental Psychology*, *56*(3), 431–443. https://doi.org/10.1037/dev0000862

Bong, M., & Skaalvik, E. M. (2003). Academic Self-Concept and Self-Efficacy: How Different Are They Really? *Educational Psychology Review*, *15*(1), 1–40. https://doi.org/10.1023/A:1021302408382

Borelli, J. L., Somers, J., West, J. L., Coffey, J. K., De Los Reyes, A., & Shmueli-Goetz, Y. (2016). Associations Between Attachment Narratives and Self-Report Measures of Attachment in Middle Childhood: Extending Evidence for the Validity of the Child Attachment Interview. *Journal of Child and Family Studies*, *25*(4), 1235–1246. https://doi.org/10.1007/s10826-015-0310-8

Bowlby, J. (1969). Attachment and loss. Attachment, Vol. 1. Basic Books.

Bowlby, J. (1973). Attachment and loss. Separation, Vol. 2. Basic Books.

Bowlby, J. (1979). On knowing what you are not supposed to know and feeling what you are not supposed to feel. The Canadian Journal of Psychiatry, 24(5), 403–408.

Bowlby, J. (1980). Attachment and loss: Loss, Vol. 3. Basic Books.

Bowlby, J. (1988). A Secure Base. Parent-child attachment and healthy human development. Basic Books.

Braun, N., Debener, S., Spychala, N., Bongartz, E., Sörös, P., Müller, H. H. O., & Philipsen, A. (2018). The senses of agency and ownership: A review. *Frontiers in Psychology*, *9*, 535.

Bretherton, I., & Munholland, K. A. (2008). Internal working models in attachment relationships: Elaborating a central construct in attachment theory. In J. Cassidy & P. Shaver (Hrsg.), *Handbook of attachment: Theory, research, and clinical applications, 2nd ed* (S. 102–127). The Guilford Press.

Bretherton, I., Ridgeway, D., & Cassidy, J. (1990). Assessing internal working models of the attachment relationship: An attachment story completion task for 3-year-olds. In M. T. Greenberg, D. Cicchetti, & E. M. Cummings (Hrsg.), *Attachment in the preschool years: Theory, research, and intervention.* (S. 273–308). University of Chicago Press.

Campbell, J. D., Trapnell, P. D., Heine, S. J., Katz, I. M., Lavallee, L. F., & Lehman, D. R. (1996). Self-concept clarity: Measurement, personality correlates, and cultural boundaries. *Journal of Personality and Social Psychology*, *70*(1), 141–156. https://doi.org/10.1037/0022-3514.70.1.141

Cassidy, J. (1988). Child-mother attachment and the self in six-year-olds. *Child Development*, *59*(1), 121–134. https://doi.org/10.2307/1130394

Cassidy, J. (1990). Theoretical and methodological considerations in the study of attachment and the self in young children. In M. T. Greenberg, D. Cicchetti, & E. M. Cummings (Hrsg.), *Attachment in the Preschool Years: Theory, Research, and Intervention* (S. 87–119). University of Chicago Press.

Cassidy, J. (2001). Truth, lies, and intimacy: An attachment perspective. *Attachment & Human Development*, *3*(2), 121–155. https://doi.org/10.1080/14616730110058999

Christner, N., Di Giunta, L., Kloo, D., & Paulus, M. (2024). Developmental origins of regulatory emotional self-efficacy beliefs in preadolescence: A longitudinal investigation from early childhood till adolescence. *Cognitive Development*, *72*, 101512. https://doi.org/10.1016/j.cogdev.2024.101512

Clark, S. E., & Symons, D. K. (2000). A longitudinal study of Q-sort attachment security and self-processes at age 5. *Infant and Child Development*, 9(2), 91–104. https://doi.org/10.1002/1522-7219(200006)9:2<91::AID-ICD218>3.0.CO;2-O

Coleman, P. (2003). Perceptions of Parent-Child Attachment, Social Self-Efficacy, and Peer Relationships in Middle Childhood. *Infant and Child Development*, *12*, 351–368. https://doi.org/10.1002/icd.316

Crowell, J., Fraley, R. C., & Shaver, P. (2008). Measurement of individual differences in adolescent and adult attachment. In J. Cassidy & P. Shaver (Hrsg.), *Handbook of attachment. Theory, research and clinical applications.* (S. 434–468). The Guilford Press.

Demirtaş, A. S. (2019). Secure Attachment and Self-Efficacy in Early Adolescence: The Mediating Role of Hope. *TED EĞİTİM VE BİLİM*, *200*, 175–190. https://doi.org/10.15390/EB.2019.8100

Dykas, M., & Cassidy, J. (2011). Attachment and the processing of social information across the life span: Theory and evidence. *Psychological bulletin*, *137*, 19–46. https://doi.org/10.1037/a0021367

Emery, L. F., Hughes, E. K., & Gardner, W. L. (2023). Confusion or Clarity? Examining a Possible Tradeoff Between Self-Expansion and Self-Concept Clarity. *Social psychological and personality science*, *14*(1), 3–12. https://doi.org/10.1177/19485506211067040

Fogel, A. (1993). Developing through relationships: Origins of communication, self, and culture. University of Chicago Press.

Fonagy, P., Gergely, G., Jurist, E., & Target, M. (2002). *Affect regulation, mentalization and the development of the self.* Routledge. https://doi.org/10.4324/9780429471643

Fonagy, P., & Luyten, P. (2018). Attachment, Mentalization and the Self. In W. J. Livesley & R. Larstone (Hrsg.), *Handbook of Personality Disorders, Second Edition: Theory, Research, and Treatment.* Guilford Publications.

Fonagy, P., & Target, M. (1997). Attachment and reflective function: Their role in self-organization. *Development and Psychopathology*, *9*, 679–700.

Frankel, K. A., & Bates, J. E. (1990). Mother-Toddler Problem Solving: Antecedents in Attachment, Home Behavior, and Temperament. *Child Development*, *61*(3), 810–819. https://doi.org/10.1111/j.1467-8624.1990.tb02823.x

Gallagher, S. (2000). Philosophical conceptions of the self: Implications for cognitive science. *Trends in Cognitive Sciences*, 4(1), 14–21. https://doi.org/10.1016/S1364-6613(99)01417-5

Gong, X., Lin, S., Ding, F., Zhao, W., Hu, X., Wang, D., & Cheng, G. (2025). The effect of attachment on the trajectory of celebrity worship: The mediating role of self-concept clarity. *Personality and individual differences*, *240*, 113169. https://doi.org/10.1016/j.paid.2025.113169

Goodvin, R., Meyer, S., Thompson, R. A., & Hayes, R. (2008). Self-understanding in early childhood: Associations with child attachment security and maternal negative affect. *Attachment & Human Development*, *10*(4), 433–450. https://doi.org/10.1080/14616730802461466

Harter, S. (1982). The Perceived Competence Scale for Children. *Child Development*, *53*(1), 87–97. https://doi.org/10.2307/1129640

Harter, S. (2015). The construction of the self, second edition: Developmental and sociocultural foundations. Guilford Publications.

Kollakowski, N.-A., Pletti, C., & Paulus, M. (2025). Maternal Interaction Relates to Neural Processing of Self-Related Multisensory Information in 5-Month-Olds. *Developmental Science*, *28*(3), e70009. https://doi.org/10.1111/desc.70009

Laible, D. J., Carlo, G., & Roesch, S. C. (2004). Pathways to self-esteem in late adolescence: The role of parent and peer attachment, empathy, and social behaviours. *Journal of Adolescence*, *27*(6), 703–716. https://doi.org/10.1016/j.adolescence.2004.05.005

Leary, M., & Tangney, J. P. (2003). The self as an organizing construct in the behavioral and social sciences. In M. Leary (Hrsg.), *Handbook of self and identity* (S. 3–14). Guilford Press.

Main, M., & Goldwyn, R. (1994). *Adult Attachment Classification System (Version 5)* [Unpublished Manuscript].

Main, M., Kaplan, N., & Cassidy, J. (1985). Security in infancy, childhood, and adulthood: A move to the level of representation. *Monographs of the Society for Research in Child Development*, *50*(1/2), 66–104. https://doi.org/10.2307/3333827

Makkiyan, R. A., Malekitabar, M., & Farahbakhsh, K. (2016). Attachment Styles and Self-Efficacy in Blind and Non-blind Female High School Students. *Practice in Clinical Psychology*, *4*(4), 237–248. https://doi.org/10.18869/acadpub.jpcp.4.4.237

Matas, L., Arend, R. A., & Sroufe, L. A. (1978). Continuity of Adaptation in the Second Year: The Relationship between Quality of Attachment and Later Competence. *Child Development*, *49*(3), 547. https://doi.org/10.2307/1128221

Mead, G. M. (1913). The social self. *The Journal of Philosophy, Psychology and Scientific Methods*, *10*(14), 374–380. https://doi.org/10.2307/2012910

Neisser, U. (2014). *Cognitive Psychology: Classic Edition*. Psychology Press. https://doi.org/10.4324/9781315736174

Nuttall, A. K., Speidel, R., & Valentino, K. (2019). Expanding and Extending the Role Reversal Construct in Early Childhood. *Journal of child and family studies*, *28*(11), 3132–3145. https://doi.org/10.1007/s10826-019-01490-w

Pan, Y., Zhang, Q., Liu, G., Li, B., & Liu, C. (2022). Parents' Attachment Styles and Adolescents' Regulatory Emotional Self-efficacy: The Mediating Role of Adolescents' Attachment to Parents in China. *Applied Research in Quality of Life*, *17*(5), 2637–2656. https://doi.org/10.1007/s11482-021-09991-x

Paulus, M. (2025). Infant attachment as intentional action: An ideomotor and event-coding approach on the ontogenetic emergence of attachment. *Psychological Review.* Advance online publication. https://doi.org/10.1037/rev0000582

Paulus, M., Licata, M., Gniewosz, B., & Sodian, B. (2018). The impact of mother-child interaction quality and cognitive abilities on children's self-concept and self-esteem. *Cognitive Development*, *48*, 42–51. https://doi.org/10.1016/j.cogdev.2018.07.001

Pinquart, M. (2022). Associations of Self-Esteem With Attachment to Parents: A Meta-Analysis. *Psychological Reports*, 00332941221079732. https://doi.org/10.1177/00332941221079732

Roisman, G. I., Holland, A., Fortuna, K., Fraley, R. C., Clausell, E., & Clarke, A. (2007). The Adult Attachment Interview and self-reports of attachment style: An empirical rapprochement. *Journal of Personality and Social Psychology*, *92*(4), 678–697. https://doi.org/10.1037/0022-3514.92.4.678

Shavelson, R. J., Hubner, J. J., & Stanton, G. C. (1976). Self-Concept: Validation of Construct Interpretations. *Review of Educational Research*, *46*(3), 407–441. https://doi.org/10.3102/00346543046003407

Skowron, E. A., & Dendy, A. K. (2004). Differentiation of Self and Attachment in Adulthood: Relational Correlates of Effortful Control. *Contemporary Family Therapy*, *26*(3), 337–357. https://doi.org/10.1023/B:COFT.0000037919.63750.9d

Söldner, L., & Paulus, M. (2025). The moral self in formation: Caregiver emotional availability and early prosocial behavior predict preschoolers' moral self-concept. *Developmental Psychology*. https://doi.org/10.1037/dev0001902

Sroufe, L. A. (1989). Relationships, self, and individual adaption. In A. J. Sameroff & R. Emde (Hrsg.), *Relationship disturbances in early childhood: A developmental approach* (S. 70–94). Basic Books.

Sroufe, L. A. (2005). Attachment and development: A prospective, longitudinal study from birth to adulthood. *Attachment & Human Development*, *7*(4), 349–367. https://doi.org/10.1080/14616730500365928

Sroufe, L. A., Egeland, B., Carlson, E., & Collins, A. (2005). *The Development of the Person*. The Guilford Press.

Thompson, R. A. (2021). Internal working models as developing representations. In R. A. Thompson, J. A. Simpson, & L. J. Berlin (Hrsg.), *Attachment: The Fundamental Questions* (S. 128–135). Guilford Publications.

Vacaru, V. S., Sterkenburg, P. S., & Schuengel, C. (2018). Self-concept in institutionalized children with disturbed attachment: The mediating role of exploratory behaviours. *Child: Care, Health and Development*, *44*(3), 476–484. https://doi.org/10.1111/cch.12521

Verschueren, K., Doumen, S., & Buyse, E. (2012). Relationships with mother, teacher, and peers: Unique and joint effects on young children's self-concept. *Attachment & Human Development*, *14*(3), 233–248. https://doi.org/10.1080/14616734.2012.672263

Waters, H. S., Steiner, M. A., Zaman, W., Apetroaia, A., & Crowell, J. A. (2018). Iv. Co-Construction of Attachment Representations and Affect-Regulating Cognitions: The Role of Maternal Attachment Security. *Monographs of the Society for Research in Child Development*, *83*(4), 60–73. https://doi.org/10.1111/mono.12391

Welch-Ross, M. K., Fasig, L. G., & Farrar, M. J. (1999). Predictors of preschoolers' self-knowledge: Reference to emotion and mental states in mother-child conversation about past events. *Cognitive Deverlopment*, *14*(3), 401–422. https://doi.org/10.1016/S0885-2014(99)00012-X

Zimmermann, P., & Iwanski, A. (2019). Attachment Disorder behavior in early and middle childhood: Associations with children's self-concept and observed signs of negative internal working models. *Attachment & Human Development*, *21*(2), 170–189. https://doi.org/10.1080/14616734.2018.1499212

Kapitel 2: Bindung und Autonomie in Kindheit und Jugend: Formen, Entwicklung und Erziehungseinflüsse

Peter Zimmermann

Bindung und Autonomie sind Grundbedürfnisse des Menschen (Bowlby, 1980; Ryan et al., 1997). Die (Nicht)–Erfüllung dieser Bedürfnisse ist mit intensiven (negativen oder positiven) Emotionen verbunden, die das Sozialverhalten und die Selbststeuerung von Menschen in vielen Situationen beeinflussen. Bindung und Autonomie sind keine Gegensätze, sondern im Entwicklungsverlauf miteinander verbunden und tragen zu einer insgesamt eher gelingenden oder eher weniger gelingenden Anpassung im Lebenslauf bei, je nachdem, welche Muster und Organisationsformen Kinder aufgrund sozialer Erfahrungen jeweils entwickeln (Sroufe, 1979; Ryan et al., 1997; Zimmermann, 2000). Die Perspektive, Bindung und Autonomie nicht nur als Bedürfnisse zu verstehen, die in unserem sozialen Umfeld unterschiedlich ermöglicht, erlaubt, gefördert oder eingeschränkt werden, sondern den Blick auf die Art und Weise zu lenken, wie wir, aufgrund solcher Erfahrungen, typischerweise auf Situationen reagieren, die das Bindungsbedürfnis oder das Autonomiebedürfnis auslösen, kann zum differenzierteren Verständnis von Kindern und Jugendlichen (und vielleicht auch Erwachsenen) beitragen.

2.1 Bindung

Der Mensch hat eine angeborene Neigung, enge emotionale Bindungen zu spezifischen Personen aufzubauen (Bowlby, 1980; Grossmann & Grossmann, 2012). Das Bindungsbedürfnis ist lebenslang gegeben und wird aktiviert, wenn man in Situationen gerät, die intensive negative Gefühle auslösen, die man nicht selbst regulieren kann, aber auch dann, wenn man zu krank oder zu erschöpft für die Selbstregulation ist. Fühlt man sich hingegen subjektiv wieder sicher, bewertet also die aktuelle oder zukünftige Situation als bewältigbar oder als nicht mehr negativ, so wird das Bindungsbedürfnis nicht mehr ausgelöst und das Bindungsverhaltenssystem deaktiviert. Je jünger man ist, umso mehr ist man für die hierfür notwendige emotionale Regulation und das Gefühl von Sicherheit auf Schutz, auf Trost oder auf Ermutigung, also auf soziale Unterstützung angewiesen.

Bindung ist eine lang andauernde, emotionale Beziehung zu vertrauten Personen, die solchen Schutz und Sicherheit bieten. Diese Personen, die Bindungspersonen, werden von den Kindern selbst gewählt, sodass eine externe, willkürliche Zuteilung einer Betreuungsperson nicht bedeutet, dass diese vom Kind tatsächlich als Bindungsperson bewertet und bei Belastung auch aufgesucht wird (vgl. Zimmermann, 2007a). Anders als gegenüber den Bindungspersonen, werden gegenüber anderen, fremden Personen, aber auch gegenüber bekannten, aber nur wenig vertrauten Personen, bei starker emotionaler Belastung in der Regel keine vergleichbaren Bindungsverhaltensweisen gezeigt, wie z. B. die Suche nach Trost, selbst wenn diese Personen sich fürsorglich verhalten. Bindung ist deshalb von anderen Beziehungen, z. B. zu Geschwistern, Gleichaltrigen oder anderen Erwachsenen zu unterscheiden, die zwar Bedeutung für das Kind haben können, aber in der Regel keine Bindungsfunktion erfüllen. Die psychologische Funktion von Bindung zeigt sich nicht nur darin Nähe zu Bindungspersonen zu suchen oder zu erhalten, sondern auch darin, dass der Kontakt der Regulation eigener Gefühle bei emotionaler Überforderung dient (Zimmermann, 2007a; Zimmermann & Iwanski, 2014). Deshalb wird mit zunehmendem Alter und verstärkt ab dem Jugendalter das Suchen körperlicher Nähe als externe Regulationshilfe ergänzt oder ersetzt durch die Kommunikation über eigene Belastungen als psychologisches Nähe-Suchen mit der gleichen Regulationsfunktion.

2.1.1 Organisationsformen von Bindung: Die Bindungsmuster

Die entwicklungspsychologische Bindungsforschung hat gezeigt, dass man Bindungen nicht nach „Bindungsstärke" beurteilen sollte, sondern nach dem Ausmaß an Bindungssicherheit oder der Organisation von Bindung und Exploration oder deren Fehlen bei aktiviertem Bindungssystem (Grossmann & Grossmann, 2012). Die verschiedenen Organisationsformen von Bindung können als Unterschiede im Gelingen sozialer Emotionsregulation auf einem Kontinuum von sicherer, organisierter Bindung bis zur Bindungsstörung angeordnet werden (vgl. Abb. 1). Bei sicherer Bindung gelingt die soziale Emotionsregulation durch vertraute Andere in der Regel sehr schnell, bei unsicherer Bindung in der Regel nicht effektiv, ist bei Bindungsdesorganisation deutlich eingeschränkt und bei Bindungsstörungen noch stärker beeinträchtigt und von der emotionalen und sozialen Reaktion her meistens unvorhersehbar (vgl. Zimmermann, 2000; Iwanski & Zimmermann, 2018).

Negative Emotionen aktivieren unsere automatischen Bindungsmuster. Wie in Abbildung 1 zusammengefasst, ist bei Bindungs*sicherheit* eine *effektive soziale* Emotionsregulation mit der Bindungsperson gegeben, d. h., bei emotionaler Be-

Abb. 1: Kontinuum des Ausmaßes an effektiver sozialer Emotionsregulation in Beziehungen, je nach Bindungsorganisation oder Form der Bindungsstörung.

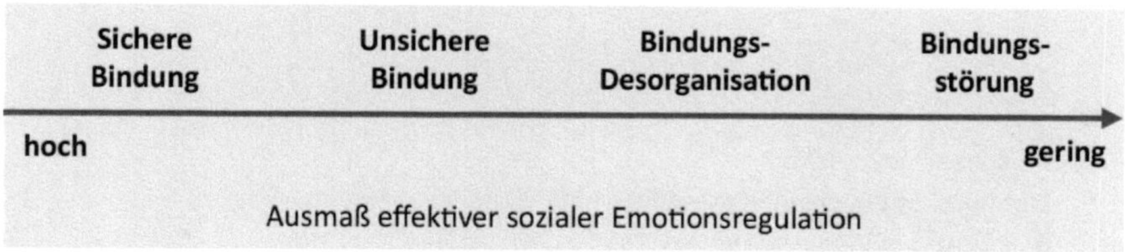

lastung wird die Nähe gesucht und diese tröstet und reguliert effektiv. Im Entwicklungsverlauf wird diese effektiv soziale noch durch eine effektive individuelle Emotionsregulation ergänzt (Zimmermann, 2000; vgl. auch Cooke et al., 2019). Dies macht deutlich, dass Bindungssicherheit nicht mit Abhängigkeit oder Dependenz verwechselt werden sollte, weil bei sicherer Bindung die Nutzung sozialer Beziehungen zur Regulation nur dann erfolgt, wenn individuelle Beruhigung nicht erfolgreich erscheint und nur solange erfolgt, bis die Emotion oder die Situation wieder steuerbar erscheint.

Bei *unsicher-vermeidender* Bindung zeigt sich in Interaktion mit der Bezugsperson typischerweise eine *individuell-ineffektive* Emotionsregulation. Hier wird aufgrund von Zurückweisungserfahrungen oder mangelnder emotionaler Verfügbarkeit der Bindungsperson keine direkte soziale Emotionsregulation mehr gesucht. Vielmehr versucht das Kind bei Anwesenheit der Bindungsperson durch Ausdruckkontrolle und Aufmerksamkeitslenkung auf Umgebungsreize (Ablenkung) seine negativen Emotionen zu regulieren. Dies gelingt jedoch nicht effektiv, wie sich auf physiologischer Ebene zeigen lässt (Spangler & Grossmann, 1993).

Bei *unsicher-ambivalenter* Bindung zeigt sich eine *ineffektive soziale* Emotionsregulation. Die Kinder suchen bei Aktivierung des Bindungsverhaltenssystems schnell die Nähe der Bezugsperson und klammern sich oft an diese. Die Nähe hilft den Kindern jedoch nicht bei der Regulation ihrer negativen Emotionen, sodass Ärger und der Wechsel von Nähe suchen und Kontaktwiderstand oder Passivität beobachtbar wird, weil die angebotene Nähe nicht beruhigt (Zimmermann, 2007a). Trotz Spiel- und Trostangeboten der Bindungsperson kann sich das Kind erst deutlich verzögert wieder auf die Umgebung einlassen (Grossmann & Grossmann, 2012). In Abbildung 2 sind die Bindungsmuster der frühen Kindheit als Emotionsregulationsmuster noch einmal zusammengefasst. Ein Verständnis der Bindungsmuster als Organisationsformen automatischer Emotionsregulation bei deutlicher emotionaler Belastung kann dabei helfen zu verstehen, warum Kinder mit unsicherer Bindung manchmal schwerer beinflussbar oder beruhigbar wirken als sicher gebundene Kinder.

Abb. 2: Bindung als Emotionsregulationsmuster

Bindungsmuster: ***sicher***
Emotionsregulation: ***effektiv sozial***
Beobachtbare Verhaltensmuster: ***Suche nach sozialer Regulation mit effektiver Beruhigung***

- gerichteter Ausdruck negativer Emotionen zur Bezugsperson
- Bindungsverhalten bei und nach Trennung
- Kontaktaufnahme bei Rückkehr der Bezugsperson
- Exploration nach rascher Beruhigung – effektive Selbstregulation

Bindungsmuster: ***unsicher-ambivalent***
Emotionsregulation: ***ineffektiv sozial***
Beobachtbare Verhaltensmuster: ***Suche nach sozialer Regulation ohne effektive Beruhigung***

- gerichteter und ungerichteter Ausdruck intensiver negativer Emotionen zur Bezugsperson
- Wechsel aus Bindungsverhalten und Kontaktwiderstand
- keine Exploration, keine rasche Beruhigung, keine effektive Selbstregulation, da negative Emotion nicht reguliert

Bindungsmuster: ***unsicher-vermeidend***
Emotionsregulation: ***ineffektiv individuell***
Beobachtbare Verhaltensmuster: ***individuelle Regulation ohne effektive Beruhigung***

- kaum gerichteter Ausdruck negativer Emotionen zur Bezugsperson; durchaus, wenn alleine
- Ausdruckskontrolle und Kontaktvermeidung bei der Rückkehr der Bezugsperson (als individuelle Emotionsregulation)
- Aufmerksamkeitslenkung auf Exploration, nicht auf die Bezugsperson
- keine physiologische Beruhigung, keine effektive Selbstregulation, da negative Emotion nicht reguliert

Die Bindungsmuster, auf Verhaltensebene erfasst, sind automatische Muster der Emotionsregulation und charakterisieren, ob und wie man eigene Belastung vertrauten Personen gegenüber kommuniziert und mit ihrer Hilfe reguliert. Neben dem Appell an Trost oder Ermutigung durch die Bindungspersonen, gehört zur sicheren Bindung auch wieder rasch autonom zu handeln. Sichere Bindung bedeutet, die eigene Autonomie kurz aufzugeben, weil sie einem in der Überlastung nicht möglich erscheint, aber rasch wieder auf Autonomie umzuschalten, weil man beruhigt wurde. Unsicher-vermeidende Bindung bedeutet im Vergleich dazu, die Autonomie nicht aufzugeben, sondern durch Ablenkung und Ausdruckskontrolle selbst zu versuchen, die eigenen Emotionen zu regulieren, weil man erwartet, dass ein Aufgeben der Autonomie und ein Hilfeappell an die Bezugsperson zu Zurückweisung führt. Bei unsicher-ambivalenter Bindung kommt das Kind längere Zeit nicht mehr zu autonomem Handeln zurück, weil es durch die Nähe zur Bezugsperson nicht beruhigt wird.

Die Muster der Emotionsregulation in der Bindungsbeziehung kann zwischen Mutter und Vater variieren und tritt nicht in exakt gleicher Form gegenüber anderen Personen (z. B. Freunden) auf, sondern beeinflusst sie nur. Bei emotionaler Belastung zeigen sich dann Unterschiede. Bei sicherer Bindung wird man kooperativer, bei unsicherer Bindung will man alles alleine machen oder lehnt Hilfe ab. Ist man nicht belastet oder unsicher, so ist das Bindungssystem nicht aktiviert und es zeigen sich auch keine Unterschiede mehr in der Kooperation z. B. mit Freunden (Zimmermann et al., 2001). Kinder und Jugendliche mit sicherer Bindung haben aber auch Vermeidung, Ausdruckkontrolle oder Rumination in ihrem Repertoire an Regulationsstrategien, wenden diese allerdings deutlich seltener an als Kinder und Jugendliche mit unsicherer Bindung, die häufiger nicht zeigen, wie es ihnen geht oder mehr ruminieren (Iwanski et al., 2021).

2.2 Autonomie

Autonomie ist ebenfalls ein Grundbedürfnis des Menschen und umfasst den Wunsch und das Streben nach Selbstbestimmung und Selbststeuerung. Konkret umfasst Autonomie das Bedürfnis danach, eigene Absichten und Interessen im Handeln zu verfolgen, eigene Ideen, Wünsche und Ziele zu entwickeln oder auszuwählen und diese *selbst* im Handeln umzusetzen. Es geht vor allem in der frühen Kindheit und im Jugendalter weniger nur darum etwas zu bekommen oder ein eigenes Ziel zu erreichen, sondern vor allem darum, dieses Ziel selbst auszuwählen, festzulegen und selbst etwas zu bewirken (Zimmermann & Iwanski, 2014).

Das Gegenteil von Autonomie ist Heteronomie, also Fremdbestimmung des eigenen Handelns und der eigenen Zielsetzungen und Wünsche durch Andere. Eigenen Absichten, Interessen und Präferenzen werden dabei von außen eingeschränkt oder unterdrückt oder dies durch das Kind subjektiv so bewertet. Bei gegebener Autonomie sind Handlungen, Ziele und Erfahrungen vom eigenen Selbst initiiert und gesteuert (Ryan et al., 1997). Autonomie ist aus dieser Sicht eher eine volitionale Autonomie. Darunter versteht man das Bedürfnis und das Vermögen absichtlich, willentlich eigene Ziele und Interessen zu verfolgen im Gegensatz zum Verständnis von Autonomie als sozialer Unabhängigkeit (Beyers et al., 2025). Allerdings kann man durchaus autonom handeln und gleichzeitig von anderen abhängig sein (Ryan & Lynch, 1988). Kinder und Jugendliche können autonom handeln, sind aber gleichzeitig von Erwachsenen abhängig, die für Nahrung, Wohnen, Arztbesuch etc. sorgen. Je stärker man das Gefühl von Autonomie empfindet, umso mehr handelt man im Einklang mit eigenen Werten, Bedürfnissen und Intentionen. Vansteenkiste et al. (2020) beschreiben die Erfahrung von Autonomie als verbunden mit Volition und innerer Bereitschaft. Aus ihrer Sicht erlebt man, bei erfülltem Bedürfnis nach Autonomie, ein Gefühl von „Vollständigkeit", sodass die eigenen Handlungen, Gedanken und Gefühle selbstgewählt und authentisch sind. Wenn das Gefühl hingegen frustriert wird, so erlebt man ein Gefühl von Druck von außen, als ob man in eine nicht gewollte Richtung gedrängt wird (vgl. Vansteenkiste et al., 2020; S. 3). Diese Sichtweise auf Autonomie entspricht allerdings eher dem selbstreflektierten Erleben von Jugendlichen oder Erwachsenen, nicht aber unbedingt dem von Kindern.

Autonomie ist jedoch eine bereits deutlich früher auftretende Entwicklungsthematik, die etwa zwischen dem ersten und dem dritten Lebensjahr dominant im Verhalten sichtbar wird (vgl. Sroufe, 1979; Zimmermann, 2000). Vor allem bei Kleinkindern sind Einschränkung von Autonomie sehr stark mit negativen Emotionen, wie Ärger verbunden (Buss & Goldsmith, 1989; Brock & Kochanska, 2019; Lichtenstein, 2024). Ärger wird bei vielen Menschen durch eine erlebte Zielblockade ausgelöst. In der so genannten Trotzphase ist intensiverer Ärger schnell durch z. B. ein kurzes Festhalten oder ein Wegnehmen eines Gegenstandes mit dem das Kind gespielt hat, auslösbar (Zimmermann et al., 2023). Ähnlich ist es, wenn ein Kind nicht erhält, was es möchte, darauf warten muss, oder auch dadurch, dass etwas nicht so abläuft, wie sich das Kind das vorgestellt hat oder jemand etwas für das Kind gemacht hat, obwohl es das selbst machen wollte (Cole et al., 2011; Dix et al., 2007). Also alle Einschränkungen eigener Zielerreichung oder der Selbstregulation bei Kindern, Jugendlichen, aber auch Erwachsenen. Die ersten Anzeichen des Selbst bei Kindern sind bereits sehr früh zu erkennen (Steinmaßl et al., dieser Band; Paulus, 2025) Kinder beginnen im zweiten Lebensjahr vermehrt gegenüber den Bezugspersonen oder anderen Fürsorgepersonen Widerstand zu zeigen, wenn sie kontrolliert werden oder wenn man ihnen helfen will (Dix et al., 2007; Geppert & Kuster, 1983). Sie sagen häufiger „Nein", wollen gerne Dinge alleine machen und spielen vermehrt weiter entfernt von der Fürsorgeperson (Sroufe, 1995). Sie beginnen in diesem Alter damit ihre Handlungen zunehmend selbst zu steuern, was zu mehr Wohlbefinden der Kinder beiträgt (Dix et al., 2007). Das genaue Alter und die Intensität der Autonomiereaktion (z. B. Ärger bis hin zu Trotz) sind dabei durchaus je nach Kind und Interaktionspartner unterschiedlich.

Längsschnittstudien zeigen, dass Trotzverhalten von Kindern keine signifikante differenzielle Stabilität aufweist, also Kinder, die früh viel Trotzverhalten zeigen, dies nicht unbedingt auch später tun (Calkins, 2002; Dix et al., 2007; Xu et al., 2021). Allerdings ist auch frühe Folgsamkeit von Kindern zwischen 18 und 42 Monaten nicht differenziell stabil, verändert sich also über das Kleinkindalter hinweg, so zeigt sich, dass Kinder, die mit 18 Monaten folgsam sind, dies nicht unbedingt bleiben (Xu et al., 2021). Der soziale Kontext kann hier eine Rolle für die Intensität der Autonomiereaktion spielen, da das Ausmaß an Trotzverhalten der Kinder zu Hause nicht signifikant mit dem Ausmaß an Trotzen in einer fremden Umgebung zusammenhängt (Crockenberg & Litman, 1990). Es gibt also auch Kinder, die nur in einer bestimmten sozialen Umgebung vermehrt Trotzverhalten zeigen. Somit kann auch die Beziehungsqualität zum Interaktionspartner oder dessen Verhalten ein Auslöser sein (vgl. Schieche, dieser Band). Ähnlich wie bei Bindung, bleibt auch Autonomie ein lebenslanges Bedürfnis und der Wunsch nach Beeinflussung der Umwelt entsprechend eigener Ziele und Wünsche (als primäre Kontrolle) ist bis zum hohen Alter gegeben und verringert sich nicht (Heckhausen et al., 2024). Ähnlich wie im Kleinkindalter ist aber im sehr hohen Alter in bestimmten Bereichen die Umsetzung des Autonomiebedürfnisses eingeschränkt, weil man nicht mehr alles so umsetzen kann, wenn z. B. die Beweglichkeit oder Feinmotorik nachlässt.

2.2.1 Organisationsformen von Autonomie: Die Autonomiemuster

Die Studien zu Autonomieanzeichen, Trotzverhalten und Folgsamkeit bei Kindern und Jugendlichen zeigen, dass sich, ähnlich wie bei Bindung, verschiedene Organisationsformen von Autonomie beobachten lassen, die sich in Abhängigkeit vom Elternverhalten entwickeln (Kuczynski & Kochanska, 1990; Kochanska & Kim, 2013; Deichmann & Ahnert, 2021; Zimmermann et al., 2009). Aus der Fülle der Forschungsergebnisse und aus eigenen Studien (Zimmermann et al., 2009; Zimmermann & Spangler, 2016; Iwanski et al., im Druck) lassen sich mindestens folgende Organisationsformen von Autonomie bei Kindern und Jugendlichen unterscheiden (vgl. Abbildung 3).

Das *kooperative Autonomiemuster* zeichnet sich dadurch aus, dass das Kind eigene Ziele, Wünsche oder Absichten benennt oder diese in seinen zielgerichteten Handlungen deutlich werden (z. B. ein Objekt selbst auswählen, Mithilfe beim Aufräumen). Gleichzeitig kann das Kind (z. B. beim Aufräumen oder einem Gespräch mit Bezugspersonen) externe Aufforderungen oder Wünschen von Interaktionspartnern ablehnen und dies verbal oder nonverbal gerichtet kommunizieren. Das Aufgreifen von Vorschlägen anderer Personen und die eigenständige Umsetzung in den daraus erfolgenden Handlungsschritten sind Anzeichen von Autonomie in der Ziel*auswahl* und Ziel*umsetzung* verbunden mit Kooperation (Zimmermann et al., 2009). Solche Autonomiemuster zeigen sich auch in der Beschreibung von „committed compliance“ in Situationen, in denen Kinder mithelfen sollen oder etwas nicht sofort anfassen oder haben dürfen (Kochanska & Kim, 2013; Molitor et al., 2024).

Im Gegensatz dazu ist die *unkooperative oder* gar *feindselige Autonomie* eine Organisationsform der Autonomie bei der das Kind zwar ebenfalls sowohl eigene Absichten und Wünsche verbal oder nonverbal im Handeln deutlich macht und Absichten im Handeln zielgerichtet verfolgt. Außerdem wird die Ablehnung von Aufforderungen oder Vorschlägen anderer Personen deutlich kommuniziert, wenn diese nicht gewollte Ziele und Handlungen beinhalten. Die Ablehnung fremder Wünsche, Aufforderungen oder Ziele erfolgt hier jedoch verbunden mit verbaler oder nonverbaler Zurückweisung, manchmal mit dysreguliertem Ärger oder Trotz, mit Beziehungsgefährdung, mit verbaler oder nonverbaler Fremd- oder Selbstschädigung, wie z. B. Anschreien, Trotz, Schlagen (Zimmermann et al., 2009; Hoyniak et al., 2023). Das Sich-Durchsetzen ist hier wichtiger als ein Kompromiss oder etwas Auszuhandeln.

Das *passive Autonomiemuster* ist dadurch charakterisiert, dass Kinder oder Jugendliche auf Vorschläge oder Aufforderungen Anderer nicht eingehen, diese aber weder verbal oder nonverbal ablehnen, noch offen etwas anderes tun oder eigene Ziele im Handeln verfolgen. Sie wirken vielmehr in der direkten Interaktion passiv und eher ignorierend. Ihre Autonomie zeigt sich jedoch darin, dass sie sich einer Fremdsteuerung verweigern und in der Nicht-Umsetzung von, auch wiederholten, Aufforderungen verharren (z. B. bei Aufräumen mitzuhelfen). Sie reagieren also in gewisser Hinsicht autonom gegen Fremdregulation, allerdings ohne offen sozial autonom zu handeln, indem sie weder in einen Konflikt oder einen Dialog mit anderen Personen gehen noch offen andere eigene Ziele, Wünsche oder Interessen verfolgen. Solche passiven Muster kann man bereits in der frühen Kindheit beobachten (Iwanski et al., im Druck) oder aber im Jugendalter (DeSpiegeleer et al., 2025). Das passive Autonomiemuster beschreibt jedoch nicht den Zustand einer akzeptierten Heteronomie, bei der man sich vollständig von anderen steuern lässt, ohne eigene Absichten oder Wünsche zu formulieren oder erreichen zu wollen.

Es gibt durchaus noch weitere Organisationsformen von Autonomie, wie sie z. B. in der Selbstbestimmungstheorie als Formen extrinsischer Motivation beschrieben werden (Vansteenkiste et al., 2020), die oftmals aber eher individuelle motivationale Selbstregulation bei Aufgaben beschreiben und weniger Autonomie in sozialen Interaktionen. Die hier beschriebenen drei Autonomiemuster zeigen sich vor allem in der sozialen Interaktion (z. B. mit Eltern) und erfassen nicht, ob die Kinder oder Jugendlichen sich autonom fühlen oder wie intensiv ihr Autonomiebedürfnis subjektiv ist. Dennoch können die Autonomiemuster ein

Hinweis darauf sein, wie sich auf Basis von sozialen Erfahrungen das Bedürfnis nach Selbstregulation zu automatischen Handlungsmustern formt, die in Erziehungssituationen oder Lernsituationen zum Tragen kommen können. Aus emotionspsychologischer Sicht wird bei Autonomieeinschränkung oft Ärger ausgelöst, sodass die Autonomiemuster mit Emotionsregulation in diesem Bereich zusammenhängen (Zimmermann et al., 2015).

Abb. 3: Autonomiemuster als Muster der Selbstregulation in Beziehungen

Autonomiemuster: *kooperative Autonomie*
Selbstregulation: *Selbstregulation in Beziehung*
Beobachtbare Verhaltensmuster: *eigene Absichten in Kooperation mit sozialer Umwelt umsetzen*

- offener Ausdruck eigener Wünsche, Absichten (verbal und nonverbal)
- Ausdruck der Ablehnung nicht gewollter Ziele und Handlungen
- Offenheit für externe Anregungen
- Kooperation mit anderen bei Zielerreichung

Autonomiemuster: *unkooperative* *oder* ***feindselige Autonomie***
Selbstregulation: *Selbstregulation ohne Beziehung*
Beobachtbare Verhaltensmuster: *eigene Absichten ohne soziale Umwelt umsetzen*

- offener Ausdruck eigener Wünsche, Absichten (verbal und nonverbal)
- Ablehnung nicht gewollter fremder Ziele und Handlungen mit Trotz, Ärger, manchmal Fremd- oder Selbstschädigung
- Ablehnung von externer Anregung oder Kooperation

Autonomiemuster: *passive Autonomie*
Selbstregulation: *eingeschränkte Selbstregulation ohne Kooperation*
Beobachtbare Verhaltensmuster: *fremde Absichten ignorieren ohne Zurückweisung der sozialen Umwelt*

- keine Äußerung oder Umsetzung eigener Vorschläge, Absichten, Ziele
- weder Eingehen auf noch explizite Ablehnung von externer Anregung, Aufforderungen oder Vorschlägen

2.3 Bindung und Autonomie im Entwicklungsverlauf

In manchen theoretischen Modellen werden Bindung und Autonomie als Gegensätze verstanden (Blos, 1979). Oftmals wird aber dabei nur eine bestimmte Organisationsform von Bindung oder Autonomie betrachtet, um auf die hypothetische Gegensätzlichkeit hinzuweisen. Ein Beispiel ist die emotionale Autonomie im Jugendalter (Steinberg & Silverberg, 1986), welche die emotionale Distanz und empfundene Unabhängigkeit von den Eltern als eine Form der Autonomieorganisation erfasst. Diese Art der Autonomiedefinition steht aber eher mit unsicherer Bindung in Zusammenhang (Ryan & Lynch, 1988). Manchmal werden Dependenz vs. Unabhängigkeit als die beiden Pole einer Dimension betrachtet, die inhaltlich eher unsichere Bindung ohne Autonomieanzeichen einerseits und zwanghafte Autonomie mit unsicherer Bindung andererseits beschreiben, also eher nicht gelingende Lösungen der beiden Entwicklungsthematiken.

Entwicklungspsychologisch betrachtet haben die beiden Bedürfnisse Bindung und Autonomie in der frühen Kindheit jeweils alterstypische, nacheinander auftretende Maxima in der Schnelligkeit und Häufigkeit ihrer täglichen Auslösung pro Altersstufe. Außerdem bauen sie im Entwicklungsverlauf aufeinander auf. Die Muster von Bindung und Autonomie tragen jeweils zur gelingenden oder misslingenden Anpassung bei. Dies ist im Modell der Entwicklungsthematiken konzeptualisiert (Sroufe, 1979; Cicchetti et al., 1988; Zimmermann, 2000). Das Modell geht zum einen davon aus, dass altersspezifisch bestimmte Verhaltensweisen typischerweise, häufiger und intensiver auftreten sind als zu anderen Zeitpunkten, was der Begriff Entwicklungsthematik („stage-salient issue“) widerspiegelt. Zum anderen, beeinflusst die Organisationsform jeder Entwicklungsthematik die Organisationsform der nachfolgende Entwicklungsthematik, also z. B. die Bindungsmuster die danach folgenden Autonomiemuster (vgl. Zimmermann, 2000; Iwanski et al., im Druck). Die frühen Entwicklungsthematiken umfassen in chronologischer Reihenfolge den Aufbau der Regulation biologischer und körperlicher Prozesse (z. B. von Erregung, Anspannung, Schlaf, Nahrungsaufnahme) im Neugeborenenalter, den Aufbau einer sicheren Bindung im Säuglingsalter, die Entwicklung von kooperativer Autonomie und Persistenz bei Aufgaben im Kleinkindalter und die Entwicklung von Peerkompetenz ab dem Vorschulalter (s. Abbildung 4).

Einige Studien belegen die alterstypische Salienz und die längsschnittliche Kontinuität der Organisationsform der einzelnen Entwicklungsthematiken. So zeigt sich empirisch, dass das Fremdeln ab dem sechsten Lebensmonat bis zum 12. Lebensmonat zunimmt und parallel Bindungsverhalten bei Kindern häufiger ausgelöst wird (Ainsworth & Bell, 1970; Sroufe, 1979; Brand et al., 2020; Brooker et al., 2013). Die Angst vor Fremden steigt laut Elternbericht auch nochmal von 22 bis 36 Monaten an. Dabei sind nicht alle Kinder gleich.Manche ältere Kinder zeigen mit 36 Monaten bereits wieder weniger Fremdenangst, andere ältere Kinder bleiben ängstlich (Brooker et al., 2013). Die normative Bindungsentwicklung der frühen Kindheit zeigt parallel, dass sich zwischen sechs und zwölf Monaten die Bindung an ausgewählte Bindungspersonen zunehmend organisiert, sodass sich ab zwölf Monaten oben genannten Bindungsmuster beobachten lassen (Grossmann & Grossmann, 2012). Die Bindungsmuster festigen sich dann zunehmend, und mit Eintritt in die Phase der zielkorrigierten Partnerschaft ab drei Jahren wird Bindungsverhalten bereits weniger häufig ausgelöst. Dabei verliert Bindung als Bedürfnis aber nicht an Bedeutung (Bowlby, 1980).

Vergleichbar zeigt sich, dass das Autonomiebedürfnis beginnend mit dem Alter von ca. zwölf Monaten bis zum Alter von 24 Monaten zunehmend salienter auftritt. Potegal et al. (2003) berichten, dass bereits zwischen 18 und 24 Monaten eine große Mehrheit an Kindern Trotzanfälle zeigen (87 %), dies zwischen 30 und 36 Monaten noch mehr Kinder betrifft (91 %) und die Anzahl an Kindern mit Trotzanfällen dann zwischen 42 und 48 Monaten wieder abnimmt (59 %). Ähnlich berichten Van den Akker et al. (2022), dass der Anteil an Kindern zwischen zwei und drei Jahren mit sehr vielen Trotzanfällen höher ist als mit vier bis fünf Jahren. Schnelle und intensive Ärgerreaktionen von Kindern nach Einschränkungen oder Zielblockaden sind also besonders typisch für das Kleinkindalter, ebenso wie Trotzanfälle. Diese nehmen jedoch bis zum Vorschulalter bei den meisten Kindern wieder ab und nur bei einigen Kindern bleibt die emotionale Dysregulation als Reaktion auf Einschränkungen der Autonomie darüber hinaus erhalten (Hoyniak et al., 2023). Auch hier zeigt die Idee der Entwicklungsthematiken, eine Veränderung der Salienz mit dem Alter, also der Häufigkeit der gezeigten intensiven Autonomiereaktionen von Kindern auf Einschränkungen der Zielerreichung (z. B. durch Festhalten, Wegnehmen von Dingen, mit denen das Kind spielt, Verbote oder Nicht-Erfüllung von Wünschen). Diese Situationen lösen zwar später auch noch Ärger aus, aber den Kindern gelingt es zunehmend, ihre Autonomiewünsche sozial zu verhandeln, um doch noch zu bekommen, was sie möchten und gleichzeig wird ihre Emotionsregulation von Ärger effektiver (Cole et al., 2011; Zimmermann et al., 2023).

Das Modell der altersspezifischen Entwicklungsthematiken ist somit empirisch durchaus abgesichert und erklärt, warum Bindungsverhalten oder Autonomieanzeichen von Kindern in manchen Altersstufen gehäuft auftreten und in anderen weniger häufig. Jedoch verlieren die damit verbundenen Bedürfnisse in anderen Altersphasen nicht an Bedeutung (vgl. Sroufe, 1979; Zimmermann, 2000). Dies wird in Abbildung 4 grafisch verdeutlicht, die zeigt, dass die Entwicklungsthematiken wie sich überlappende Wellen der einzelnen Thematiken zu verstehen sind, die eine altersspezifisches Maximum der Auslösung haben, jedoch im weiteren Verlauf der Entwicklung immer noch bedeutsam und auslösbar bleiben (vgl. Abb. 4).

Auch die zweite Annahme des Modells der Entwicklungsthematiken, dass die frühere Organisationsform einer Entwicklungsthematik, die spätere beeinflusst

Abb. 4: Entwicklungsthematiken der frühen bis mittleren Kindheit (adaptiert von Zimmermann, 2000).

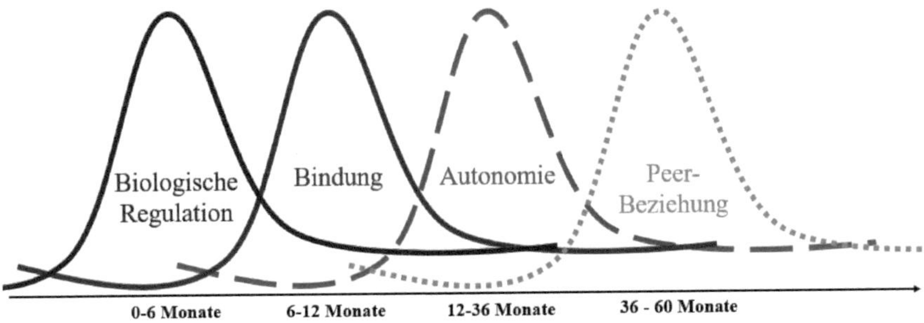

findet einige empirische Unterstützung. Kinder, die in den ersten sechs Lebensmonaten eher leicht irritierbar und schwer zu beruhigen sind, haben ein erhöhtes Risiko für unsichere Bindung oder Bindungsdesorganisation zur Mutter im weiteren Entwicklungsverlauf (Spangler et al., 1996; Spangler, 2016; van den Boom, 1994). Einige Längsschnittstudien belegen, dass eine sichere Bindung im Säuglingsalter später mit mehr Anzeichen kooperativer Autonomie und Ausdauer bei Aufgaben zusammenhängt (Sroufe et al., 1979; Matas et al., 1978; Hazen & Durett, 1982; Lütkenhaus et al., 1985; Schieche & Spangler, 2005). Andere Studien zeigen auch einen zeitgleichen Zusammenhang in Kindheit oder Jugendalter (Frodi et al., 1985, Becker-Stoll et al., 2008: Zimmermann, 2007b). Bindung und Autonomie sagen spätere Kompetenz mit Freunden und Gleichaltrigen vorher (Sroufe, 1979; Iwanski et al., im Druck). Die Erfassung und das Verständnis von Autonomie und Peerkompetenz variiert dabei in den Studien.

Das Modell der Entwicklungs*thematiken* geht im Gegensatz zu den Entwicklungs*aufgaben* nach Havighurst (1972) nicht davon aus, dass gesellschaftliche Erwartungen das altersspezifische Auftreten der einzelnen Thematiken beeinflussen. Das Bindungsbedürfnis, das Autonomiebedürfnis, sowie später der Wunsch nach Kontakt und Zugehörigkeit zu Gleichaltrigen treten in der Regel gehäuft in bestimmten Altersstufen auf, ohne dass Eltern dies von ihren Kindern verlangen oder sich als Erziehungsziel setzen. Dies spricht für biologisch verankerte Bedürfnissysteme bei Bindung und Autonomie. Eltern, die ihre Kinder dazu auffordern ihre Autonomie in einem oder mehreren wiederholten Trotzanfällen zu zeigen, sind bislang nicht empirisch bekannt. Ebenso ist ein gesellschaftlicher Druck auf Eltern, im Sinne von Entwicklungsaufgaben, dass ihre Kinder willentlich trotzen sollen, bislang wissenschaftlich nicht nachgewiesen. Die alterstypische Salienz der Bedürfnisse Bindung, Autonomie oder Peerkontakt hängt somit stärker mit der jeweiligen Entwicklungsphase zusammen, in der motorische, kognitive und emotionale Entwicklung eine Rolle spielen. Bei der Organisation von Bindung und Autonomie, also den Bindungsmustern und den Autonomiemustern, spielt das Erziehungs- und Fürsorgeverhalten der Bezugspersonen jedoch eine wichtige Rolle. Der Effekt früher Bindungs- oder Autonomiemuster auf spätere Entwicklung ist eher probabilistisch und als transaktionaler Entwicklungseffekt zu verstehen und sollte nicht als früher Determinismus missverstanden werden.

2.4 Erziehungseinflüsse auf Bindung und Autonomie

2.4.1 Formen des Elternverhaltens: Fürsorge, Aktivierung und Interaktionskontext

Der Einfluss verschiedener Elternverhaltensweisen auf die Entwicklung von Bindungssicherheit und Autonomie durch Mütter und Väter wurde in zahlreichen Studien untersucht (vgl. Grossmann & Grossmann, 2012; Madigan et al., 2024; Harvey et al., 2016). Als wichtigste Elternverhaltensweisen für die Förderung von Bindungssicherheit haben sich die *Feinfühligkeit*, die *Mentalisierungsfähigkeit*, aber auch die *feinfühlige Herausforderung* der Bezugspersonen herausgestellt, letzte besonders für Väter.

Feinfühligkeit umfasst die Fähigkeit der Bindungsperson, die Bedürfnisse des Kindes wahrzunehmen, korrekt zu interpretieren und prompt und angemessen auf diese zu reagieren (vgl. Grossmann & Grossmann, 2012). Dieses Verständnis von Feinfühligkeit sollte nicht mit ausschließlich bedürfnisorientierter Erziehung gleichgesetzt werden, da Feinfühligkeit zwar beinhaltet, dass man die Intentionen und Bedürfnisse des Kindes erkennt und versteht und darauf passend reagiert. Ist das Kind aber übererregt oder zu fordernd oder will etwas, was es nicht haben soll, so gehört es zur Feinfühligkeit im Sinne Ainsworths' eben auch, diese Wünsche des Kindes nicht zu erfüllen, aber dem Kind durchaus eine Alternative anzubieten (vgl. Ainsworth & Bell, 1970).

Die *Mentalisierungsfähigkeit* erfasst vor allem die Fähigkeit, die Bedürfnisse und Absichten des Kindes zu verstehen und ist somit die kognitive Voraussetzung dafür, angemessen auf das Kind zu reagieren (Zeegers et al., 2017). Allerdings muss zum rein kognitiven Mentalisieren auch angemessen interagiert werden, denn die Fähigkeit von Eltern, das Kind zu regulieren, ist ebenso entwicklungsförderlich (Zimmermann & Spangler, 2022).

Die *feinfühlige Herausforderung* umfasst die Ermutigung zur Exploration, die Kooperation mit dem Kind sowie Scaffolding, also altersgemäße Anleitung des zielorientierten Spiels (Grossmann & Grossmann, 2012; Kindler et al., 2002; Zimmermann, 2017). Feinfühlige Herausforderung wird manchmal synonym mit dem Begriff »Spielfeinfühligkeit« bezeichnet, aber manchmal auch als feinfühlige Autonomieunterstützung empirisch untersucht (Whipple et al., 2011).

Auch die Autonomieförderung durch Bezugspersonen oder Fachkräfte in Kitas oder Schulen wird unterschiedlich verstanden und in Studien konzipiert. Zu den effektiven Formen der Autonomieförderung bei Kindern und Jugendlichen gehören das a) *Eröffnen von Möglichkeiten* für das Kind, sodass das Kind wählen kann, was es eher interessiert; b) das *Ermöglichen von und Ermutigung zur Eigeninitiative* oder c) lediglich die *Mitbestimmung* („lasse das Kind entscheiden"), die weniger aktive Strukturierung durch die Eltern erfordert (Forman, 2006; Joussemet & Grolnick, 2022).

Das *herausfordernde Elternverhalten* kann man ebenfalls zu den aktivierenden und auch eher autonomiefördernden Elternverhaltensweisen zählen. Herausforderndes Elternverhalten beinhaltet körperliche Interaktionen (Raufspiele), spielerischen Wettbewerb, das Kind ermutigen seine Grenzen auszureizen oder sich etwas zu trauen, überschaubare Risiken einzugehen, und das Kind dazu zu bewegen, sich außerhalb seiner Komfortzone zu bewegen (Majdandzic et al., 2014, Feldman & Shaw, 2021). Im Unterschied hierzu passen Eltern, die *feinfühlige Herausforderung* zeigen, das Ausmaß der Herausforderung, der Ermutigung oder der Anleitung an das Entwicklungsniveau des Kindes oder dessen emotionalen Zustand an. Nimmt man das Spektrum an förderlichen Elternverhaltensweisen für Bindung und Autonomie, so kann man das als ein Kontinuum zwischen Feinfühligkeit, feinfühliger Herausforderung und Herausforderung betrachten (vgl. Abb. 5).

Abb. 5: Formen des Elternverhaltens zwischen Fürsorge und Aktivierung

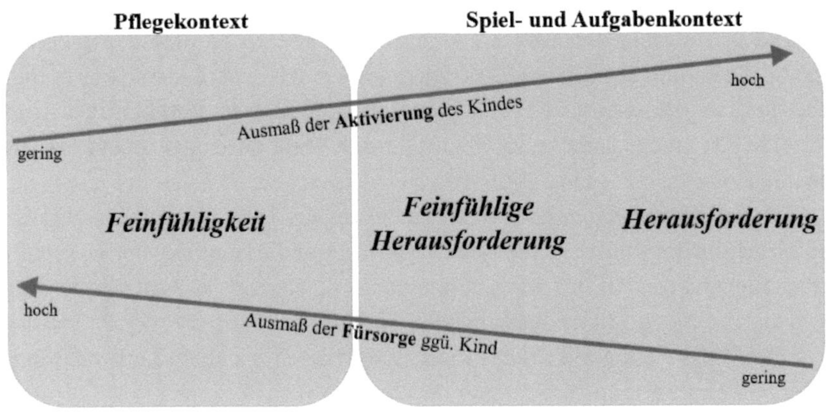

Dabei ist es wichtig, die jeweilige Interaktionssituation zu berücksichtigen, in der das Elternverhalten auftritt, also ob es sich um eine Pflege- bzw. Fürsorgesituation handelt (wie z. B. trösten, waschen) oder um eine Spiel- und Aufgabensituation (z. B. gemeinsam mit Klötzen spielen, auf etwas steigen, Aufräumen) (vgl.

Abb. 5). Je nach Interaktionssituation vermittelt die Bezugsperson entweder feinfühlig Sicherheit und Beruhigung und dient (allegorisch) als sicherer Hafen oder aber ermutigt zur Exploration und dient (allegorisch) als sichere Basis, wenn dies feinfühlig gelingt (Grossmann & Grossmann, 2012). Die Ermutigung zur Exploration oder dazu, etwas zu wagen, kann feinfühlig herausfordernd geschehen oder aber nur herausfordernd, ohne dass dies an die Bedürfnisse, Ziele oder Emotionen des Kindes angepasst wird (Zimmermann, 2017; Iwanski et al., 2022; Majdandžić et al., 2016). In der Forschung wird hier auch von aktivierendem Elternverhalten gesprochen, das oft mit einem für Väter typischeren Erziehungsverhalten in Verbindung gebracht wird (Feldman & Shaw, 2021). In Abbildung 5 ist veranschaulicht, wie sehr je nach Situation das Elternverhalten zwischen Beruhigung und Aktivierung variieren kann und prinzipiell von Eltern auch angepasst werden kann. Wir sehen einerseits eine Zunahme aktivierender Elternverhaltensweisen von der Feinfühligkeit, über die feinfühlige Herausforderung bis zur reinen Herausforderung, wenn die Interaktion zwischen Elternteil und Kind vom Pflegekontext hin zum Spiel- und Aufgabenkontext wechselt. Im Alltag mit Kindern tritt dies wiederholt auf, auch mit dem Wechsel zurück, wenn wieder Fürsorge notwendig wird. Oft zeigt sich andererseits eine Zunahme der Fürsorglichkeit im Elternverhalten, je mehr die Interaktion mit dem Kind weg vom Spiel oder von Aufgaben hin zu mehr Trost, Pflege oder Versorgung wechselt.

Eltern oder Fachkräfte unterscheiden sich darin wie sehr sie feinfühlig, feinfühlig herausfordernd, oder herausfordernd gegenüber Kindern sind und wie sehr sie in der Lage sind Bindungssicherheit in Trostsituationen oder in Explorationssituationen zu bieten. Manchen Eltern fällt es leichter die Autonomie ihrer Kinder zu unterstützen und anderen eher die Bindungssicherheit (Zimmermann, 2007b).

2.4.2 Wirkung des Elternverhaltens auf die Entwicklung von Kindern

Die Übersichtsarbeiten über die Wirkung von Elternverhaltensweisen, auf die Entwicklung von Kindern zeigen im Wesentlichen, dass über verschiedenen Formen der Feinfühligkeit und der Autonomieunterstützung hinweg, die Entwicklung von Kindern in der Selbstregulation, der mentalen Gesundheit und der sozialen und schulischen Kompetenz gefördert wird (Vasquez et al., 2016; Cooke et al., 2022).

Die Zusammenhänge zwischen der Feinfühligkeit von Bezugspersonen und der Bindungssicherheit von Kindern an die jeweilige Bezugsperson schwanken etwas, da Feinfühligkeit in der Forschung nicht einheitlich erfasst wird. So berichten Madigan et al. (2024), dass die mittlere Effektstärke des Zusammenhangs zwischen Feinfühligkeit der Mutter und der Bindungssicherheit (entsprechend der beschriebenen Bindungsmuster) in der fremden Situation bei $r = .24$ liegt. Für den Vater liegt sie etwas niedriger, aber immer noch bedeutsam bei r = .17. Diese Ergebnisse der Meta-Analyse berücksichtigen nicht die jeweils untersuchten Interaktionssituationen (also Fürsorge vs. Spiel oder Aufgaben) und schwanken in den einzelnen Studien deutlich (Madigan et al., 2024). Auch wird nicht berücksichtigt, dass Feinfühligkeit der Mütter bei negativer Stimmung der Kinder deutlich mit Bindungssicherheit der Kinder zusammenhängt, Feinfühligkeit bei positiver Stimmung der Kinder jedoch weniger (Leerkes et al., 2012). Feinfühligkeit als effektive Regulation der emotionalen Belastung von Kindern ist somit ein bindungsrelevanter Lernkontext, Feinfühligkeit im eher positiven Spiel jedoch nicht unbedingt, sodass ein Kind hier auch weniger Vertrauen für die Bindungssicherheit lernt. Allerdings zeigt die ABC-Intervention, dass für ein Training, warmherzige Fürsorge der Eltern in positiven Interaktionen den Eltern helfen kann zu lernen, ihr Kind zu verstehen und ihm später auch bei Belastung mehr Sicherheit zu geben (vgl. Beitrag Dozier, dieser Band). Feinfühligkeit sagt jedoch nicht in allen Studien die Bindungssicherheit von Kindern vorher. Für die Bindung an den Vater kann es auch eine Rolle spielen, wie dieser üblicherweise mit dem Kind interagiert, also häufiger feinfühlig herausfordernd oder häufiger fürsorglich tröstend (St. George et al., 2018; Grossmann et al., 2002). Präferenzen in der Interaktionsgestaltung können die Wirkung von Feinfühligkeit, feinfühliger Herausforderung oder Herausforderung auf Bindung beeinflussen (Zimmermann, 2017; 2022).

2.4.3 Unterschiede in der Wirkung des Elternverhaltens auf Kinder zwischen Vätern und Müttern

Grossmann et al. (2002) zeigten in ihrer Längsschnittstudie, dass die Feinfühligkeit von Müttern in Fürsorgesituationen zur Bindungssicherheit ihrer Kinder an sie beitrug, dies jedoch bei Vätern in Fürsorgesituationen nicht der Fall war. Vielmehr trug beim Vater die feinfühlige Herausforderung im Spiel mit dem Kind zur Bindungssicherheit des Kindes an ihn bei. Diese zeigte jedoch bei Müttern keinen Zusammenhang zur Bindungssicherheit ihrer Kinder an sie (Grossmann et al., 2002). Dies konnte in einer Meta-Analyse über mehrere Studien hinweg vergleichbar gezeigt werden (Zimmermann, 2017). Betrachtet man die Art der Erfassung des Elternverhaltens und berücksichtigt den Unterschied zwischen Feinfühligkeit (in Fürsorgesituationen) und feinfühliger Herausforderung (im Spiel), so ist die feinfühlige Herausforderung bei Vätern mit r = .21 mit der Bindungssicherheit assoziiert (Zimmermann, 2017).

In unserer aktuellen WUPPIT-Studie (**Wupp**ertal **I**nfant and **T**oddler-Studie; Zimmermann et al., 2024) mit 225 Familien, wurden folgende drei Kontexte untersucht, Fürsorgesituationen, Spielsituationen mit Material und interaktive Aktivierungssituationen. Es zeigte sich erneut, dass *Feinfühligkeit* der Mütter in *Fürsorge*situationen mit der Bindungssicherheit der Kinder an sie einherging, jedoch Feinfühligkeit des Vaters in Fürsorgesituationen keine Rolle spielte. Beim Vater war vielmehr erneut die *feinfühlige Herausforderung* im *Spiel* ein signifikanter Prädiktor der Bindungssicherheit an den Vater. Dieses Elternverhalten war bei Müttern, ebenfalls erfasst im Spiel, hingegen nicht bedeutsam für die Bindungssicherheit des Kindes (Mühling, 2023). In der WUPPIT-Studie wurde zusätzlich und in Erweiterung bisheriger Studien auch die *Herausforderung* durch Mutter und Vater in verschiedenen potenziell aktivierenden Beobachtungssituationen untersucht (z. B. beim schwungvollen Hochheben des Kindes, gemeinsam tanzen) und die Selbsteinschätzung ihrer herausfordernden Erziehung erfasst. *Herausforderndes Elternverhalten* war aber weder bei Müttern noch bei Vätern relevant für die Bindungssicherheit der Kinder (Mühling, 2023). Die Idee, dass *aktivierendes* Elternverhalten ohne feinfühlige Passung an die aktuelle Befindlichkeit und die Wünsche des Kindes auch zur Bindungssicherheit beiträgt, zeigte sich also empirisch in dieser Studie nicht.

2.4.4 Unterschiede zwischen Vätern und Müttern im Elternverhalten

Die Ergebnisse der WUPPIT-Studie zeigen, dass bei Müttern die Feinfühligkeit in Fürsorgesituationen und bei Vätern die feinfühlige Herausforderung im Spiel relevant für die Bindungssicherheit des Kindes ist. Dies führt zur Frage, ob Mütter und Väter sich in diesen Elternverhaltensweisen mit Mittel unterscheiden oder ob sie die Interaktionen mit dem Kind jeweils häufiger als Fürsorgesituation oder als aktive Spielsituation gestalten.

Betrachtet man die Ergebnisse von Metaanalysen, so zeigt sich, dass über alle Formen der Feinfühligkeit und über alle Situationen hinweg, Mütter im Schnitt etwas feinfühliger sind als Väter, mit einer mittleren Effektstärke von d = .27 (Denault et al., 2022). Mütter zeigen außerdem im Durchschnitt ein signifikant höheres Ausmaß an Mentalisierung als Väter mit einer Effektstärke von d = .17 (Trepiak et al., 2025). In unserer WUPPIT-Studie waren Mütter in Fürsorgesituationen im Schnitt feinfühliger als die Väter. Mütter waren aber im Durchschnitt auch feinfühlig-herausfordernder im Spiel als die Väter. Die Väter entwickelten erst über den Verlauf der ersten 18 Monate des Kindes ein höheres Maß an feinfühliger Herausforderung. Betrachtet man aber nur das herausfordernde Elternverhalten, so waren die Väter in aktiven Spielsituationen mit ihren Kindern signifikant herausfordernder als die Mütter (Mühling, 2023). Man kann also feststellen, dass die Mütter auch in der Elternverhaltensweise, die bei Vätern zur Bindungssicherheit der Kinder an sie beiträgt, höhere Werte aufwiesen Dennoch ist die feinfühlige Herausforderung bei Müttern kein Prädiktor der Bindungssicherheit des Kindes an sie.

Die Familienforschung zeigt immer wieder, dass das gleiche Verhalten bei Müttern und Vätern dennoch zu unterschiedlichen Entwicklungsergebnissen bei den Kindern führen kann. Mehr Herausforderung der Kinder in Interaktion mit dem Vater, führt zu weniger sozialer Ängstlichkeit bei den Kindern, das gleiche Verhalten bei den Müttern hingegen zu mehr Verhaltenshemmung der Kinder (Majdandžić et al., 2016). Elternspezifische Effekte auf das Kind berichten auch andere Studien (Olofson & Schoppe-Sullivan, 2022). Somit lässt sich schlussfolgern, dass zumindest für einige Entwicklungsbereiche von Kindern die Gleichheit im Erziehungs- oder Interaktionsverhalten von Müttern und Vätern nicht notwendig ist, sondern auch Unterschiede in der Präferenz von Feinfühligkeit, feinfühliger Herausforderung und Herausforderung im Umgang mit dem Kind entwicklungsförderlich sein können.

2.4.5 Elternverhalten von Vätern und Müttern: Ein familienpsychologischer Blick

Beobachtet man die Interaktion von Kindern mit ihren Müttern und Vätern, so stellt man oft fest, dass sich dyadische Interaktionen zwischen Kind und einem Elternteil oft unterscheiden (Jaffe, 2023). Empirisch zeigt sich dies auch in der geringen Korrelation der Elternverhaltensweisen oder Emotionsregulationsmustern der Kinder mit Mutter und Vater innerhalb von Familien (vgl. Mühling, 2023; Lichtenstein, 2024). Das Kind erlebt die Eltern also verschieden und lernt durchaus unterschiedliche Verhaltensmuster pro Elternteil, erlebt unterschiedlichen Trost und individuelle Arten der feinfühligen Herausforderung. Eltern bewerten das Verhalten ihrer Kinder aber auch durchaus unterschiedlich. Die mittlere Übereinstimmung der Einschätzung des Temperaments oder der Verhaltensprobleme von Kindern durch Mütter und Väter ist nicht sehr hoch oder fast nicht gegeben (z. B. für Beruhigbarkeit des Kindes) (Burney & Leerkes, 2010; de los Reyes & Kadzin, 2005). Die Interpretation des Verhaltens der Kinder durch Eltern kann auch davon abhängen, wie eng die Beziehung zum anderen Elternteil ist und wie positiv diese Nähe bewertet wird. Die körperliche Nähe des Kindes zum Vater kann von Müttern unter Umständen auch negativ bewertet werden, also als Anhänglichkeit oder Abhängigkeit, was wiederum zu einer Einschätzung von erhöhter psychischer Auffälligkeit der Kinder durch die Mutter führt (Iwanski et al., 2022). Ein Blick auf das Familiensystem jenseits der dyadischen Interaktion von Mutter-Kind oder Vater-Kind kann in der Beratung oder im Interventionsangebot helfen, Bewertung des kindlichen Verhaltens und die Erwartungen jedes Elternteils an das Kind zu differenzieren. Damit kann man besser verstehen, warum Bindung- und Autonomiebedürfnisse von Kindern innerhalb von Familien von den Eltern jeweils unterschiedlich erkannt oder beantwortet werden oder aber beim anderen Elternteil anders bewertet wird als bei sich selbst.

2.5 Fazit

Betrachtet man Bindung und Autonomie als Grundbedürfnisse des Menschen, kann man verstehen, warum sie das Verhalten des Menschen über die Lebensspanne hinweg so stark beeinflussen und die Einschränkung aber auch die Erfüllung dieser Bedürfnisse mit intensiven Emotionen einhergehen. Eltern, andere Bezugspersonen und Fachkräfte tragen dazu bei, welche Reaktionsmuster für Bindung und Autonomie Kinder auf Basis der Interaktionen bereits früh entwickeln. Weder Bindungsmuster noch Autonomiemuster sind unveränderbar und deterministisch (Zimmermann et al., 2000), aber automatische Handlungs- und Bewertungsmuster tendieren wie Gewohnheiten dazu, wenn sie entwickelt sind unser Verhalten erstmal eine gewissen Zeit stabil zu beeinflussen. Muster der Bindungssicherheit beeinflussen deshalb auch die sich späteren entwickelnden Muster der Autonomie und der Peerbeziehungen.

Literatur

Ainsworth, M. D. S., & Bell, S. M. (1970). Attachment, exploration, and separation: Illustrated by the behavior of one-year-olds in a strange situation. *Child Development*, 49–67.

Becker-Stoll, F., Fremmer-Bombik, E., Wartner, U., Zimmermann, P., & Grossmann, K. E. (2008). Is attachment at ages 1, 6 and 16 related to autonomy and relatedness behavior of adolescents in interaction towards their mothers? *International Journal of Behavioral Development*, *32*, 372–380.

Beyers, W., Soenens, B., & Vansteenkiste, M. (2025). Autonomy in adolescence: a conceptual, developmental and cross-cultural perspective. *European Journal of Developmental Psychology*, *22*, 121–141.

Blos P. (1979) The Adolescent Passage: Development Issues, New York: International Universities Press.

Bowlby, J. (1980). Attachment and loss, Vol. III. Loss: Sadness and depression. New York: Basic Books.

Brand, R. J., Escobar, K., & Patrick, A. M. (2020). Coincidence or cascade? The temporal relation between locomotor behaviors and the emergence of stranger anxiety. *Infant Behavior and Development*, *58*, 101423.

Brock, R. L., & Kochanska, G. (2019). Anger in infancy and its implications: History of attachment in mother–child and father–child relationships as a moderator of risk. *Development and Psychopathology*, *31* 1353–1366.

Brooker, R. J., Buss, K. A., Lemery-Chalfant, K., Aksan, N., Davidson, R. J., & Goldsmith, H. H. (2013). The development of stranger fear in infancy and toddlerhood: Normative development, individual differences, antecedents, and outcomes. *Developmental sScience*, *16*, 864–878.

Burney, R. V., & Leerkes, E. M. (2010). Links between mothers' and fathers' perceptions of infant temperament and coparenting. *Infant Behavior and Development*, *33*(2), 125–135.

Buss, K. A., & Goldsmith, H. H. (1998). Fear and anger regulation in infancy: Effects on the temporal dynamics of affective expression. *Child Development*, *69*, 359–374.

Calkins, S. D. (2002). Does aversive behavior during toddlerhood matter? The effects of difficult temperament on maternal perceptions and behavior. Infant Mental Health Journal, 23, 381–402.

Cicchetti, D., Toth, S. L., & Bush, M. (1988). Developmental psychopathology and incompetence in childhood: Suggestions for intervention. In B. Lahey & A. Kazdin (Eds.), *Advances in clinical child psychology* (Vol. 11, pp. 1–71). New York: Plenum.

Cole, P. M., Tan, P. Z., Hall, S. E., Zhang, Y., Crnic, K. A., Blair, C. B., & Li, R. (2011). Developmental changes in anger expression and attention focus: learning to wait. *Developmental Psychology*, *47*, 1078–1089.
Cooke, J. E., Deneault, A. A., Devereux, C., Eirich, R., Fearon, R. P., & Madigan, S. (2022). Parental sensitivity and child behavioral problems: A meta-analytic review. *Child Development*, *93*, 1231–1248.
Cooke, J. E., Kochendorfer, L. B., Stuart-Parrigon, K. L., Koehn, A. J., & Kerns, K. A. (2019). Parent–child attachment and children's experience and regulation of emotion: A meta-analytic review. *Emotion*, *19*, 1103–1120.
Crockenberg, S., & Litman, C. (1990). Autonomy as competence in 2-year-olds: Maternal correlates of child defiance, compliance, and self-assertion. Developmental Psychology, 26, 961– 971.
De Los Reyes, A., & Kazdin, A. E. (2005). Informant discrepancies in the assessment of childhood psychopathology: a critical review, theoretical framework, and recommendations for further study. *Psychological Bulletin*, *131*(4), 483–509.
De Spiegeleer, F., Flamant, N., Van Petegem, S. *et al.* (2025). Adolescents' Coping with Overprotective Parenting: A Person-Centered Approach. *Journal of Child Family Studies*, 34, 1604–1622
Deichmann, F., & Ahnert, L. (2021). The terrible twos: How children cope with frustration and tantrums and the effect of maternal and paternal behaviors. *Infancy*, *26*, 469–493.
Deneault, A. A., Cabrera, N. J., & Bureau, J. F. (2022). A meta-analysis on observed paternal and maternal sensitivity. *Child Development*, *93*, 1631–1648.
Dix, T., Stewart, A. D., Gershoff, E. T., & Day, W. H. (2007). Autonomy and children's reactions to being controlled: Evidence that both compliance and defiance may be positive markers in early development. *Child Development*, *78*, 1204–1221.
Dozier, M. (2025). Das ABC-Programm (Attachment and Biobehavioral Catch-up): Früh intervenieren, um die Entwicklung von Kindern zu fördern. In P. Zimmermann (Hrsg.), *Bindung und Autonomie*. Beltz.
Feldman, J. S., & Shaw, D. S. (2021). The premise and promise of activation parenting for fathers: A review and integration of extant literature. *Clinical Child and Family Psychology Review*, *24*(3), 414–449.
Forman, D. R. (2007). Autonomy, compliance, and internalization. In C. A. Brownell & C. B. Kopp (Eds.), *Socioemotional Development in the Toddler Years: Transitions and Transformations* (pp. 285–319). New York, NY: The Guilford Press.
Frodi, A., Bridges, L., & Grolnick, W. (1985). Correlates of mastery-related behavior: A short-term longitudinal study of infants in their second year. *Child development*, 1291–1298.
Geppert, U., & Küster, U. (1983). The emergence of'wanting to do it oneself': A precursor of achievement motivation. *International Journal of Behavioral Development*, *6*, 355–369.
Grossmann, K., & Grossmann, K. E. (2012). *Bindungen-das Gefüge psychischer Sicherheit*. Klett-Cotta.
Grossmann, K., Grossmann, K. E., Fremmer-Bombik, E., Kindler, H., Scheuerer-Englisch, H., & Zimmermann, A. P. (2002). The uniqueness of the child–father attachment relationship: Fathers' sensitive and challenging play as a pivotal variable in a 16-year longitudinal study. *Social Development*, *11*, 301–337.
Harvey, B., Matte-Gagne, C., Stack, D. M., Serbin, L. A., Ledingham, J. E., & Schwartzman, A. E. (2016). Risk and protective factors for autonomy-supportive and controlling parenting in high-risk families. *Journal of Applied Developmental Psychology, 43*, 18–28.
Havighurst, R. (1972). Human Development and Education. New York: Longmans Green.
Hazen, N. L., & Durrett, M. E. (1982). Relationship of security of attachment to exploration and cognitive mapping abilities in 2-year-olds. *Developmental Psychology*, *18*, 751–759.
Heckhausen, J., Wrosch, C., Shane, J., & Schulz, R. (2024). Motivation and goal development across the adult lifespan: Goal engagement, disengagement, and adjustment. *APA Hhandbook of Aadult Ddevelopment and Aaging. American Psychological Association.*

Hoyniak, C. P., Donohue, M. R., Quiñones-Camacho, L. E., Vogel, A. C., Perino, M. T., Hennefield, L., ... & Luby, J. L. (2023). Developmental pathways from preschool temper tantrums to later psychopathology. *Development and psychopathology, 35*(4), 1643–1655.

Iwanski A., Lichtenstein, L., Werner, Ch., Paulus, J., Gerlach, J., Walper, S., Vierhaus, M., Spangler, G. & Zimmermann, P. (im Druck), Developmental Pathways to (Mal-)Adaptation: The Role of Stage-Salient Issues from Infancy to Middle Childhood. Attachment a Human Development

Iwanski, A. & Zimmermann, P. (2018). Beobachtung von Bindungsstörungssymptomen in der mittleren Kindheit. *Praxis der Kinderpsychologie und Kinderpsychiatrie*, 67, 333–350.

Iwanski, A., Lichtenstein, L., Forster, F., Stadelmann, C., Bodenmann, G., & Zimmermann, P. (2022). A family systems perspective on attachment security and dependency to mother and father in preschool: differential and reciprocal effects on children's emotional and behavioral problems. *Brain Sciences, 13*, 35.

Iwanski, A., Lichtenstein, L., Mühling, L. E., & Zimmermann, P. (2021). Effects of father and mother attachment on depressive symptoms in middle childhood and adolescence: The mediating role of emotion regulation. *Brain Sciences, 11*, 1153.

Jaffe, Y. (2023). Systematic review of the differences between mothers and fathers in parenting styles and practices. *Current Ppsychology*, 42(19), 16011–16024.

Joussemet, M., & Grolnick, W. S. (2022). Parental consideration of children's experiences: A critical review of parenting constructs. *Journal of Family Theory & Review, 14*(4), 593–619.

Kindler, H., Grossmann, K., & Zimmermann, P. (2002). Kind-Vater-Bindungsbeziehungen und Väter als Bindungspersonen. In H. Walter (Hrsg.), Männer als Väter (S. 685–742). Giessen: Psycho-Sozial.

Kochanska, G., & Kim, S. (2013). Difficult temperament moderates links between maternal responsiveness and children's compliance and behavior problems in low-income families. *Journal of Child Psychology and Psychiatry, 54*, 323–332.

Kuczynski, L., & Kochanska, G. (1990). Development of children's noncompliance strategies from toddlerhood to age 5. *Developmental Psychology, 26*, 398–408.

Leerkes, E. M., Weaver, J. M., & O'Brien, M. (2012). Differentiating maternal sensitivity to infant distress and non-distress. *Parenting, 12*(2–3), 175–184.

Lichtenstein, L. (2024). Emotionale Reaktionen und Emotionsregulation im Kleinkindalter: Ein Vergleich von Mutter-Kind und Vater-Kind Interaktionen (Dissertation, Bergische Universität Wuppertal).

Lütkenhaus, P., Grossmann, K. E., & Grossmann, K. (1985). Transactional influences of infants' orienting ability and maternal cooperation on competition in three-year-old children. *International Journal of Behavioral Development, 8*, 257–272.

Madigan, S., Deneault, A. A., Duschinsky, R., Bakermans-Kranenburg, M. J., Schuengel, C., van IJzendoorn, M. H., ... & Verhage, M. L. (2024). Maternal and paternal sensitivity: Key determinants of child attachment security examined through meta-analysis. *Psychological Bulletin, 150*, 839.

Majdandžić, M., de Vente, W., & Bögels, S. M. (2016). Challenging parenting behavior from infancy to toddlerhood: Etiology, measurement, and differences between fathers and mothers. *Infancy, 21*, 423–452.

Majdandžić, M., Möller, E. L., de Vente, W., Bögels, S. M., & van den Boom, D. C. (2014). Fathers' challenging parenting behavior prevents social anxiety development in their 4- year-old children: A longitudinal observational study. *Journal of Abnormal Child Psychology, 42*, 301–310.

Matas, L., Arend, R. A., & Sroufe, L. A. (1978). Continuity of adaptation in the second year: The relationship between quality of attachment and later competence. *Child Development, 49*, 547–556.

Molitor, A., Hsu, H. C., Eulau, K., & Brewster, R. A. (2024). Enlisting toddler cooperation through structure and autonomy support: The amplifying role of suboptimal relationship mutuality. *Infant Mental Health Journal, 45*, 670–682.

Mühling, L. (2023). Elternverhalten und Bindung an Mutter und Vater in der frühen Kindheit: Zusammenhänge zu kindlichem Problemverhalten (Dissertation, Bergische Universität Wuppertal).

Olofson, E. L., & Schoppe-Sullivan, S. J. (2022). Same behaviors, different outcomes: Mothers' and fathers' observed challenging behaviors measured using a new coding system relate differentially to children's social-emotional development. *Children, 9*(5), 675–695.

Paulus, M. (2025). Infant attachment as intentional action: An ideomotor and event-coding approach on the ontogenetic emergence of attachment. *Psychological Review.*

Potegal, M., Kosorok, M. R., & Davidson, R. J. (2003). Temper tantrums in young children: 2. Tantrum duration and temporal organization. *Journal of Developmental & Behavioral Pediatrics, 24,* 148–154.

Ryan, R. M., & Lynch, J. H. (1989). Emotional autonomy versus detachment: Revisiting the vicissitudes of adolescence and young adulthood. *Child development,* 340–356.

Ryan, R. M., Kuhl, J., & Deci, E. L. (1997). Nature and autonomy: An organizational view of social and neurobiological aspects of self-regulation in behavior and development. *Development and Psychopathology, 9,* 701–728.

Schieche, M. (2025). Schreien, Trotzen, Toben im Kleinkindalter – Elterliche Feinfühligkeit stärken im Autonomiekontext. In P. Zimmermann (Hg.). *Bindung und Autonomie.* Beltz

Schieche, M., & Spangler, G. (2005). Individual differences in biobehavioral organization during problem-solving in toddlers: The influence of maternal behavior, infant–mother attachment, and behavioral inhibition on the attachment-exploration balance. *Developmental Psychobiology, 46,* 293–306.

Spangler, G. (2016). Individual dispositions as precursors of differences in attachment quality: Why maternal sensitivity is nevertheless important. In *Maternal Sensitivity* (pp. 215–230). Routledge.

Spangler, G., & Grossmann, K. E. (1993). Biobehavioral organization in securely and insecurely attached infants. *Child development, 64*(5), 1439–1450.

Spangler, G., Fremmer-Bombik, E., & Grossmann, K. (1996). Social and individual determinants of infant attachment security and disorganization. *Infant Mental Health Journal, 17,* 127–139.

Sroufe, L. A. (1979). The coherence of individual development: Early care, attachment, and subsequent developmental issues. *American Psychologist, 34,* 834–841.

Sroufe, L. A. (1995). Emotional development: The organization of emotional life in the early years. Cambridge, UK: Cambridge University Press.

Steinberg, L. and Silverberg, S. B. (1986). The vicissitudes of autonomy in early adolescence. Child Development, 57, 841–851.

Steinmassl, K. , Weinmann, S. & Paulus, M. (2025). Das Selbst in der Bindungstheorie. In Peter Zimmermann (Hg.). *Bindung und Autonomie.* Beltz

StGeorge, J. M., Wroe, J. K., & Cashin, M. E. (2018). The concept and measurement of fathers' stimulating play: A review. *Attachment & Human Development, 20,* 634–658.

Trepiak, P., Deneault, A. A., & Bureau, J. F. (2025). A systematic review and meta-analysis of parental mentalization in fathers and mothers. *Infant Mental Health Journal, 46,* 406–423.

Van den Akker, A., Leijten, P., Hoffenaar, P., & Gardner, F. (2024). Using daily diary assessments to better understand the role of parental consistency in the development of externalizing child behavior. *Research on Child and Adolescent Psychopathology, 52,* 79–92.

Van den Boom, D. C. (1994). The influence of temperament and mothering on attachment and exploration: An experimental manipulation of sensitive responsiveness among lower-class mothers with irritable infants. *Child Development, 65,* 1457–1477.

Vansteenkiste, M., Ryan, R. M., & Soenens, B. (2020). Basic psychological need theory: Advancements, critical themes, and future directions. *Motivation and Emotion, 44,* 1–31.

Vasquez, A. C., Patall, E. A., Fong, C. J., Corrigan, A. S., & Pine, L. (2016). Parent autonomy support, academic achievement, and psychosocial functioning: A meta- analysis of research. *Educational Psychology Review, 28,* 605–644.

Whipple, N., Bernier, A., & Mageau, G. A. (2011). Broadening the study of infant security of attachment: Maternal autonomy-support in the context of infant exploration. *Social Development, 20*, 17–32.

Xu, X., Spinrad, T. L., Eisenberg, N., & Eggum-Wilkens, N. D. (2021). Longitudinal transactional relations among young children's defiance and committed compliance and maternal assertive control. *Infancy, 26*, 686–704.

Zeegers, M. A., Colonnesi, C., Stams, G. J. J., & Meins, E. (2017). Mind matters: a meta-analysis on parental mentalization and sensitivity as predictors of infant–parent attachment. *Psychological Bulletin, 143*, 1245–1272.

Zimmermann, P. & Spangler, G. (2016). Effects of Gene x Attachment Interaction on Adolescents' Emotion Regulation and Aggressive Hostile Behavior Towards their Mothers During a Computer Game. Frontiers in Human Neuroscience, 10, 254.

Zimmermann, Mühling, Lichtenstein & Iwanski (2024). *Attachment to Mother and Father: Precursors and Consequences*. Paper presented at the Biannual meeting of the ISSBD, Lisbon.

Zimmermann, P. & Iwanski, A. (2014). Emotion regulation from early adolescence to emerging adulthood and middle adulthood: Age differences, gender differences, and emotion-specific developmental variations. *International Journal of Behavioral Development, 38*, 182–194.

Zimmermann, P. & Spangler, G. (2022). Longitudinal Influences of DRD4 Polymorphism and Early Maternal Caregiving on Personality Development and Problem Behavior in Middle Childhood and Adolescence. Frontiers in Human Neuroscience, 16:839340.

Zimmermann, P. (2000). Bindung, internale Arbeitsmodelle und Emotionsregulation: Die Rolle von Bindungserfahrungen im Risiko-Schutz-Modell. *Frühförderung interdisziplinär, 19*, 119–129.

Zimmermann, P. (2007a). Bindungsentwicklung im Lebenslauf. In M. Hasselhorn & W. Schneider (Hrsg.), *Handbuch der Entwicklungspsychologie* (S. 326–335). Göttingen: Hogrefe.

Zimmermann, P. (2007b). Bindung und Erziehung – gleiche oder sich ergänzende Beziehungsfaktoren? *Psychologie in Erziehung und Unterricht, 54*, 147–160.

Zimmermann, P. (2017). Bindung an den Vater: Eine andere Bindung? In P. Zimmermann & G. Spangler (Hgs.). Feinfühlige Herausforderung (S. 189–206). Giessen: Psycho-Sozial.

Zimmermann, P., Becker-Stoll, F. Grossmann, K., Grossmann, K. E., Scheuerer-Englisch, H., & Wartner, U. (2000). Längsschnittliche Bindungsentwicklung von der frühen Kindheit bis zum Jugendalter. *Psychologie in Erziehung und Unterricht, 47*, 99–117.

Zimmermann, P., Iwanski, A. & Çelik, F. (2015). Emotionsregulation und emotionale Verletzungssensitivität bei Jugendlichen mit Angststörungen. Praxis der Kinderpsychologie und Kinderpsychiatrie, 64, 527–544.

Zimmermann, P., Lichtenstein, L. & Iwanski, A. (2023). Entwicklung der Emotionsregulation in Kindheit und Jugend (S. 36-59). In T. In-Albon (Hrsg.), *Emotionsregulation und psychische Störungen im Kindes- und Jugendalter: Grundlagen, Forschung und Behandlungsansätze*. Stuttgart: Kohlhammer.

Zimmermann, P., Maier, M. A., Winter, M., & Grossmann, K. E. (2001). Attachment and adolescents' emotion regulation during a joint problem-solving task with a friend. *International Journal of Behavioral Development, 25*, 331–343.

Zimmermann, P., Mohr, C., & Spangler, G. (2009). Genetic and attachment influences on adolescents' regulation of autonomy and aggressiveness. *Journal of Child Psychology and Psychiatry, 50*, 1339–1347.

Zimmermann, P., Mühling, L. E., Lichtenstein, L., & Iwanski, A. (2022). Still mother after all these years: Infants still prefer mothers over fathers (if they have the choice). *Social Sciences, 11*, 51–66.

Kapitel 3: Schreien, Trotzen, Toben im Kleinkindalter – Elterliche Feinfühligkeit stärken im Autonomiekontext

Michael Schieche

Nach Etablierung einer Vertrauensbeziehung im ersten Lebensjahr, stellen Kleinkinder in der Autonomieentwicklung neue Anforderungen an die elterliche Feinfühligkeit. Der Umgang mit Wut und Ärger tritt in den Vordergrund, vor allem wenn das Kind sich nicht allein beschäftigen kann, stark klammert und/oder stark und heftig trotzt. Im Kapitel werden die typischen Verhaltensprobleme des zweiten Lebensjahres erläutert, dann wird auf die zugrundeliegende Psychodynamik eingegangen und spezifische Möglichkeiten der Intervention aufgezeigt. Besonderes Augenmerk wird auf die Autonomieentwicklung vor dem Hintergrund der Bindungsentwicklung, sowie den Einfluss der Erfahrung des unstillbaren Schreiens auf die Erziehungskompetenzen der Eltern gelegt, die jetzt verstärkt gefordert sind. Außerdem werden vor einem systemischen generationsübergreifenden Hintergrund Lösungsansätze dargestellt, um aus Hilflosigkeitserfahrungen kompetentes Grenzen-Setzen und eine gesunde Autonomieentwicklung für alle zu ermöglichen.

3.1 Einleitung

Die Autonomieentwicklung im Kleinkindalter, – im Volksmund oft als „Trotzphase", in englischen Büchern oft als „terrible two" bezeichnet – stellt eine neue, besondere Herausforderung für Eltern und Fachkräfte dar.

Nachdem im ersten Lebensjahr vor allem die Entwicklung der Vertrauensbeziehung, also der Aufbau einer sicheren Bindungsbeziehung vom Kind an die Bezugsperson im Zentrum steht, fordern Kleinkinder zunehmend Selbstbestimmung und Autonomie ein. Diese Entwicklungsthematik ist von heftigen Affekten begleitet. Kinder klammern, trotzen, toben – nicht selten in Form von Wutausbrüchen, Verweigerung oder langanhaltendem Schreien. Diese neuen Herausforderungen im zweiten Lebensjahr werden von vielen Eltern nicht selten als Überforderung erlebt und gehen oft mit großen Verunsicherungen in den elterlichen Rollen einher. Die elterliche Feinfühligkeit steht vor neuen

Aufgaben. Nähe und Abgrenzung zwischen Bezugsperson und Kind müssen situativ neu austariert werden, um sowohl das Sicherheitsbedürfnis als auch das wachsende Autonomiestreben der Kinder zu berücksichtigen. Im Folgenden werden zunächst die entwicklungspsychologischen Grundlagen der frühen Autonomieentwicklung geschildert, typische Erscheinungsformen im Verhalten von Kleinkindern und dann deren entwicklungsdynamischen Hintergründe erläutert. Im Fokus stehen dabei systemisch orientierte Interventionsansätze, u. a. das Münchner Modell der Eltern-Kleinkind-Beratung (Papousek, 2004). Schließlich wird darauf eingegangen wie über Videoarbeit, biografische Reflexion und das Stärken elterlicher Kompetenzen Veränderung möglich wird.

3.2 Entwicklungspsychologische Grundlagen

3.2.1 Bindungs- und Autonomieentwicklung

Die ersten drei Lebensjahre eines Kindes sind geprägt von tiefgreifenden Reifungsschritten und wichtigen Entwicklungsthemen (Zimmermann, 2000, *stage salient issues*, Sroufe 1979) in den Bereichen „Verhaltensregulation", „Schlafen", „Wahrnehmung", „Emotionalität", „Motorik", „Ernährung" und „Beziehungsfähigkeit". Einen groben Überblick bietet Abbildung 1.

Bereits unmittelbar nach der Geburt zeigt das Neugeborene eine grundlegende Bereitschaft zur sozialen Interaktion. Die Phase des „sozialen Erwachens" (Papoušek & Papoušek, 1987) beginnt bereits unmittelbar im ersten Lebensmonat und äußert sich in Blickkontakt, Nachahmung und der Bevorzugung menschlicher Stimmen und Gesichter. In dieser frühen Phase liegt die Regulation von Affekten und Verhalten vollständig bei der Bezugsperson (primär interpsychische Regulation).

Im Zeitraum von sieben bis neun Monaten kommt es zur Entwicklung der intersubjektiven Regulation. Für Bezugsperson und Kind wird es möglich, gemeinsam geteilte Aufmerksamkeit aufzubauen, und parallel zu den zunehmenden kommunikativen Fähigkeiten (Sehen, Fixieren, Auge-Hand-Koordination) immer mehr und ausdifferenzierter zu interagieren (z. B. Zeigen, Anbieten, Geben-Nehmen). Diese frühe Phase des Miteinanders bildet die Grundlage für Bindung und Explorationsfähigkeit. Gleichzeitig entwickelt sich das Erkennen von Ursache-Wirkung-Zusammenhängen. Schon vor dem ersten Geburtstag zeigt sich eine zunehmende motorische Unabhängigkeit. Das Kind bewegt sich nun aktiv fort. Dies ist auch psychisch mit einer neuen Qualität von Autonomie verbunden. Bereits kurz nach dem ersten Geburtstag beginnt das Kind mit ersten Wörtern. Im Alter von 14 bis 16 Monaten, mit dem Sich-Erkennen im Spiegel („Das bin ich!"), beginnt ein Selbstbild zu entstehen (Bischof-Köhler &

Abb. 1: Entwicklungsthemen in den ersten Lebensjahren – Überblick

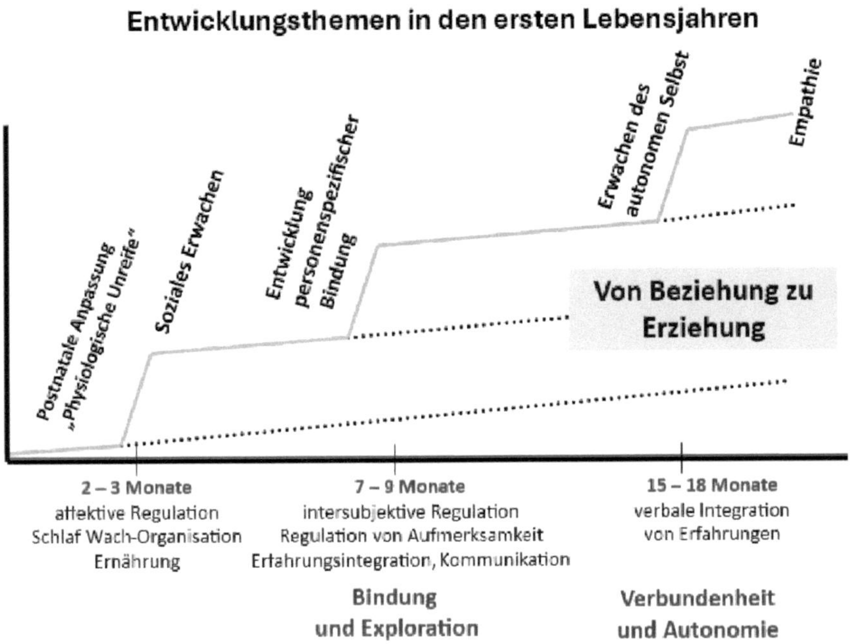

Bischof; 2018) als Grundlage für Einfühlungsvermögen und Empathie für sich und andere. Diese Entwicklungen bringen einen grundlegenden Wandel in der Eltern-Kind-Beziehung: Aus der ursprünglichen „primären Dyade" wird eine strukturierte Beziehung mit zunehmender gegenseitiger Regulation. Im zweiten Lebensjahr stellt sich nach Sroufe (1979) dem Kind nach dem Aufbau und der Etablierung einer Bindungsbeziehung zu seinen primären Bezugspersonen die nächste wichtige Entwicklungsthematik, Autonomie und Unabhängigkeit in der Exploration bzw. in der Beschäftigung mit der Umwelt (Sroufe, 1979). Zentral in dieser Phase ist die Funktionalität der Bindungs-Explorations-Balance (Grossmann et al., 2003): Das Kind benötigt die Bezugsperson als „sicheren Hafen", um emotionale Spannungszustände regulieren zu können, und gleichzeitig als „sichere Basis", von der aus es sich explorierend in die Umwelt hinauswagen kann. Die Fähigkeit zur Regulation dieses inneren „Spannungsverhältnisses" zwischen Nähe und Distanz, zwischen Abhängigkeit und Autonomie, ist ein zentraler Entwicklungsschritt in der späten Säuglings- und frühen Kleinkindzeit. Aus bindungstheoretischer Sicht kann das Kind im Verlauf des zweiten Lebensjahres auf der Basis einer sicheren Bindung die Umwelt zunehmend aktiv erkunden und sich mit sozialen und kognitiven Herausforderungen auseinandersetzen, indem es sich zunehmend auf eigene Ressourcen verlässt, also autonomer wird, weil ihm im Falle von Unwägbarkeiten, Problemen und Herausforderungen die Ressourcen der Bezugsperson sicher sind (Sroufe 1979, Waters & Sroufe, 1983, Schieche 1996). Dabei braucht ein Kind, das angemessen unterstützt wird und erfährt, dass es sich auf seine Eltern verlassen kann, sich nicht stets der Verfügbarkeit der Bezugsperson zu vergewissern. Das Vertrauen in sie ist zum integralen Bestandteil der kindlichen Erwartungen geworden. Somit lässt sich das kompetente Kleinkind in der ersten Hälfte des zweiten Lebensjahres als ein Kind beschreiben, dass mit seiner Bezugsperson eine Bindungsbeziehung aufgebaut hat, die eine aktive Exploration und die Bewältigung der unbelebten und sozialen Umwelt verlässlich und effektiv unterstützt (Matas et al., 1978). Nach Matas et al. (1978) sollte eine sichere Bindungsbeziehung zur Bindungsperson zu einer adäquaten Verhaltensorganisation sowie einer kompetenten und eigenständigen Auseinandersetzung im Explorationsbereich führen (s.a. Schieche, 1996). Nach Main (1977) führt eine sichere Bindung zur Mutter dazu, dass Kinder ihre Aufmerksamkeit nicht ständig auf die Mutter zu richten brauchen. Kapazitäten zum Erkunden werden freigesetzt und somit wird das Kind in eine bessere Lage versetzt, sich autonom Wissen über seine Umwelt zu verschaffen.

3.2.2 Elterliche Feinfühligkeit im Kleinkindalter: Anforderungen ändern sich

Wie kann das Kind in der Lösung dieser Entwicklungsthemen unterstützt werden bzw. auf welche Faktoren können wir uns konzentrieren? In den ersten Jahren scheint Bindungssicherheit, d. h. eine Bezugsperson zu haben, die Geborgenheit und Rückhalt bietet, ein bedeutsamer Schutzfaktor für die Entwicklung des Kindes zu sein, insbesondere ein Puffer, gegenüber negativen Einflussfaktoren, z. B. kritischen Lebensereignisse in der mittleren Kindheit (Sroufe, 2022). Nach Sroufe (2022), wird eine psychisch gesunde Entwicklung trotz vieler Risikofaktoren möglich, wenn auf der Basis einer sicheren Bindung (die Stressbelastungen mildert) in den Familien der familiäre Stress abnimmt, die Familie mehr soziale Unterstützung bekommt und diese auch annimmt (Sroufe, 2022). Letzteres ist für hochbelastete Familien nicht immer einfach, wenn sie sich bevormundet fühlen. Interventionsstudien in hochbelasteten Familien mit ebenfalls belasteten Beziehungen (STEEP, Erickson & Egeland. 2009; PAPILIO; Scheithauer et al. 2003; EFFEKT, Lösel & Beelmann, 2003, 2005) betonen, dass Interventionen vor allem dann langfristig erfolgreich und wirksam sind, (1) wenn es gelingt, die Eltern zu befähigen, die Perspektive der Kinder einzunehmen („Wie erleben die Kinder die Familiensituation oder den Streit zwischen den Eltern?“). (2) Wenn es gelingt, Wissen über kindliche Entwicklung bei den Eltern zu verankern („Wo steht ihr Kind gerade?“, „Was kann es schon?“, „Wo ist es noch überfordert?“). (3) Wenn es gelingt, das Einfühlungsvermögen der Eltern in ihre Kinder zu verbessern („Wie geht es meinem Kind, wenn es ausgeschimpft wird?“)

Die Entwicklungsthematiken, inklusive großer Veränderungen im kognitiven, emotionalen, motorischen Bereich und in den kommunikativen Fähigkeiten inklusive tiefgreifender Umwälzungen in den Lebensumwelten, werden von den Kindern und ihren Bezugspersonen idealerweise gemeinsam bewältigt. Für die Eltern ergeben sich völlig neue Herausforderungen und Themen. Während im ersten Lebensjahr die sicherheitsspendende Funktion der Eltern im Vordergrund steht, werden mit zunehmenden Autonomiebestrebungen des Kindes Erziehungsthemen präsenter und aktuell, die vorher eine geringere Rolle spielen.

Nach Scheuerer-Englisch (2003, vgl. auch Spangler & Zimmermann, 1999) verändern sich die Anforderungen an die Kompetenzen der Eltern und damit an die elterliche Feinfühligkeit in Abhängigkeit von den Entwicklungsthematiken (im Überblick: Abbildung 2).

Abb. 2: Elterliche Kompetenzen in Abhängigkeit vom Alter des Kindes

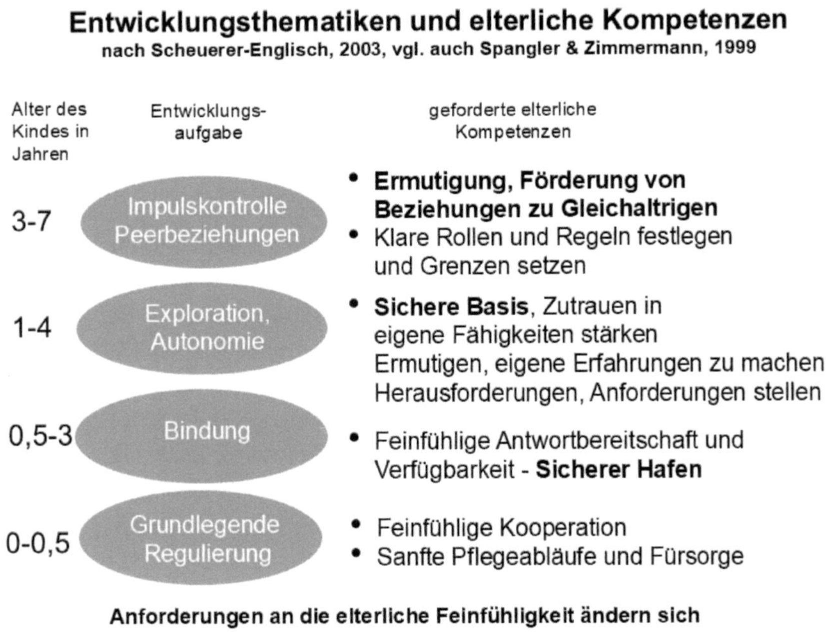
Entwicklungsthematiken und elterliche Kompetenzen
nach Scheuerer-Englisch, 2003, vgl. auch Spangler & Zimmermann, 1999
Alter des Kindes in Jahren
Entwicklungsaufgabe
geforderte elterliche Kompetenzen
3-7
Impulskontrolle Peerbeziehungen
• Ermutigung, Förderung von Beziehungen zu Gleichaltrigen
• Klare Rollen und Regeln festlegen und Grenzen setzen
1-4
Exploration, Autonomie
• Sichere Basis, Zutrauen in eigene Fähigkeiten stärken
Ermutigen, eigene Erfahrungen zu machen
Herausforderungen, Anforderungen stellen
0,5-3
Bindung
• Feinfühlige Antwortbereitschaft und Verfügbarkeit - Sicherer Hafen
0-0,5
Grundlegende Regulierung
• Feinfühlige Kooperation
• Sanfte Pflegeabläufe und Fürsorge
Anforderungen an die elterliche Feinfühligkeit ändern sich

In den ersten Monaten steht vor allem sanfte Fürsorge und Pflege, feinfühlige Kooperation der Eltern im Vordergrund. Um das Neugeborene feinfühlig zu unterstützen, dass es sich gut regulieren kann, u. a. beim Tagesrhythmus finden. Darüber hinaus ist auch die zentrale Aufgabe der Bezugspersonen bis ins Kleinkindalter, feinfühlig auf die Signale des Kindes zu reagieren und diese zu beantworten, um den Kindern Sicherheit und Rückhalt zu geben, damit eine sichere Bindungsbeziehung aufgebaut werden kann. Mit zunehmendem Alter, spätestens ab dem ersten Geburtstag, wird dann zunehmend die Unterstützung bei der Affekt- und Autonomieregulation wichtig und zentral, d. h. das Kind in seinen zunehmenden Autonomiebestreben zu unterstützen und ihm eigene Erfahrungen und Selbstwirksamkeit zu ermöglichen. Spätestens ab dem 3. Lebensjahr sind die Eltern gefordert, dem Kind bei der Impulskontrolle und bei dem Aufbau gelingender Beziehungen zu Gleichaltrigen hilfreich zur Seite zu stehen durch klare Rollen, Regeln und Grenzen (Scheuerer-Englisch, 2003, Spangler & Zimmermann, 1999)).

3.2.3 Von der externalen zur intrapsychischen Regulation von Gefühlen

Die Entwicklung affektiver Selbstregulation ist ein zentraler Baustein in der psychischen Entwicklung des Kindes. Dabei scheint beim Umgang mit intensiven Gefühlen der Übergang von der inter- zur intrapsychischen Regulation von Gefühlen zentral (Spangler, 1999; Bernier et al. 2015).

Dies „nur" als einen biologischen Reifungsprozess zu sehen wäre zu wenig, denn dieser Übergang findet im Austausch, in der Kommunikation und damit im Beziehungskontext vor allem mit den primären Bezugspersonen statt. Die Affektregulation geschieht zunächst (fast) vollständig durch die primären Bezugspersonen (interpsychische Regulation). Neugeborene sind nicht in der Lage, sich selbst zu beruhigen oder unangenehme Zustände eigenständig zu regulieren. Diese Funktion wird von feinfühligen Bezugspersonen übernommen, die durch Stimme, Körperkontakt und emotionale Abstimmung für Regulation und Entspannung sorgen. Eltern sind in dieser Phase „Co-Regulator:innen" der Kinder – ihre Fähigkeit zur Empathie, zur Affektdistanzierung und zum emotionalen Containment, d. h., die oft überwältigenden Gefühle eines Kindes aufzunehmen, zu verstehen, und in einer abgemilderten, für das Kind verarbeitbaren Form, ruhig wieder zurückzugeben, ist entscheidend dafür, ob das Kind emotionale Sicherheit und kooperative Autonomie entwickelt. Im Verlauf des zweiten Lebensjahres kommt es zu einer zunehmenden Internalisierung dieser Regulationserfahrungen (Spangler, 1999, Spangler, Schieche et al. 1994). Das bedeutet, das Kind beginnt eigenständig Strategien zur Affektkontrolle zu entwickeln (intrapsychische Regulation). Es lernt Emotionen zu benennen, deren Ausdruck zu dosieren und sich auch in frustrierenden Situationen wieder zu beruhigen. Dieser Prozess wird jedoch maßgeblich durch die Qualität der frühen Interaktionen beeinflusst. Kinder, deren Affekte regelmäßig missverstanden, übergangen oder sanktioniert wurden, zeigen häufiger dysregulierte Ausdrucksformen z. B. anhaltende Trotzanfälle, autoaggressives Verhalten oder Rückzug (Sroufe, 2022). Eltern müssen lernen, zwischen authentischer Gefühlsäußerung und Verhalten des Kindes zu differenzieren. Eine adäquate Reaktion der Eltern wäre, das Bedürfnis hinter dem Verhalten anzuerkennen und dann gegebenenfalls klare, aber liebevoll begründete Grenzen zu setzen. Entscheidend ist dabei, dass auch negativ konnotierte Emotionen wie Angst, Ärger, Frust oder Trauer ihren Raum bekommen, ohne das Kind oder seine Persönlichkeit abzuwerten. Die Fähigkeit, emotionale Spannungszustände gemeinsam zu regulieren, stärkt nicht nur die Beziehung, sondern ist auch Grundlage für spätere Selbstkontrolle und Resilienz (Sroufe, 2022; Bernier et al. 2015).

3.2.4 Umgang mit Ärger als zentrale Aufgabe im Autonomiekontext

Als Beispiel für den Übergang von der externalen Regulation von Gefühlen zur internalen Regulation von Gefühlen wird im folgenden der Umgang mit Ärger genauer betrachtet, da dieser bei der erfolgreichen Autonomieentwicklung eine zentrale Rolle spielt. Zunächst wird auf die psychobiologische Funktion von Ärger eingegangen dann werden zentrale Auslöser für Ärger im Kontext von Eltern-Kind-Interaktionen vorgestellt. Neben positiven Emotionen wie Freude oder Zuwendung sind auch negative Emotionen wie Ärger Bestandteil des alltäglichen Miteinanders (Kochanska et al., 2004). Ärger wird als eine Emotion verstanden, die in Reaktion auf wahrgenommene Frustration, Zielblockade, Bedrohung von Autonomie oder Normverletzung auftritt (Lazarus, 1991). Der Ärger von Kleinkindern entsteht häufig dann, wenn sie in ihrem Streben nach Selbstständigkeit eingeschränkt oder ihre Wünsche nicht erfüllt werden. Dabei gibt es im Kleinkindalter mehrere prototypische Situationen, die bei Kleinkindern Ärger auslösen können: (1) Frustration von Bedürfnissen oder Wünschen. Kleinkinder und Vorschulkinder reagieren ärgerlich, wenn sie ein begehrtes Objekt nicht bekommen, ein Spiel unterbrochen wird oder sie warten müssen (Braungart-Rieker et al., 1998). (2) Einschränkung der Autonomie: Verbote, das Setzen von Grenzen oder das Eingreifen der Eltern in selbstbestimmte Handlungen (z. B. Anziehen, selbstständig Essen) provozieren häufig Ärgerreaktionen (Kopp, 1989). (3) Überforderung und Kontrollverlust: Ärger kann auch dann auftreten, wenn ein Kind eine Aufgabe nicht bewältigen kann oder scheitert, etwa beim Bauen eines Turms oder Anziehen von Kleidung (Lewis, 2000). (4) Soziale Konflikte: Ärger zeigt sich ebenfalls in Interaktionen mit Gleichaltrigen, etwa bei Besitzkonflikten oder bei empfundenen Ungerechtigkeiten im Spiel (Hay, 2006).

Das sogenannte „Trotzalter“ – entwicklungspsychologisch besser als Phase der Autonomieentwicklung benannt – ist daher ein natürlicher Kontext für kindlichen Ärger (Erikson, 1963). Ärger unterstützt das Kind dabei, seine eigenen Bedürfnisse zu behaupten und sich gegenüber der Umwelt abzugrenzen (Lewis, 2000). Ärger steht im Dienst von Selbstbehauptung und wird aktiviert, wenn selbstbezogene Motivationen eingeschränkt werden, insbesondere Neugier und Explorationsfreude (Grenzen setzen, z. B. „die Vase lässt du stehen, etc.“). Ärger wird auch erzeugt, wenn spontane oder zielgerichtete Handlungen und Erwartungen unterbunden oder eingeschränkt werden (wenn Eltern „Stopp“ sagen). Gleichzeitig aktiviert Ärger die Handlungsbereitschaft, um Selbstwirksamkeit zu erzeugen oder zu erreichen, indem er hilft, eigene Absichten und Ziele („ich will“) zu erreichen. Auch hilft er dabei, dass sich Erwartungen trotz Hindernissen doch erfüllen („Ja, es geht doch!“) und steht damit im Dienste des Gelingens und der *mastery motivation*. Der kindliche Ärger ist für viele Eltern anstrengend und provoziert Konflikte. Dennoch ist er entwicklungspsychologisch bedeutsam, da er Selbstwirksamkeit, Selbstwert und damit die Ich-Entwicklung des Kindes unterstützt (Sroufe, 1996).

Gleichzeitig verfügen Kleinkinder noch nicht über ausgereifte, effektive Strategien der Emotionsregulation. Das führt dazu, dass Ärger oft unmittelbar und intensiv ausgedrückt wird, z. B. durch Schreien, Stampfen, Werfen von Gegenständen oder körperliche Aggression (Potegal & Davidson, 2003).

3.2.5 Aggressives Verhalten

Bei aggressivem Verhalten erscheint es sinnvoll, zwischen Ärger und Aggression genau zu unterscheiden. Während Ärger ein innerer Gefühlszustand ist, handelt es sich bei Aggression um eine Verhaltensweise, die daraus resultieren kann, aber nicht muss (Berkowitz, 1993). Ein Kind kann also wütend sein, ohne aggressiv zu handeln, oder aggressiv handeln, ohne dabei subjektiv große Wut zu empfinden. Aggressives Verhalten wird in der psychologischen Forschung als zielgerichtetes Verhalten definiert, das darauf abzielt, einer anderen Person Schaden zuzufügen oder sie zu verletzen – sei es physisch, psychisch oder sozial (Anderson & Bushman, 2002). Der Fokus liegt hierbei auf der Schädigungsabsicht, die aggressives Verhalten von anderen aversiven Verhaltensweisen (z. B. Impulsdurchbrüchen ohne Fremdschädigungsintention) unterscheidet. Ein wichtiger Aspekt in der Entwicklungspsychologie ist, dass als „aggressives Verhalten“ bezeichnetes Verhalten im Kleinkindalter häufig nicht intentional im Sinne einer bewussten Schädigungsabsicht erfolgt, sondern als unregulierte Reaktion auf Frustration oder Überforderung (Tremblay, 2000) also als Ausdruck von dysregulierten Ärger zu verstehen ist.

3.2.5.1 Quasi-Aggressive Verhaltensweisen im Kleinkindalter

Klassische Verhaltensweisen im Kleinkindalter, die oft als „aggressiv“ bewertet werden, also dem Kind unterstellt wird, dass es damit den anderen absichtlich schädigen will, sind Hauen, Beißen, Schlagen, Kicken, Haare ziehen, (weg-)schubsen, Zurückweisen oder auch „etwas kaputt machen“. Dabei stehen diese Verhaltensweisen oft im Dienst von Neugier, Exploration und Erkundung oder werden zur Kontaktaufnahme und zum Gewinnen von Aufmerksamkeit eingesetzt. In diesem Kontext sind sie oft ohne emotionalen Ausdruck von Ärger, sondern sogar mit positiven Emotionen verbunden. Häufig werden diese „aggressiven“ Verhaltensweisen auch instrumentell, also objektbezogen, eingesetzt, um Spielzeug zu behalten oder zu bekommen. Hier zeigen sich in der Regel schon negative Emotionen und Ärger. Das Verhalten ist dabei eher auf die Gegenstände gerichtet als auf die Personen. Auch konflikthafte Interaktionen zwischen Gleichaltrigen entgleisen manchmal so stark (z. B. in der Kinderkrippe oder in anderen sozialen Kontexten), dass aggressives Verhalten auftritt, da die Kinder noch keine ausreichenden Strategien haben, um Konflikte konstruktiv zu lösen (Papousek, Schieche et al., 2007).

3.2.5.2 Entstehungsbedingungen von aggressiven Verhaltensweisen

Die Entwicklung von aggressivem Verhalten ist ein multifaktorielles Geschehen, das durch ein Zusammenspiel biologischer, psychologischer und sozialer Einflüsse geprägt ist (Dodge et al., 2006). Dabei können sowohl kurzfristige Auslöser als auch langfristige Risikofaktoren eine Rolle spielen. Aggressives Verhalten hat teilweise biologische Wurzeln. Temperamentseigenschaften wie eine hohe Impulsivität oder niedrige Frustrationstoleranz erhöhen die Wahrscheinlichkeit für aggressive Reaktionen (Rothbart & Bates, 2006). Auch genetische Einflüsse und neurobiologische Faktoren, etwa eine geringere Aktivität in den präfrontalen Regulationsarealen, sind mit erhöhter Aggressionsneigung assoziiert (Blair, 2016), aber auch frühe Lernerfahrungen bzw. elterlicher Erziehungsstil (Patterson, 1982; Snyder & Patterson, 1995).

3.2.5.3 Elterlicher Erziehungsstil und Einfluss auf aggressives Verhalten

Frühe Bindungserfahrungen prägen das Emotions- und Verhaltensrepertoire eines Kindes. Unsichere oder desorganisierte Bindung sowie elterliche Inkonsistenz im Umgang mit Grenzen können aggressives Verhalten fördern (Lyons-Ruth et al., 1999). Kinder lernen Aggression zudem über Modelllernen. Wenn sie in ihrem Umfeld häufig aggressives Verhalten beobachten, sei es durch Eltern, Geschwister oder Medien, steigt die Wahrscheinlichkeit, dass sie dieses Verhalten übernehmen (Bandura, 1973). Ein hoher Erziehungsdruck, inkonsistente Grenzsetzungen oder körperliche Bestrafung erhöhen das Risiko für aggressive Verhaltensweisen (Gershoff, 2002). Gleichzeitig sind Überforderungssituationen in der Familie, soziale Belastungen oder Armut Risikofaktoren für die Entwicklung von externalisierendem Verhaltensproblemen (Belsky & Fearon, 2002). Etablieren sich dabei im Grenzsetzungskontext sogenannte „coercive cycles“ (Zwangs- oder Eskalationskreisläufe), verstärkt sich aggressives Verhalten immens (Patterson, 1982). Dabei handelt es sich um dysfunktionale Interaktionsmuster, bei denen sich kindliches Problemverhalten und inkonsistentes elterliches Reagieren gegenseitig verstärken. Das Kind zeigt herausforderndes oder aggressives Verhalten (z. B. Schreien, Toben, Verweigern). Die Eltern reagieren zunächst mit strenger Aufforderung oder Strafe. Das Kind steigert sein problematisches Verhalten weiter (z. B. durch intensivere Wutanfälle). Um den Konflikt zu beenden, geben die Eltern nach oder ziehen ihre Forderung zurück. Hier lernt das Kind, mit eskalierendem Verhalten kann ich Kontrolle über die Situation gewinnen. Durch diese Wechselwirkung wird aggressives Verhalten beim Kind unbeabsichtigt gefördert. Gleichzeitig geraten Eltern in einen Kreislauf, in dem sie mit zunehmend aversivem Verhalten reagieren, was die familiäre Beziehung weiter belastet (Patterson, 1982; Snyder & Patterson, 1995). Eine andere Variante wäre: Das Kind versucht über verschiedene (u. U.) provozierende Verhaltensweisen Aufmerksamkeit zu generieren. Die Eltern sind eher laissez-faire-ignorierend, das Kind bleibt hartnäckig fordernd, bis letzten Endes ohne Vorankündigung eine überstrenge, harte strafende Reaktion folgt. Coercive cycles gelten als ein zentraler Mechanismus bei der Entwicklung von verhaltensauffälligen Interaktionsstilen.

Zusammenfassend unterstützt ein feinfühliger Umgang der Bezugspersonen mit Gefühlsäußerungen des Kindes vor allem und auch von Ärger eine gesunde psychische Entwicklung. Das ermöglicht es dem Kind, schrittweise Kompetenzen in der Emotionsregulation aufzubauen (Eisenberg et al., 2005). Ungünstig ist es hingegen, wenn kindlicher Ärger entweder systematisch unterdrückt oder unreflektiert eskaliert wird. Beides kann zu Störungen in der Emotionsregulation beitragen (Cole et al., 2004).

3.3 Exzessives Trotzen – Frühkindliche Regulationsstörung

Im Übergang vom Säuglings- zum Kleinkindalter zeigt sich ein auffälliger Zuwachs an konflikthaften Interaktionen zwischen Eltern und Kind. Die Auseinandersetzungen kreisen dabei häufig um Themen wie Essen, Schlafen, Anziehen oder das Einhalten sozialer Regeln. Die Kinder in der Autonomiephase, also die sogenannten „terrible twos", erkennen sich zunehmend als eigenständige Subjekte, mit eigenen Wünsche und Vorstellungen. Konflikte entstehen, wenn diese auf äußere Grenzen oder elterliche Erwartungen stoßen und bieten damit ein neues Testfeld für Elternverhalten. Trotzen ist dann ein Versuch, Kontrolle über die Situation zu erlangen. Bei fehlender Co-Regulation durch die Bezugsperson, können sich diese Wutausbrüche jedoch verselbstständigen. Toben und aggressive Verhaltensweisen – wie Schlagen, Beißen usw. – sind oft Ausdruck massiver Frustration und Unfähigkeit, Emotionen anders zu regulieren. Kinder in dieser Phase benötigen dringend das „Containment" durch Erwachsene, also eine klare, ruhige Präsenz, die Halt bietet, ohne zu eskalieren (Coyne, Powell et al., 2019). Wenn Eltern durch eigene emotionsgeladene Erfahrungen getriggert werden –

etwa durch innere Bilder, wie sie selbst in ihrer Kindheit behandelt wurden –, steigt die Gefahr eines Teufelskreises aus Angst, Wut, Schuld und dysfunktionalen Interaktionen (Fraiberg, 1980; Fraiberg, Adelson et al., 2018).

Diese Entwicklungsdynamik wird in dem Konzept der frühkindlichen Regulationsstörung (Papoušek, 2004) gut erfasst. Das bio-psycho-soziale systemische Konzept der frühkindlichen Regulationsstörungen integriert kindliche Faktoren (z. B. mangelnde Selbstregulation), elterliche psychosoziale Belastungen (z. B. Erschöpfungssyndrom, fehlende Unterstützung) und dysfunktionale Eltern-Kind-Interaktionen (z. B. im Kontext von Grenzen setzen, sich Abgrenzen, Kooperation). Im Extremfall entstehen im Miteinander sich gegenseitig aufschaukelnde Teufelskreise aus kindlichen Verhaltensweisen (z. B. Trotzen, Klammern) und elterlicher Überforderung, Erziehungsunsicherheit und Hilflosigkeit, welche die Eltern-Kind-Beziehungen erheblich beeinträchtigen können (Im Überblick: Papoušek, Schieche et al., 2007). Insofern stellen frühkindliche Regulationsstörungen keine internalisierte Störung des Kindes und keine Störung der Bezugsperson dar, sondern können als komplexe Störungsbilder (i.S.v. Anpassungsstörung) gesehen werden mit dysfunktionalen Interaktionsmustern, zu denen Eltern und Kinder einen Beitrag leisten (Papoušek, 2004). Diese Interaktionsdynamik kann die Eltern-Kind Beziehung belasten. Ihnen allen gemeinsam sind, hohe Prävalenzraten (15–30 %), sie treten gleichzeitig oder sequenziell auf und stehen in zeitlichem Zusammenhang mit alterstypischen Entwicklungsanforderungen. Angesichts der hohen Auftretenswahrscheinlichkeit sind Regulationsstörungen nichts als Psychopathologie i.S.v. internalisierter psychischer Krankheit – *disorder* – anzusehen, sondern als Anpassungsstörung, mit hohen Leidensdruck für alle beteiligten Personen (*perturbance*). Insofern sehen wir komplexe „Störungs"bilder, die individuelle Therapie und Behandlung brauchen, von Kind, Eltern und vor allem beziehungsfokussierte Therapie (im Überblick: Papoušek et al., 2004, 2007; Schieche & Ziegler, 2014). War die Neugeborenenzeit durch exzessives, unstillbares Schreien besonders belastend, stellt das zweite Lebensjahr mit verstärktem Schreien, Trotzen, Toben eine extrem hohe Anforderung für Eltern aber auch die Kinder selbst dar, da wieder verstärkt Schreien auftritt, wenn auch im Autonomiekontext. Ein Überblick über die Dynamik gibt Abbildung 3.

Das Kleinkind äußert Ärger und Frustration z. B. durch Trotzen und Schreien. Somit ist Coregulation durch die Eltern nötig (Spangler, 1999). Durch die Vorerfahrung des unstillbaren Schreiens und der damit einhergehenden Verunsicherung, sind die Eltern schon extrem sensibilisiert. Hier entsteht die Gefahr einer Wahrnehmungsverzerrung, die Eltern sehen alles schon durch eine „Schrei- oder Ärgerbrille" (Wahrnehmungsverzerrung). Diese Wahrnehmungsverzerrung aktiviert u. U. Hilflosigkeit und Versagensgefühle und beeinträchtigt somit die Coregulationsfähigkeit der Eltern. Eltern deuten kindliches Verhalten (z. B. Schreien oder Trotzen) als Ablehnung oder Angriff, obwohl das Kind aus kindlicher Perspektive legitime Bedürfnisse ausdrückt. Sie lassen sich vom Ärger des Kindes

Abb. 3: Psychodynamische Prozesse bei exzessivem Trotzen und nach exzessivem Schreien in der frühen Kindheit

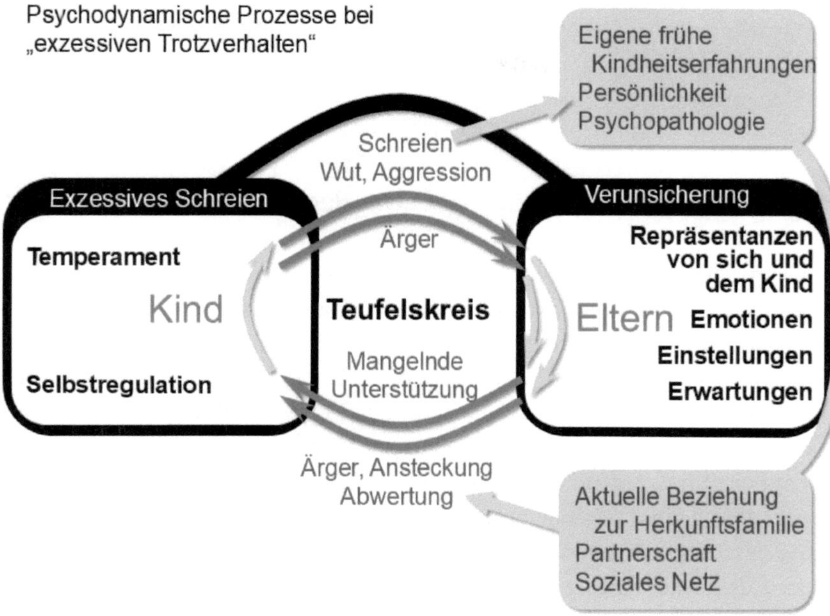

anstecken und reagieren selbst ärgerlich und/oder abwertend. Dies erhöht wiederum den Ärger des Kindes. Es reagiert mit vermehrtem Schreien, Wut und „aggressiven" Verhaltensweisen, die wiederum eigene Kindheitserfahrungen der Eltern aktivieren können etc.. Teufelskreise etablieren sich, die schnell die Beziehung belasten. Fraiberg (1980) spricht davon, dass dadurch auch „Gespenster im Kinderzimmer" zum Leben erweckt werden können. Sie symbolisieren unbewältigte, oft traumatische Beziehungserfahrungen aus der eigenen Kindheit, die in der aktuellen Erziehungssituation reaktiviert werden. Diese Reinszenierungen erschweren eine angemessene Antwort auf das aktuelle Kind, verzerren die Wahrnehmung noch intensiver und führen zu verstärkter Belastung der Eltern-Kind-Beziehung und auch familiärer Beziehungen (Fraiberg, Adelson et. al., 2018; Coyne, Powell et al., 2019).

3.4 Beratung und Therapie bei (exzessivem) Trotzen: Beziehungsstärkend arbeiten

Ein zentrales Ziel bindungsbasierter Arbeit mit Familien ist es, Feinfühligkeit auf Seiten der Bezugspersonen wieder erfahrbar und möglich zu machen – auch unter Stress und somit beziehungsstärkend zu arbeiten. Zentraler Baustein und Ziel beziehungsstärkender Arbeit ist es dabei, wie Interventionsstudien anregen (STEEP; Erickson et al. 2009, Scheithauer et al. 2003, Lösel & Beelmann, 2003; 2005), mehr positive Gegenseitigkeit zu etablieren, Einfühlungsvermögen und Empathiefähigkeit der Eltern zu stärken sowie Wahrnehmungsverzerrungen der Eltern abzubauen.

3.4.1 Lösungsorientierte Haltung – Entwicklungsperspektive

Die lösungsorientierte Perspektive nach de Shazer (1991) geht davon aus, dass Menschen nicht „repariert", sondern in ihren Kompetenzen und Entwicklungsmöglichkeiten gesehen werden sollten. Im Unterschied zu problemzentrierten Modellen, die dysfunktionales Verhalten in den Vordergrund stellen, richtet sich der lösungsorientierte Ansatz auf Ausnahmen, in denen problematisches Verhalten nicht auftritt, Ressourcen und Ziele. Diese Haltung verändert für Eltern den Blick auf das Kind und auf sich selbst. Nicht „Was läuft falsch?" ist die Leitfrage, sondern „Was gelingt schon – und wie lässt sich daran anknüpfen?".

Die Beratungsbeziehung wird so zu einem kooperativen Prozess, in dem Eltern sich als Teil der Lösung und nicht als Teil des Problems erleben können. Diese Grundhaltung kann gerade in Hochbelastungssituationen entlastend und motivierend wirken. Sie unterstützt Eltern darin, aus ihrer passiven Rolle herauszutreten und aktiv positive Veränderung zu gestalten. Diese lösungsorientierte Haltung ist im Beratungsgespräch extrem hilfreich für eine konstruktive Auftragsklärung, die für alle Beteiligten Ziele entwickelt, die in der Familie erreicht werden können, auch vor dem Hintergrund, dass Autonomie und der Wunsch, den eigenen Willen durchzusetzen auch Teil normaler Entwicklung sind und die Selbstregulation von Ärger und anderen intensiven Emotionen für Kinder wie auch Eltern eine lebenslange Herausforderung bleibt. Insofern ist eine Auftragsklärung dann erfolgreich, wenn es gelingt, realistische Ziele zu entwickeln, die für alle beteiligten (Elternteil und Kind) erreichbar sind, d. h. erreichbar sind unter Einbezug der aktuellen Entwicklung (vgl. Nemetschek, 2016).

3.4.2 Bindungs- und beziehungsstärkende Interventionen – Drei Beispiele

Wenn handhabbare realistische Ziele und Wünsche herausgearbeitet worden sind, um Einfühlungsvermögen und Empathie auf Seiten der Eltern etc. zu realisieren, z. B. „ich/wir kann/können mein Kind besser verstehen", ein „sichererer Umgang mit Gefühlen von allen Beteiligten", „wir können mit dem Klammern/Trotzen Autonomiethemen unseres Kindes besser umgehen", wie kann dann eine beziehungsorientierte bindungsstärkende Arbeit konkret ausschauen? Auf drei bewährte Möglichkeiten wird im Folgenden genauer eingegangen. Zunächst wird die Arbeit mit dem (erweiterten Kreis der Sicherheit) beschrieben, um die Gefühlswelt des Kindes hinter seinem Verhalten/Schreien besser zu verstehen und dann je nach Gefühlslage flexibel handeln zu können. Dann wird die Videoarbeit am Beispiel „Seeing is believing" genauer geschildert, eine evaluierte Methode aus dem STEEP-Programm (Erickson et.al., 2009). Als drittes wird auf Genogrammarbeit mit Fokus auf den Beziehungsbotschaften eingegangen, um die „Gespenster aus der Vergangenheit" der Eltern vom realen Kind zu trennen (z. B. Schieche, 2025).

3.4.2.1 Kreis der Sicherheit (Powell, Cooper et al., 2015)

Nicht nur im Umgang mit Klammern, Trotzen, Toben stellt der Umgang mit Schreien und Weinen vielleicht die höchsten Anforderungen an die Eltern und alle Fachkräfte dar. Hier ergibt sich als wichtige Aufgabe für Eltern, um feinfühlig „Nähe zu vermitteln" oder feinfühlige Anforderungen zu stellen, zu erkennen, ob das Kind in einer stabilen Verfassung ist, es ihm gut geht, und es seinen Willen durchsetzen will, oder ob das Kind belastet und damit sein Bindungssystem aktiviert ist. Einzelne Verhaltensweisen, auch Bindungsverhaltensweisen wie Schreien und Weinen, können für unterschiedliche Bedürfnisse stehen. Im therapeutischen und familiären Alltag am schwierigsten und unter Bindungsgesichtspunkten am wichtigsten, ist es, zu entscheiden, was das Kind braucht, wenn es schreit. Vor allem ab dem zweiten Lebensjahr, wenn die Autonomiebedürfnisse größer werden, stellen sich die Fragen: Braucht das Kind Explorationsunterstützung und gegebenenfalls Grenzen? Benötigt es eher Nähe und Trost? Dies ist im Kreis der Sicherheit von Powell et al. (2015, ergänzt durch den Verfasser) gut veranschaulicht (Abbildung 4).

Feinfühliges Verhalten bedeutet zu klären, ob das Kind die Bezugsperson als sicheren Hafen braucht, da es überfordert ist, oder die Bezugsperson als sichere Basis braucht, die Vertrauen spendet, damit es das Kind selbstständig im Vertrauen auf seine Fähigkeiten schafft, die Anforderungen zu bewältigen. Insgesamt ist das Elternteil gefordert, feinfühlig die genuinen Bedürfnisse des Kindes in der Situation erst einmal wahrzunehmen (Kind schreit), richtig zu interpretieren (Kind braucht Nähe oder Kind will sich durchsetzen) sowie promptes und angemessenes Handeln, um die Emotionen zu regulieren (Nähe, Trost, Körperkontakt oder Hilfestellung; Grenzen setzen; Aufzeigen einer Regel usw.). So hilft feinfühliges Handeln der Eltern dem Kind, die eigenen Gefühle zu ordnen. Zum Beispiel zu unterscheiden zwischen „ich bin ärgerlich", „ich bin ängstlich" oder „ich bin traurig". Tröstlich für Eltern und professionell Handelnde ist dabei: Für eine sichere Bindungsentwicklung reicht es, „gut genug" zu sein. Also in der Regel die Bedürfnisse des Kindes zu erkennen und dementsprechend zu handeln. Fehler zu ma-

Abb. 4: Kreis der Sicherheit (nach Powell et al., 2015, ergänzt durch den Verfasser) mit Fokus auf Grenzen setzen

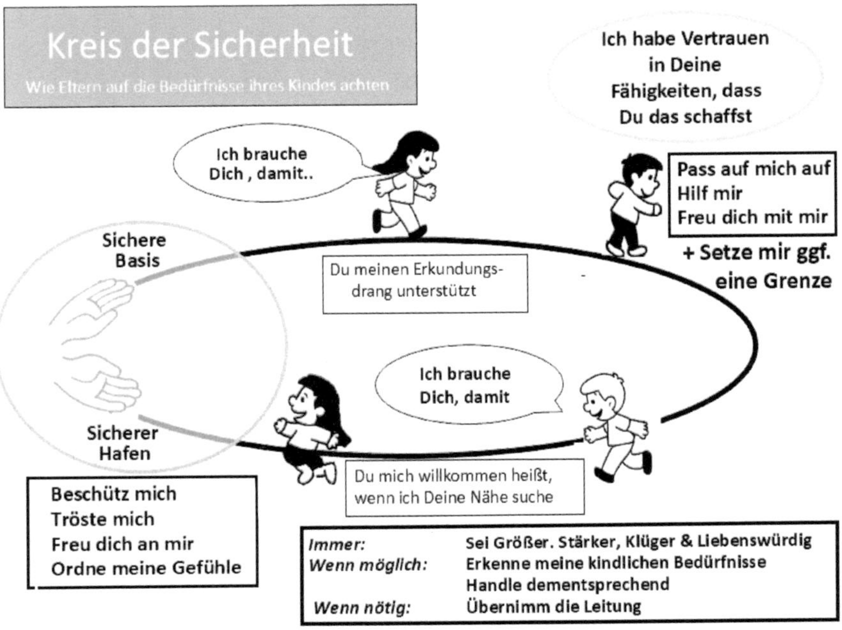

chen ist dabei sehr menschlich. Kinder brauchen eine lebendige Bezugsperson, keine perfekte Maschine (Schieche, 2014, 2016).

3.4.2.2 Videoarbeit „Seeing is believing"

Alle erfolgreichen Interventionskonzepte, zum Beispiel die entwicklungspsychologische Beratung (Schöllhorn & Ziegenhain,2012), das Konzept STEEP™ (Erickson & Egeland, 2009)) , der eben beschriebene Kreis der Sicherheit (Coyne, Powell et al., 2019; Powell, Cooper et al. 2015), das Konzept Wait-Watch-Wonder (Tucker, 2006) sowie das Münchner Modell der Integrativen Eltern-Säuglings-Beratung und Psychotherapie (Papoušek, Schieche et al., 2007), integrieren Videoarbeit als wesentlichen Bestandteil, um die Feinfühligkeit von Bezugspersonen positiv zu beeinflussen. Als therapeutische Haltung und Richtschnur in der Begleitung der Familien oder Eltern-Kind-Paare, favorisieren alle, im Sinne Bowlbys (1988) als sichere Basis zu fungieren, um in einem geschützten Rahmen Elternteil und Kind neue Erfahrungen im Miteinander zu ermöglichen. Dabei werden in der Regel kurze Videoaufnahmen von unterschiedlichen Alltagssituationen verwendet (Spielen, Füttern, Essen, Anziehen, Wickeln). Im Rahmen von Klammern, Trotzen, Toben bieten sich auch Anforderungssituationen an (Aufräumen, Anziehen). Es gilt die Bedürfnislagen des Kindes genauer zu erkennen, zum Beispiel in Abgrenzungssituationen, beim Grenzensetzen oder im Kooperationskontexten, um dann feinfühlig handeln zu können. In der Regel werden bei der Videoarbeit die Aufnahmen zunächst analysiert, dann hilfreiche Interaktionsszenen ausgewählt und gegebenenfalls zusammengeschnitten. Schließlich werden diese Sequenzen mit der Mutter, dem Vater oder gemeinsam mit beiden Eltern besprochen. Zentraler Punkt dabei ist es, mit und ohne Video, den Eltern zu helfen, den Standpunkt des Kindes einzunehmen und die Dinge aus dessen Perspektive wahrnehmen zu können. Dieser Perspektivenwechsel scheint dabei eher zu gelingen, wenn die Dinge aus der Sicht des Kindes geschildert werden. Dieses Prinzip findet in der videogestützten Arbeit Anwendung („Talking through the Baby"/„Dem Kind eine Stimme geben"/„Was würde dein Kind sagen, wenn es schon sprechen könnte?"). Das Prinzip kann aber auch generell eingesetzt werden (s.a. Schieche & Ziegler, 2014). Tabelle 1 gibt einen Überblick über hilfreiche Videofragen (Erickson & Kurz-Riemer, 2002).

Tab. 1: Videoarbeit; hilfreiche Fragen, um die elterliche Feinfühligkeit zu fördern (nach Erickson & Kurz-Riemer, 2002)

- Was denken Sie, fühlt Ihr Kind gerade?
- Wie zeigt, äußert Ihr Kind gerade seine Gefühle, Stimmung...?
- Wie kommuniziert Ihr Kind gerade mit Ihnen?
- Schauen Sie, was Ihr Kind gerade macht (Gestik, Mimik, ...)
- Was glauben Sie, versucht es Ihnen gerade zu erzählen?
- Bei „falscher" Interpretation: Vielleicht ist das so ...
  Wenn Kinder dies so machen, heißt das oft ...
- Ich frage mich gerade, wie sich das für ein Kind anfühlt,
  wenn ... (auf ein bestimmtes Elternverhalten hinweisen)
- Dem Kind eine Stimme geben:
  „Mama, ich mag dein Gesicht;
  Mama, ich bekomme Angst, wenn du mich so fest drückst"

Mit Videosequenzen aus dem Alltag sehen die Eltern sich selbst im Umgang mit ihrem Kind – oft in einem positiv gestalteten Interaktionsausschnitt. Dies ermöglicht eine veränderte Selbstwahrnehmung, bei der nicht das Defizit im Zentrum steht, sondern gelingende Momente der Beziehung. Fachpersonen können dies unterstützen durch gezielte Fragen: „Was glauben Sie, möchte Ihr Kind Ihnen hier zeigen?" oder „Was hat in dieser Situation gut funktioniert?". Dieser Ansatz hilft, Repräsentanzen i.S.v. Vorstellungen von sich („Wie bin ich", „Wie handle ich", „Wie kompetent bin ich" und anderen („Wie ist mein Kind etc.) zu verändern, Handlungsspielräume zu erweitern und sich als kompetente Mutter oder Vater zu erleben. Dies stärkt wiederum die Eltern-Kind-Beziehung (Schieche, 2025).

3.4.2.3 Schau zurück geh vorwärts – Genogrammarbeit

Der eigene Bindungshintergrund der Bezugspersonen („Wie glaube ich, ist mit meinen Bindungsbedürfnissen und Gefühlen umgegangen worden als ich klein war?") beeinflusst die Wahrnehmung der Gefühle bei anderen, kann diese sogar verzerren und prägt außerdem die Gestaltung von wichtigen Beziehungen (Erickson & Egeland, 2009; Coyne, Powell et al., 2019). Damit wird es wichtig, die Bindungsrepräsentationen der Eltern und eine reflektive, organisierte Auseinandersetzung fokussiert auf bindungsrelevante Themen (insbesondere den Umgang mit negativen Gefühlen wie Wut, Ärger, Angst und Trauer) zu integrieren.

Abb. 5: Was uns kleine Trotzköpfe sagen wollen

Was uns kleine Trotzköpfe sagen wollen:
im Kontext von: Einführen und Aushandeln von Grenzen in Spiel und Abgrenzungssituationen

- Liebe Eltern, klärt bitte Regeln und Grenzen, einigt Euch darüber !
- Führt soziale Regeln und Grenzen klar, freundlich und verlässlich ein
- Helft mir bei Trotzanfällen oder wenn ich Regeln verletze:
  - Baut mir Brücken, sodass ich mich zurückziehen kann ohne Gesichtsverlust
  - Unterstützt dabei meine Fähigkeiten zur Selbstregulation (z.B. Trostspendende Übergangsobjekte)
  - Führt für mich Rituale ein zur Versöhnung nach unseren Machtkämpfen
- Notfallplan: Geht lieber ihr kurz und versucht Eure Wut abzubauen, bevor es eskaliert - ich schaff das nicht
- Versucht bitte, mich nicht abzuwerten
- Unterstützt mein Selbstwertgefühl, meine Selbstwirksamkeit
- Lasst mich eigene Kompetenz erleben
- Beachtet bitte auch und kümmert euch darum:
  - Was habt ihr bei Euren Eltern an Erziehung erlebt?
  - Welche Gefühle lösen meine Trotzanfälle bei Euch aus
  - und an was erinnert Euch das?

Insgesamt brauche ich:
- **Eure Sicherheit**, wenn es brennt.
- **Euren Rückhalt**, um neues entdecken zu können
+ Grenzen, damit ich mich orientieren kann

Die konstruktive und wertschätzende Auseinandersetzung mit der eigenen Herkunftsfamilie, spezifisch auf Bindungsaspekte, scheint sich zu lohnen, um eine sichere Bindungsrepräsentation zu entwickeln und eine sicheres Beziehungsangebot gegenüber dem eigenen Kind machen zu können. Die systemische Perspektive nutzt das Genogramm als Instrument zur Exploration familiärer Beziehungsmuster über Generationen hinweg. Durch Fragen nach „Beziehungsbotschaften" – etwa: „Was galt in Ihrer Familie als gute Mutter?" oder „Welche Erziehungsbotschaften haben Sie selbst gehört?" – werden unbewusste Vorstellungen bewusst. Ziel ist es, Wahlmöglichkeiten zu eröffnen: Was möchte ich aus der Vergangenheit übernehmen, welche Beziehungsbotschaften zurücklassen? Dieses Prinzip "Schau zurück, geh vorwärts“ hilft bei der Auseinandersetzung mit der eigenen Vergangenheit. Damit können Wahrnehmungsverzerrungen bewusst gemacht und somit „Gespenster“ entmachtet werden (Schieche, 2025). So kann bestenfalls das trotzende oder klammernde Kind nicht als Auslöser biografisch erlebter Hilflosigkeit erlebt werden, sondern in einem neuen Licht gesehen werden, als ein Kind das bei der Regulation von Gefühlen Hilfe braucht (Nähe, Grenzen, ...). So gelingt es leichter, wie im Kreis der Sicherheit gefordert, „größer, stärker, klüger und liebenswürdig [also kompetenter] zu sein, die Bedürfnisse des Kindes zu erkennen und dementsprechend zu handeln“ (vgl. Schieche 2025). Ganz in diesem Sinn fasst Abbildung 5 aus der Sicht des Kindes zusammen, was Trotzköpfe sagen wollen, wenn sie schreien und was sie von Ihren Eltern brauchen.

3.5 Ausblick: Resilienzförderung durch Beziehung

Resilienz ist das Entwicklungsergebnis, auch unter widrigen Bedingungen psychisch gesund zu bleiben (Werner, 2012). In der Kindheit und auch noch im Jugendalter ist die Entwicklung einer ich-flexiblen (ego-resilienten) Persönlichkeit eng an sichere Bindungsbeziehungen geknüpft (Suess & Sroufe, 2005; Sroufe 1979, 1996, 2022). Kinder, die erleben, dass sie trotz Frustration, Ärger oder Traurigkeit emotional gehalten und verstanden werden, internalisieren diese Sicherheit und den erlebten Rückhalt. Dies befähigt sie auch in späteren Lebensphasen dazu, kritische Lebensereignisse, wenn diese in der weiteren Entwicklung auftreten, besser zu bewältigen. Programme wie STEEP™ (Egeland & Erickson, 2009), EFFEKT (Lösel, 2005, Lösel, Klindworth-Mohr et al., 2015) oder PAPILIO (Scheithauer & Scheer, 2023) zeigen, dass gezielte Förderung elterlicher Feinfühligkeit, Wissen über die Entwicklung von Kindern und empathische Selbstreflexion der Bezugspersonen messbare Effekte auf Entwicklung einer sicheren Bindung, Emotionsregulation, soziale und emotionale Kompetenz der Kinder sowie deren Konfliktlösungsfertigkeiten bewirken. Ein resilientes Kind profitiert langfristig. Es kann emotionale Spannungen regulieren, konstruktiv mit Konflikten umgehen und stabile Beziehungen aufbauen. Aber auch die Eltern gewinnen – an Handlungssicherheit, Beziehungskompetenz und Lebensqualität (Werner, 2012). Beziehung wird hier zum therapeutischen Medium – ein Raum für Veränderung und Heilung. Das Spannungsfeld von Autonomie und Bindung verlangt von den Eltern und Fachkräften eigentlich vor allem eins, eine gute Balance zu finden zwischen Sicherheit und Nähe geben, auch wenn es stürmt (Sicherer Hafen) und Rückhalt spenden im Vertrauen auf die Fähigkeiten des Kindes selbst zurechtzukommen (Sichere Basis), wenn es in neue Welten hinaussegelt. Dazu braucht es eine elterliche Haltung, die nicht verurteilt, sondern versteht und

Fehler nicht als Schwächen, sondern als zutiefst menschliche Lerngelegenheiten sieht. Zukunftsweisend sind Konzepte, die Beziehung als zentrales Wirkprinzip anerkennen – jenseits von Techniken oder Methoden. Was Kinder brauchen, sind präsente Erwachsene, die „ja" zu Nähe sagen, „nein" zu destruktivem Verhalten, und „vielleicht" zu ihrem eigenen Anteil an der Situation. Feinfühligkeit in diesem umfassenden Sinne in verschiedenen Erziehungsdomänen ist kein Ideal, sondern ein Möglichkeitsraum für Entwicklung, Verbindung und Resilienz (vgl. Grusec & Davidov, 2010). Sie entsteht nicht aus Perfektion, sondern aus Reflexion, Beziehung und dem Mut, immer wieder neu zu beginnen.

Literatur

Ainsworth, M. D. S., Blehar, M. C., Waters, E., & Wall, S. (1978). Patterns of attachment: A psychological study of the strange situation. Lawrence Erlbaum.

Anderson, C. A., & Bushman, B. J. (2002). Human aggression. Annual Review of Psychology, 53(1), 27–51. https://doi.org/10.1146/annurev.psych.53.100901.135231

Bandura, A. (1973). Aggression: A social learning analysis. Prentice-Hall.

Belsky, J., & Fearon, R. M. P. (2002). Infant–mother attachment security, contextual risk, and early development: A moderational analysis. Development and Psychopathology, 14(2), 293–310.

Berkowitz, L. (1993). Aggression: Its causes, consequences, and control. McGraw-Hill. Bernier, A., Beauchamp, M. H., Carlson, S. M., & Lalonde, G. (2015). A secure base from which to regulate: Attachment security in toddlerhood as a predictor of executive functioning at school entry. Developmental psychology, 51(9), 1177.

Bischof-Köhler, D. & Bischof, N. (2018). Self-Recogntion, Empathy and Concern for Others in Toddlers. In N. Roughley and T. Schramme (Eds.): Forms of Fellow Feelings (78–106). Cambridge University Press.

Blair, R. J. R. (2016). The neurobiology of impulsive aggression. Journal of Child and Adolescent Psychopharmacology, 26(1), 4–9.

Bowlby, J. (1988). A secure base: Parent-child attachment and healthy human development. Basic Books.

Cole, P. M., Michel, M. K., & Teti, L. O. (2004). The development of emotion regulation and dysregulation: A clinical perspective. Monographs of the Society for Research in Child Development, 59(2–3), 73–100.

Coyne, J., Powell, B., Hoffman, K., & Cooper, G. (2019). The circle of security. Handbook of infant mental health, 500–513.

Dodge, K. A., Coie, J. D., & Lynam, D. (2006). Aggression and antisocial behavior in youth. In W. Damon & R. M. Lerner (Eds.), Handbook of child psychology (6th ed., Vol. 3, pp. 719–788). Wiley.

Dodge, K. A., Pettit, G. S., Bates, J. E., & Valente, E. (1995). Social information-processing patterns partially mediate the effect of early physical abuse on later conduct problems. Journal of Abnormal Psychology, 104(4), 632–643.

Eisenberg, N., Cumberland, A., & Spinrad, T. L. (2005). Parental socialization of emotion. Psychological Inquiry, 16(4), 181–185. https://doi.org/10.1207/s15327965pli1604_01

Erickson, M. F., & Kurz-Riemer, K. (2002). Infants, toddlers, and families: A framework for support and intervention. Guilford Press.

Erickson, M.F. & Egeland, B. (2009, 2. überarbeitete Auflage). Die Stärkung der Eltern-Kind-Bindung. Frühe Hilfen für die Arbeit mit Eltern von der Schwangerschaft bis zum zweiten Lebensjahr des Kindes durch das STEEP(TM)-Programm. Stuttgart: Klett-Cotta

Erikson, E. H. (1963). Childhood and society. Norton.

Fraiberg, S. (1980). Ghosts in the nursery: A psychoanalytic approach to the problems of impaired infant-mother relationships. Journal of the American Academy of Child Psychiatry, 14(3), 387–421.

Fraiberg, S., Adelson, E., & Shapiro, V. (2018). Ghosts in the nursery: A psychoanalytic approach to the problems of impaired infant–mother relationships 1. In Parent-infant psychodynamics (pp. 87–117). Routledge.

Gerlach, J., Fößel, J. M., Vierhaus, M., Sann, A., Eickhorst, A., Zimmermann, P., & Spangler, G. (2022). Family risk and early attachment development: The differential role of parental sensitivity. Infant Mental Health Journal, 43(2), 340–356.

Gershoff, E. T. (2002). Corporal punishment by parents and associated child behaviors and experiences: A meta-analytic and theoretical review. Psychological Bulletin, 128(4), 539–579.

Grossmann, K. E., & Grossmann, K. (2003). Kindliche Bindung und elterliche Feinfühligkeit. In Bindungstheorie und Familiendynamik (S. 45–60). Klett-Cotta.

Grusec, J. E., & Davidov, M. (2010). Integrating different perspectives on socialization theory and research: A domain-specific approach. Child development, 81(3), 687–709.

Hay, D. F. (2006). Yours and mine: Toddlers' talk about possessions with familiar peers. British Journal of Developmental Psychology, 24(1), 39–52.

Kochanska, G., Aksan, N., & Joy, M. E. (2004). Children's fearfulness as a moderator of parenting in early socialization: Two longitudinal studies. Developmental Psychology, 40(3), 482–495.

Kopp, C. B. (1989). Regulation of distress and negative emotions: A developmental view. Developmental Psychology, 25(3), 343–354.

Lazarus, R. S. (1991). Emotion and adaptation. Oxford University Press.

Lewis, M. (2000). The emergence of human emotions. In M. Lewis & J. M. Haviland-Jones (Eds.), Handbook of emotions (2nd ed., pp. 265–280). Guilford Press.

Lösel, F., & Beelmann, A. (2003). Effects of child skills training in preventing antisocial behavior: A systematic review of randomized evaluations. Annals of the American Academy of Political and Social Science, 587(1), 84–109. https://doi.org/10.1177/0002716202250793

Lösel, F., & Beelmann, A. (2005). Entwicklung und Evaluation eines universellen Präventionsprogramms für Vorschulkinder: EFFEKT. Kindheit und Entwicklung, 14(1), 47–56. https://doi.org/10.1026/0942-5403.14.1.47

Lösel, F., Klindworth-Mohr, A., & Madl, M. (2015). Nachhaltige Prävention in Kindertageseinrichtungen: Das Programm Entwicklungsförderung in Familien – Eltern- und Kindertraining (EFFEKT). In W. Schubarth (Hrsg.), Nachhaltige Prävention von Kriminalität, Gewalt und Rechtsextremismus (S. 339–350). Potsdam: Universitätsverlag.

Lyons-Ruth, K., Bronfman, E., & Parsons, E. (1999). Maternal frightened, frightening, or atypical behavior and disorganized infant attachment patterns. Monographs of the Society for Research in Child Development, 64(3), 67–96.

Main, M. (1977). Sicherheit und Wissen. In K. E. Grossmann (Hrsg.), Entwicklung der Lernfähigkeit in der sozialen Umwelt. München: Kindler, 47–95.

Matas, L., Arend, R. & Sroufe, L. A. (1978). Continuity of adaptation in the second year: The relationship between quality of attachment and later competence. Child Development, 49, 547–556.

Nemetschek, P. (2016). „Wenn ich mal groß bin!" Alltagstrance und Famileintherapeutisches Arbeiten mit Kinder und Eltern ….. In K. L. Holtz, S. Mrochen, P. Nemetschek & B. Trenkle (Hrsg.), Neugierig aufs Großwerden – Praxis der Hypnotherapie mit Kindern und Jugendlichen (4. Aufl., S. 114–172). Carl-Auer.

Papoušek M (2004) Regulationsstörungen der frühen Kindheit: Klinische Evidenz für ein neues diagnostisches Konzept. In: Papoušek M, Schieche M, Wurmser H, (Hrsg.) Regulationsstörungen der frühen Kindheit. Huber, Bern: 77–110

Papoušek, M., Schieche, M., & Wurmser, H. (2004). Regulationsstörungen der frühen Kindheit. Frühe Risiken und Hilfen im Entwicklungskontext der Eltern-Kind-Beziehungen. Bern: Huber.

Papoušek, M., Schieche, M., & Wurmser, H. (2007). Disorders of Behavioral and Emotional Regulation in the First Years of Life: Early Risks and Intervention in the Developing Parent-Infant

Relationship. Washington: ZERO TO THREE. National Center for Infants, Toddlers and Families.
Patterson, G. R. (1982). Coercive family process. Castalia Publishing Company.
Patterson, G. R. (1986). Performance models for antisocial boys. American Psychologist, 41(4), 432–444.
Patterson, G. R., Reid, J. B., & Dishion, T. J. (1992). Antisocial boys. Castalia Publishing Company.
Potegal, M., & Davidson, R. J. (2003). Temper tantrums in young children: 1. Behavioral composition. Journal of Developmental and Behavioral Pediatrics, 24(3), 140–147.
Powell, B., Cooper, G., Hoffmann, K., Marvin, B. (2015). Der Kreis der Sicherheit. Die klinische Nutzung der Bindungstheorie. Lichtenau: Probst.
Rothbart, M. K., & Bates, J. E. (2006). Temperament. In W. Damon & R. Lerner (Eds.), Handbook of child psychology (6th ed., Vol. 3, pp. 99–166). Wiley.
Scheithauer, H., Petermann, F., Paulussen-Hokamp, M., & Sann, A. (2003). Papilio – Ein Programm zur Primärprävention von Verhaltensproblemen im Kindergartenalter. Praxis der Kinderpsychologie und Kinderpsychiatrie, 52(8),644–659.
Scheithauer, H., & Scheer, H. (2023). Developmentally appropriate prevention of behavioral and emotional problems, social-emotional learning, and developmentally appropriate practice for early childhood education and care–The Papilio approach from 0 to 9. International Journal of Developmental Science, 16(3-4), 57–62.
Scheuerer-Englisch, H. (2003): Sichere Bindung als Entwicklungsgrundlage – Aspekte der Bindungstheorie in der Erziehungs- und Familienberatung. In: Landesverband Kathol. Einrichtungen und Dienste der Erziehungshilfen in Bayern e.V. (Hrg.): *Pädagogischer Rundbrief, Themenheft: Vom Nutzen der Bindungstheorie für die Erziehungshilfe*, 3/2003, 11–17.
Schieche, M. (1996). Exploration und physiologische Reaktionen bei zweijährigen Kindern mit unterschiedlichen Bindungserfahrungen. University of Regensburg: Unpublished Dissertation.
Schieche M. (2016), Mütterliche Feinfühligkeit verbessern – Ein zentraler Ansatzpunkt früher Hilfen bei Auffälligkeiten in der Eltern-Kind Interaktion, Kapitel 5.3. In: Mall V., Friedmann A. (Hrsg.), Frühe Hilfen in der Pädiatrie. Ein Leitfaden für die klinische Praxis, Springer Berlin Heidelberg, S. 88–108.
Schieche, M. & Ziegler, M. (2014). Beziehungsfokussierte Therapie bei Verhaltensstörungen im Kleinkindalter. In V. Mall, F. Voigt & N. Jung: Aktuelle Fragen der Sozialpädiatrie: Wege zur Inklusion, Frühdiagnostik, Frühtherapie, Kindliche Sozialisation. Lübeck, Schmidt-Röhmhild Verlag, S. 211-212
Schieche, M. (2017). Skala der Geborgenheit. Warum Elternliebe so wichtig ist – und wie wir die Feinfühligkeit von Müttern und Vätern in der Kita fördern können: TPS Spezial: Bindung und Feinfühligkeit, 2/17, Stuttgart: Klett-Cotta
Schieche, M. (2025). Vertrauen lernen: Von der Bindungsstörung zur Vertrauensbeziehung. Familiendynamik, 50(3), 230–240.
Schöllhorn, A., & Ziegenhain, U. (2012). Eltern-Kind-Konzepte: Entwicklungspsychologische Beratung (EPB). Frühförderung Interdisziplinär, 31(2), 97–101.
Snyder, J., & Patterson, G. R. (1995). Individual differences in social aggression: A reinforcement model of development. In J. McCord (Ed.), Coercion and punishment in long-term perspectives (pp. 101–125). Cambridge University Press.
Spangler, G., & Grossmann, K. (1999). Zwanzig Jahre Bindungsforschung in Bielefeld und Regensburg. Die Bindungstheorie. Grundlagen, Forschung und Anwendung, 3, 50–63.
Spangler, G. & Zimmermann, P. (1999). Bindung und Anpassung im Lebenslauf: Erklärungsansätze und empirische Grundlagen für Entwicklungsprognosen. In: Oerter, von Hagen & Noam: Klinische Entwicklungspsychologie, 170–194, S. 179
Sroufe, A. L. (1979). The coherence of individual development: Early care, attachment and subsequent developmental issues. American Psychologist, 34, 834–841.

Sroufe, L. A. (1996). Emotional development: The organization of emotional life in the early years. Cambridge University Press
Sroufe, L. A. (2022). Der Weg zur eigenen Persönlichkeit. Klett-Cotta.
Suess, G.J., Bohlen, U., Carlson, E., Spangler, G., Maier, M.F. (2016). Effectiveness of the attachment-based STEEPTM intervention in a German high-risk sample. Attachment and Human Development.
Suess, G. J., & Sroufe, J. (2005). Clinical implications of the development of the person. Attachment & Human Development, 7(4), 381–392.
Tremblay, R. E. (2000). The development of aggressive behaviour during childhood: What have we learned in the past century? International Journal of Behavioral Development, 24(2), 129–141.
Tucker, J. (2006). Using video to enhance the learning in a first attempt at 'Watch, Wait and Wonder'. Infant Observation, 9(2), 125–138.
Waters, E. & Sroufe, L. A. (1983). Social competence as a developmental construct. Developmental Review, 3, 79–97.
Werner, E. E. (2012). Handbook of resilience in children. Boston, MA: Springer US.
Werner, E. E. (2012). What can we learn about resilience from large-scale longitudinal studies?. In Handbook of resilience in children (pp. 87–102). Boston, MA: Springer US.
Zimmermann, P. (2000). Bindung, internale Arbeitsmodelle und Emotionsregulation: Die Rolle von Bindungserfahrungen im Risiko-Schutz-Modell. Frühförderung interdisziplinär, 19, 119–129.

Danksagung

Mein besonderer Dank gilt allen Kolleginnen und Kollegen des VFT – Systemisches Institut München sowie den Teammitgliedern aus der gemeinsamen Zeit an der Münchner Sprechstunde für Schreibabys am Kinderzentrum München, allen voran Margret Ziegler sowie den Familien, die ihre Erfahrungen, Vertrauen und Veränderungsbereitschaft in die gemeinsame Arbeit eingebracht haben. Ohne die Offenheit, die Bereitschaft zur Reflexion und den Mut zur Veränderung wäre diese Arbeit nicht möglich gewesen. Ebenso danke ich der GAIMH für die inspirierende Plattform des fachlichen Austauschs sowie den Pionier:innen in der Eltern-Kind-Forschung, deren Konzepte und Modelle diese Arbeit tragen.

Kapitel 4: Feinfühlige Unterstützung von Bindung und Autonomie durch frühpädagogische Fachkräfte – Interaktionsqualität in der frühen Bildung sichern und weiterentwickeln

Fabienne Becker-Stoll, Daniela Mayer und Julia Berkic

4.1 Feinfühlige Unterstützung von Bindung und Autonomie durch frühpädagogische Fachkräfte

Aus den letzten Jahrzehnten der Resilienz- und Bindungsforschung ist bekannt, dass eine vertrauensvolle Beziehung zu wenigstens einer Person – innerhalb oder außerhalb der Familie – ein entscheidender Schutzfaktor für eine gesunde Entwicklung ist (z. B. Werner, 2002; Sroufe, Egeland, Carlson & Collins, 2005). Neben den Eltern sind es vor allem pädagogische Fachkräfte, mit denen die Kinder über einen längeren Zeitraum viel Zeit verbringen und zu denen Kinder enge und emotional bedeutsame Beziehungen aufbauen (vgl. Suess & Sroufe, 2005, 2008).

Es gibt mittlerweile eine wachsende Anzahl von Studien, die klare Zusammenhänge zwischen der Qualität dieser Beziehungen und der kindlichen Entwicklung in verschiedenen Bereichen der emotionalen, sozialen und kognitiven Kompetenzen der Kinder aufzeigen (z. B. Sabol & Pianta, 2012 für einen Überblick).

4.2 Die Bedeutung der Fachkraft-Kind Beziehung

Sichere Fachkraft-Kind-Beziehungen können zusätzlich zu Eltern-Kind-Beziehungen entwicklungsfördernd wirksam sein und unter gewissen Umständen sogar kompensatorisch für eine bisher fehlende sichere Eltern-Kind-Bindung wirken (z. B. O'Connor et al., 2012; Spilt et al., 2012; Watamura, et al., 2011, Eckstein-Madry, Piskernik & Ahnert, 2021). Gerade pädagogischen Fachkräften kommt dabei eine entscheidende Rolle zu (vgl. Suess & Sroufe, 2008). Eine gute Fachkraft-Kind-Beziehung steht in Zusammenhang mit der Kompetenzentwicklung von Kindern im sprachlichen, kognitiven und sozial-emotionalen Bereich (z. B. Ahnert, Milatz, Kappler, Schneiderwind & Fischer, 2013; Mayer, Beckh, Berkic & Becker-Stoll, 2013). Besonders für Kinder mit Migrationshintergrund und aus risikobelasteten Familien ist eine hohe Beziehungsqualität wichtig, damit sie von dem Besuch der außerfamiliären Betreuung profitieren (vgl. z. B.

Watamura et al., 2011; Beckh et al., 2014; Eckstein-Madry, Piskernik & Ahnert, 2021). Für den Bereich der Erzieherin-Kind-Beziehungen ist die Bedeutung von feinfühligem Verhalten weniger gut erforscht und die verfügbaren Befunde sind weniger einheitlich als für den Bereich der Mutter-Kind-Beziehungen. Die Ergebnisse einer Meta-Analyse von Ahnert et al. (2006) weisen darauf hin, dass die Feinfühligkeit auch bei der Entwicklung von sicheren Erzieherin-Kind-Beziehungen eine wichtige Rolle spielt, wobei die Ergebnisse aus der Forschung zur Mutter-Kind-Bindung nicht vollständig übertragbar sind. Die dyadische Feinfühligkeit sagte vorwiegend in kleinen Kindergruppen in der Tagespflege die Qualität der Erzieherin-Beziehung vorher, während in größeren Gruppen in Kindertageseinrichtungen vor allem die gruppenorientierte Feinfühligkeit der Erzieherinnen, die auf die gesamte Kindergruppe ausgerichtet war, einen Einfluss auf die Beziehungsqualität hatte.

4.3 Individuelle Unterschiede in der Interaktionsqualität

Die Forschungsergebnisse aus Beobachtungsstudien des Projektnetzes INTAKT (Soziale Interaktionen in pädagogischen Arbeitsfeldern, Prengel et al., 2016) zeigen eindrücklich, dass es erhebliche Unterschiede in der Interaktionsqualität von pädagogischen Fachkräften gegenüber Kindern gibt (Prengel & Tellisch, 2019). In einer 20-jähriger interdisziplinärer Kooperation wurde ein mehr als 13.000 Feldvignetten umfassender Datensatz gesammelt, der aus einzelnen Interaktionsszenen besteht, die u. a. in Kindertageseinrichtungen von geschulten Beobachtenden protokolliert und anhand der sechs Kategorien „sehr anerkennend“, „leicht anerkennend“, „neutral“, „leicht verletzend“, „sehr verletzend“ und „ambivalent / schwer einzuordnen“ kategorisiert werden (Prengel et al, 2016). Im Durchschnitt finden sich in den in Kindertageseinrichtungen erhobenen Interaktionsbeobachtungen folgende Tendenzen: Fast Dreiviertel der beobachteten Interaktionen zeigen anerkennende und neutrale Handlungsweisen der pädagogischen Fachkräfte gegenüber Kindern. Dem stehen etwas mehr als ein Viertel verletzende und sehr ambivalente Handlungsweisen des pädagogischen Personals gegenüber. Dabei unterscheiden sich die einzelnen Kindertageseinrichtungen erheblich voneinander. Einige weisen deutlich schlechtere Interaktionsqualitäten als andere auf, mit bis zu 63 % verletzenden und ambivalenten Verhaltensweisen (Prengel & Tellisch, 2019). Gleichzeitig unterscheiden sich die einzelnen pädagogischen Fachkräfte in ihrem Verhalten gegenüber den Kindern. Erzieherinnen und Erzieher mit außerordentlich anerkennendem Handlungsprofil und solche mit deutlich verletzendem Verhalten konnten beobachtet werden (Prengel & Tellisch, 2019, S. 39 & 40).

Das Interaktionsverhalten der pädagogischen Kräfte wirkt sich unmittelbar auf die Kinder aus: Anerkennung ermutigt Kinder und Verletzung führt dazu, dass Kinder erstarren, weinen und resignieren. Übereinstimmend mit Befunden zur elterlichen Feinfühligkeit, ist davon auszugehen, dass aversives pädagogisches Handeln die Persönlichkeitsentwicklung der Kinder negativ beeinflusst (Prengel & Tellisch, 2019).

4.3.1 Reflexionsfähigkeit, Mentalisieren und Feinfühligkeit

Aus Sicht der Bindungstheorie ist die Feinfühligkeit der erwachsenen Bezugsperson eine der wichtigsten Voraussetzung für die Entwicklung einer sicheren Bindung beim Kind (z. B. Ainsworth, Blehar, Waters, & Wall, 1978; Bakermans-Kranenburg, van IJzendoorn & Juffer, 2003; Bowlby, 1973; De Wolff & van IJzendoorn, 1997). Feinfühligkeit ist definiert als die Fähigkeit und Bereitschaft einer erwachsenen Bindungs- bzw. Bezugsperson, die Signale des Kindes wahrzunehmen, sie richtig zu deuten und prompt und angemessen darauf zu reagieren (Ainsworth, 1974/2003). Bereits Mary Ainsworth (1969) sah in der mütterlichen Fähigkeit, „die Dinge aus der Perspektive des Kindes zu sehen" („seeing things from the child's point of view"), eine wesentliche Grundvoraussetzung für feinfühliges Verhalten, während eine verzerrte Wahrnehmung des Kindes zu unfeinfühligem Verhalten führt. Aus der Forschung zur Entwicklung der Mutter-Kind-Bindung ist bekannt, dass die mütterliche Feinfühligkeit und damit auch die Bindungsqualität des Kindes deutlich mit den eigenen generalisierten Bindungserfahrungen der Mutter in ihrer Kindheit zusammenhängen (Fonagy, Steele & Steele, 1991). Die mütterliche Feinfühligkeit ist darüber hinaus auch abhängig von der aktuellen Lebenssituation und wird durch verschiedene Faktoren mit beeinflusst, wie beispielsweise der Qualität der Partnerschaft, dem sozialen Umfeld, Belastungen durch Krankheit, finanzielle Knappheit oder andere kritische Lebensereignisse (Belsky & Fearon, 2008).

Für den Bereich der Erzieherin-Kind-Beziehungen ist die Bedeutung von feinfühligem Verhalten weniger gut erforscht und die verfügbaren Befunde sind weniger einheitlich als für den Bereich der Mutter-Kind-Beziehungen. Die Ergebnisse einer Meta-Analyse von Ahnert et al. (2006) weisen darauf hin, dass die Feinfühligkeit auch bei der Entwicklung von sicheren Erzieherin- Kind Beziehungen übertragbar ist. Die dyadische Feinfühligkeit sagte vorwiegend in kleinen Kindergruppen in der Tagespflege die Qualität der Erzieherin-Beziehung vorher, während in größeren Gruppen in Kindertageseinrichtungen vor allem die gruppenorientierte Feinfühligkeit der Erzieherinnen, die auf die gesamte Kindergruppe ausgerichtet war, einen Einfluss auf die Beziehungsqualität hat. In größeren Kindergruppen scheint es von großer Bedeutung zu sein, wie gut es Erzieherinnen gelingt, sich nicht nur auf ein einzelnes Kind zu konzentrieren, sondern gleichzeitig die Bedürfnisse der Gruppe im Blick zu behalten und ihr Verhalten daran zu orientieren.

Vor diesem Hintergrund kann angenommen werden, dass die Qualität der mentalen Repräsentation der Erzieherin von jedem einzelnen Kind sowie die Fähigkeit der Erzieherin, das Verhalten eines Kindes richtig zu interpretieren, möglicherweise ein besserer Prädiktor für die Vorhersage der Beziehungsqualität ist als die ausschließlich beobachtete Feinfühligkeit der Erzieherin (z. B. Slade, 2005).

Die Fähigkeit zur mentalen Repräsentation wird auch als **Mentalisierungsfähigkeit** bezeichnet. Mentalisierung wird definiert als die Fähigkeit über die eigenen mentalen Zustände (z. B. Bedürfnisse, Wünsche, Gefühle, Absichten) und die des Kindes zu reflektieren und diese mit dem eigenen Verhalten und dem des Kindes in Beziehung zu setzen (Fonagy, Steele, Moran, Steele, & Higgit, 1991; Slade, 2005). Die Mentalisierungsfähigkeit spielt eine bedeutsame Rolle bei der Emotionsregulation und Verhaltenssteuerung und ist eine wichtige Voraussetzung für feinfühliges, an den individuellen Bedürfnissen eines Kindes orientiertes Interaktionsverhalten.

Die Fähigkeit zur Mentalisierung ermöglicht Betreuungspersonen, insbesondere in Situationen mit starken negativen Gefühlen, die kindlichen Signale vorherzusehen und in einer feinfühligen Art und Weise zu beantworten, insbesondere in Situationen mit starken negativen Gefühlen, indem die Betreuungspersonen in der Lage sind, von ihrem eigenen emotionalen Erleben einen Schritt zurückzutreten und über das innere Erleben des Kindes zu reflektieren und die Gefühle und das Verhalten des Kindes zu regulieren (Fonagy et al., 1991; Slade et al., 2005).

Darüber hinaus ist das Ausmaß, in dem Mentalisierung effektiv zur Emotions- und Verhaltensregulation genutzt werden kann, auch abhängig vom jeweiligen (Beziehungs-) Kontext und emotionalen Kontext. Dabei wirken sich Stress und hohe emotionale Erregung und Belastung, insbesondere interpersoneller Art, nachteilig auf die Mentalisierungsfähigkeiten aus (Fonagy & Lythen, 2009; Nolte et al., 2013; Rutherford et al. 2015). Subjektiv empfundene emotionale Überforderung der Bezugspersonen kann somit im Kita-Alltag zu unfeinfühligen Reaktionen bis hin zu Grenzverletzungen oder Gewalt gegenüber Kindern führen.

4.3.2 Bindungserfahrungen, emotionale Belastung und Mentalisierungsfähigkeit von pädagogischen Fachkräften

In einer Studie mit 66 frühpädagogischen Fachkräften wurde am Staatsinstitut für Frühpädagogik und Medienkompetenz (IFP) der Zusammenhang zwischen Bindungsrepräsentation, emotionaler Belastung und Mentalisierungsfähigkeit untersucht (Mayer, Berkic, Danay & Becker-Stoll, 2024)

Ein Ziel dieser Studie war, die Untersuchung von interindividuellen Unterschieden in den mentalisierenden Fähigkeiten von pädagogischen Fachkräften in Kindertageseinrichtungen in Abhängigkeit von ihrer Bindungsrepräsentation und emotionalen Belastung in der Kindertagesbetreuung. Dabei wurde angenommen, dass sicher-gebundene Fachkräfte einen höheren Grad an Mentalisieren erreichen als Fachkräfte mit unsicher-distanzierter und unsicher-verstrickter Bindungsrepräsentation. Darüber hinaus werden differenzielle Effekte von emotionaler Belastung dahingehend erwartet, dass bei emotionaler Belastung die Mentalisierungsfähigkeiten von Fachkräften mit sicherer Bindungsrepräsentation relativ stabil bleiben, wohingegen bei Fachkräften mit unsicherer Bindungsrepräsentation, insbesondere bei Fachkräften mit unsicher-verstrickter Bindungsrepräsentation, unter Stress die Mentalisierungsfähigkeiten beeinträchtigt sind (Fonagy & Luyten, 2015).

4.3.3 Erhebungsinstrumente

Mit den Erzieherinnen wurde zunächst das **Adult-Attachment-Interview** (Erwachsenen-Bindungsinterview) nach George, Kaplan und Main (2001) durchgeführt. Das Adult-Attachment-Interview ist ein halbstrukturiertes Interview zur Erfassung der mentalen Repräsentation von Bindung. Es beinhaltet Fragen zur Beschreibung der Beziehung zu den Eltern in der Kindheit mit autobiografischen Erinnerungen, zu bindungsrelevanten Themen (z. B. Krankheit, Trennung, Verlust) und zur aktuellen Beziehung mit den Eltern. In der Auswertung nach Main, Goldwyn & Hesse (2002) wird untersucht, inwiefern die Interviewten fähig sind, über die eigenen Kindheitserfahrungen zu reflektieren und diese im Hinblick auf die weitere eigene Entwicklung zu beurteilen; beobachtet wird auch, wie gut es ihnen gelingt, die eigenen Bindungserfahrungen sprachlich und inhaltlich stimmig darzustellen. Die Auswertung des Adult Attachment Interviews führt zu einer Klassifikation in *sicher, unsicher-distanziert, unsicher-verstrickt*. Die Sicherheit der Bindungsrepräsentation wird zusätzlich auf einer Skala zur gesamten Kohärenz des Interviews abgebildet mit Werten von eins bis neun.

Um die **Repräsentation der Interaktion und der aktuellen Beziehung** zwischen der pädagogischen Fachkraft und den Kindern zu erfassen, wurde das Parent-Development-Interview (PDI-R; Slade et al., 2004) für den Bereich der Kindertagesbetreuung adaptiert (vgl. Mayer, Berkic, & Becker-Stoll, 2020). Es handelt sich dabei um ein halbstrukturiertes Interview mit dem Ziel, aktuelle Erfahrungen mit der Kinderbetreuung und deren Repräsentationen zu erfassen, und beinhaltet Fragen zur Beschreibung bzw. Repräsentation von zwei ausgewählten Kindern, und zwar jeweils einem Kind, mit dem die Erzieherin eine gute Beziehung hat, und einem Kind, das die Erzieherin in der sozialen Interaktion als schwierig erlebt. Es folgen Fragen zur Repräsentation der Beziehung zu den ausgewählten Kindern und zur Repräsentation von sich selbst als Erzieherin, sowie Fragen zur Beschreibung von Gefühlen, die mit der Kinderbetreuung und der Beziehung zum Kind verbunden sind.

Zusätzlich wurde in diesem Interview auch die allgemeine **Reflexionsfähigkeit** der Erzieherinnen ausgewertet. Für die Auswertung wurde die *Reflective Functioning Scale* (RF; Fonagy, Target, Steele & Steele, 1998; Slade et al., 2005) herangezogen. Bei der RF-Skala handelt es sich um eine elfstufige Skala: Hohe Werte (7–9) werden vergeben, wenn mentale Zustände des Kindes und von sich selbst erkannt werden, Zusammenhänge zwischen mentalen Zuständen und Verhalten/anderen mentalen Zuständen hergestellt werden und elaborierte Antworten gegeben werden, die ein Verständnis des komplexen Zusammenspiels zwischen den mentalen Zuständen der Bezugsperson und denen des Kindes, zwischen der internalen Erfahrung der Bezugsperson und ihrem Verhalten und zwischen der mentalen Erfahrung des Kindes und seinem Verhaltens zeigen. Im Gegensatz dazu werden niedrige Werte kodiert (1–3), wenn wenig Ahnung von der internalen Erfahrung des Kindes deutlich wird und der Fokus der Antworten auf der Persönlichkeit und dem Verhalten des Kindes liegt, keine Reflexion über mentale Zustände des Kindes stattfindet sowie eigene internale Erfahrungen, die im Zusammenhang mit der Tätigkeit als Erzieherin stehen, abgestritten werden, die Antworten oberflächlich, banal, möglicherweise eigennützig/selbstdienlich sind und Klischees/Stereotype verwendet werden.

4.3.4 Ergebnisse der Studie

Im Durchschnitt erreichten die Fachkräfte mittlere Reflexionswerte. Wird die Reflexionsfähigkeit der Fachkräfte nach Bindungsklassifikation betrachtet, zeigte sich ein signifikanter Unterschied : Fachkräfte mit sicherer Bindungs-klassifikation erreichten die höchsten Reflexionswerte, während die Fachkräften mit unsicher-verstrickter Bindungsklassifikation signifikant niedrigere Reflexionswerte von im Vergleich zu Fachkräften mit sicherer Bindungsklassifikation erreichten.

Auch die emotionale Belastung der Fachkräfte lag im mittleren Bereich.

Werden die Prädiktoren Bindung und emotionale Belastung gemeinsam betrachtet, zeigte sich ein differenzierteres Bild. Bedeutsam ist der Interaktionseffekt von Bindungsklassifikation und emotionaler Belastung. Bei niedriger emotionaler Belastung erreichten Fachkräfte mit unsicher-verstrickter Bindungsklassifikation vergleichbare Reflexionswerte wie Fachkräfte mit sicherer Bindungsrepräsentation, wohingegen das Reflexion von Fachkräften mit unsicher-distanzierter Bindungsklassifikation niedriger war. Während die Reflexionsfähigkeit und damit die Fähigkeit zum Mentalisieren von Fachkräften mit sicherer Bindungsklassifikation auch unter emotionaler Belastung stabil blieb, war die Reflexionsfähigkeit von Fachkräften mit unsicher-verstrickter Bindungsklassifikation bei emotionaler Belastung signifikant beeinträchtigt. Die emotionale Belastung in der Kinderbetreuung scheint insbesondere bei Fachkräften mit unsicher-verstrickter Bindungsrepräsentation einen moderierenden Effekt zu haben (Mayer, Berkic, Danay & Becker-Stoll, 2024, S. 325f).

Werden die Faktoren Bindung und emotionale Belastung gemeinsam betrachtet, zeigte sich ein klareres und differenzierteres Bild: Die emotionale Belastung in der Kinderbetreuung scheint insbesondere bei Fachkräften mit unsicher-verstrickter Bindung einen moderierenden Effekt zu haben. Bei niedriger emotionaler Belastung gelang es Fachkräften mit unsicher-verstrickter Bindung zu mentalisieren, sogar auf einem vergleichbaren Niveau wie Fachkräfte mit sicherer Bindung. Unter emotionaler Belastung waren die mentalisierenden Fähigkeiten von Fachkräften mit unsicher-verstrickter Bindung jedoch signifikant niedriger. Daher konnte die Annahme bestätigt werden, dass insbesondere bei Fachkräften mit unsicher-verstrickter Bindung unter Stress die Mentalisierungsfähigkeiten beeinträchtigt sind. Dabei ist auch zu berücksichtigen, dass in der Studie die Fachkräfte mit unsicher-verstrickter Bindung im Mittel auch stärker emotional belastet waren (Mayer, Berkic, Danay & Becker-Stoll, 2024, S. 326f).

4.4 Reflexionsfähigkeit von pädagogischen Fachkräften stärken

Forschungsergebnisse aus der Mutter-Kind-Bindung zeigen: Feinfühliges Verhalten lässt sich lernen, selbst unter emotionaler Belastung (z. B. van den Boom, 1994, 1995). Um Feinfühligkeit zu lernen, ist es wichtig, sich die eigenen Verhaltensmuster dem Kind gegenüber bewusst zu machen, diese zu reflektieren und wenn nötig zu verändern. Ein erster Schritt dabei ist, sich bewusst zu machen, wodurch das eigene Verhalten geprägt ist. Hierzu zählen beispielsweise die Erfahrungen aus der eigenen Kindheit, intuitives Wissen, wie man mit dem Kind umgeht, Wissen aus Ratgebern, dem Internet oder von Kinderärzten, Ratschläge von Familie und Freunden – und bei pädagogischen Fachkräften insbesondere auch das Wissen aus der Ausbildung.

Im Umgang mit kindlichen Gefühlen haben insbesondere die eigenen Kindheitserfahrungen einen starken Einfluss auf das Erziehungsverhalten. Manchmal bringen Kinder Gefühle zum Ausdruck, die den Bezugspersonen unangenehm sind oder großes Unbehagen auslösen. Eine häufige Reaktion von Bezugspersonen ist, sich von diesen Gefühlen zu distanzieren oder zu versuchen, diese Gefühle nicht zu beachten. Der Grund dafür ist, dass die Gefühle der Kinder unbewusst starke Gefühle in der Bezugsperson selbst auslösen. Wenn Bezugspersonen nicht in der Lage sind, auf (bestimmte) Gefühle von Kindern zu reagieren, können sie nicht feinfühlig darauf eingehen und das Kind nicht angemessen beruhigen und trösten – und folglich die Emotionsregulation des Kindes nicht unterstützen. Das wiederum führt zu Verstärkung des Stresses und negativem Gefühlsausdruck des Kindes, was das Erleben von Hilflosigkeit und Überforderung oder gar Ablehnung, Unfeinfühligkeit bewirken kann – bis hin zur Grenzverletzung im Verhalten der Bezugsperson gegenüber dem Kind.

Dieser negative Kreislauf lässt sich jedoch unterbrechen: Indem man seine eigene Geschichte und Gefühle reflektiert und versucht zu verstehen, was ein Kind braucht, kann man den Einfluss eigener Erfahrungen verringern oder sogar ausschalten. Hierbei ist wichtig zu lernen, bewusst, achtsam und feinfühlig mit den eigenen Gefühlen und Bedürfnissen umzugehen – das ist Voraussetzung für einen feinfühligen Umgang mit dem Kind.

Die Reflexionskarten zum Umgang mit Kindern im Alter von 0 bis 10 Jahren „Feinfühlig reagieren – Verhalten reflektieren" (Mayer und Berkic, 2021, verfügbar unter: www.ifp.bayern.de) können dabei in Superversion, Aus-, Fort- und Weiterbildung hilfreich sein, ebenso wie alle Materialien und Fortbildungsangebote zu den Reckahner Reflexionen zur Ethik pädagogischer Beziehungen (vgl. Prengel und Tellisch, 2019, Materialien verfügbar unter https://paedagogische-beziehungen.eu/).

4.5 Fazit

Die vorgestellten Befunde aus dem Forschungsnetzwerk INTAKT sowie aus den eigenen Untersuchungen zur Reflexionsfähigkeit und Feinfühligkeit von pädagogischen Fachkräften zeigen einerseits, wie unterschiedlich die Interaktionsqualität in der frühen Bildung ausfällt, und andererseits, wie eigene Bindungserfahrungen die Reflexionsfähigkeit und damit die Feinfühligkeit gegenüber Kindern beeinflussen. Dabei mindert die erlebte emotionale Belastung insbesondere bei Fachkräften mit unsicher-verstrickter Bindungsrepräsentation ihre Mentalisierungsfähigkeit als auch infolgedessen ihre Feinfühligkeit gegenüber den ihnen anvertrauten Kindern.

Es sind jedoch insbesondere Situationen der Überforderung im Umgang mit Kindern, die zu Grenzverletzungen und Gewalt führen können und die ein empathisches, wertschätzendes und sicherheitsgebendes Interaktionsverhalten der Fachkraft gegenüber den Kindern verhindern.

Zur Förderung der professionellen Gestaltung von vertrauensvollen Fachkraft-Kind-Beziehungen in der frühkindlichen Kindertagesbetreuung sollte in der Aus- und Weiterbildung von pädagogischem Personal ein Fokus sowohl auf die Reflexion der eigenen Bindungsgeschichte und des pädagogischen Handelns als auch auf die Förderung von Mentalisierungsfähigkeiten und Stressbewältigungsstrategien gelegt werden.

Literatur

Ahnert, L., Pinquart, M., & Lamb, M. E. (2006). Security of children's relationships with nonparental care providers: A meta-analysis. Child Development, 74, 664–679. https://doi.org/10.1111/j.1467-8624.2006.00896.x

Ahnert, Lieselotte & Milatz, Anne & Kappler, Gregor & Schneiderwind, Jennifer & Fischer, Rico. (2012). The Impact of Teacher-Child Relationships on Child Cognitive Performance as Explored by a Priming Paradigm. Developmental psychology. 49. 10.1037/a0031283.

Ainsworth, M. D. S. (1969). Scales for home visits. Retrievable as "Sensitivity scales" from http://www.psychology.sunysb.edu/attachment/measures/content/ainsworth_scales.html

Ainsworth, M. D. S. (1974/2003). Feinfühligkeit versus Unfeinfühligkeit gegenüber den Mitteilungen des Babys. In K. E. Grossmann & K. Grossmann (Hrsg.), Bindung und menschliche Entwicklung. John Bowlby, Mary Ainsworth und die Grundlagen der Bindungstheorie (S. 431–439). Stuttgart: Klett-Cotta.

Ainsworth, M., Blehar, M., Waters, E. & Wall, S. (1978). Patterns of attachment. A psychological study of the strange situation. Hillsdale, NJ: Erlbaum. Ainsworth, M., Blehar, M., Waters, E. & Wall, S. (1978). Patterns of attachment. A psychological study of the strange situation. Hillsdale, NJ: Erlbaum.

Bakermans-Kranenburg, M. J., van IJzendoorn, M. H., & Juffer, F. (2003). Less is more: Metaanalyses of sensitivity and attachment interventions in early childhood. Psychological Bulletin, 129, 195–215. https://doi.org/10.1037/0033-2909.129.2.195

Beckh, Kathrin; Mayer, Daniela; Berkic, Julia; Becker-Stoll, Fabienne. (2014). *Der Einfluss der Einrichtungsqualität auf die sprachliche und sozial-emotionale Entwicklung von Kindern mit und ohne Migrationshintergrund. Frühe Bildung*, 3(2), 73–81. DOI: 10.1026/2191-9186/a000150

Belsky, J., & Fearon, R.M.P. (2008). Precursors of attachment security. In J. Cassidy & P. Shaver (Eds.), Handbook of attachment theory and research (2nd ed., pp. 295–316). New York: Guilford Press.

Bowlby, J. (1973). Attachment and loss.Vol. 2: Separation: Anxiety and anger. New York: Basic Books.

DeWolff, M. S., & van IJzendoorn, M. H. (1997). Sensitivity and attachment: A meta-analysis on parental antecedents of infant attachment. Child Development, 68, 571–591. https://doi.org/10.2307/1132107

Eckstein-Madry T, Piskernik B, Ahnert L. Attachment and stress regulation in socioeconomically disadvantaged children: Can public child care compensate? Infant Ment Health J. 2021; 42: 839–850. https://doi.org/10.1002/imhj.21878

Fonagy, P., & Luyten, P. (2015). *The Neurobiology of Mentalizing*. Personality Disorders: Theory, Research, and Treatment, 6(4), 366–379. https://doi.org/10.1037/per0000117

Fonagy, P., Steele, H., & Steele, M. (1991). Maternal representations of attachment during pregnancy predict the organization of infant-mother attachment at one year of age. Child Development, 62, 891–905.

Fonagy, P., Steele, M., Moran, G., Steele, H., & Higgitt, A. (1991). The capacity for understanding mental states: The reflective self in parent and child and its significance for security of attachment. Infant Mental Health Journal, 13, 200–216.

Fonagy, P., Target, M., Steele, H., & Steele, M. (1998). Reflective-Functioning Manual, version 5.0, for Application to Adult Attachment Interviews. London: University College London.

George, C., Kaplan, N. & Main, M. (2001). Adult Attachment Interview Protokoll. In G.

Gloger-Tippelt (Hrsg.), Bindung im Erwachsenenalter (S. 364–387). Bern: Huber.

Hildebrandt, F., Walter-Laager, C., Flöter, M., Pergande, B. (2021): Abschlussbericht zur Studie, (Hrsg.) Fachhochschule Potsdam/Entwicklungsinstitut PädQUIS/An-Institut der Alice Salomon Hochschule/Kooperationsinstitut der Universität Graz.

Kluczniok, K., Grad, T., Schneider, M. & Faas, S. (2024). Expertise „Auswirkungen von Kindertagesbetreuung auf die kindliche Entwicklung". pädquis Stiftung. https://www.fruehe-chancen.de/themen/qualitaetsentwicklung/auswirkungen-von-kindertagesbetreuung-auf-die-kindliche-entwicklung

Main, M., Goldwyn, R., & Hesse, E. (2002). *Adult Attachment Scoring and Classification System – Version 7.1.* Unpublished Manuscript, Berkeley, University of California, California.
Main, M., & Goldwyn, R. (1998). Adult Attachment Scoring and Classification System. Unpublished Manuscript, Berkeley, CA: University of California at Berkeley.
Mayer, D. & Berkic, J. (2021). Feinfühlig reagieren – Verhalten reflektieren. Reflexionskarten zum Umgang mit Kindern im Alter von 0 bis 10 Jahren. München: Staatsinstitut für Frühpädagogik. Verfügbar unter: www.ifp.bayern.de
Mayer, D., Beckh, K., Berkic, J. & Becker-Stoll, F. (2013). Erzieherin-Kind-Beziehungen und kindliche Entwicklung: Der Einfluss von Geschlecht und Migrationshintergrund. Zeitschrift für Pädagogik, 59(6), 803–816.
Mayer, D., Berkic, J. & Becker-Stoll, F. (2020). Bindungsrepräsentationen von pädagogischen Fachkräften in Kindertageseinrichtungen. Frühe Bildung, 9(4), 203–210.
Mayer, D., Berkic, J. & Danay, E. & Becker-Stoll, F. (2024). Mentalisieren von pädagogischen Fachkräften: Der Einfluss von Bindung und emotionaler Belastung. Empirische Pädagogik 2024, 38., Heft 3, S. 315–334 https://doi.org/10.62350/PFGF8429
Mayer, D., Berkic, J., & Beckh, K. (2020). Mentalisieren als Voraussetzung für feinfühliges Verhalten von pädagogischen Fachkräften: Methodenentwicklung und Ergebnisse einer Pilotstudie. Diskurs Kindheits- und Jugendforschung / Discourse. Journal of Childhood and Adolescence Research, 15(3), 318–330. https://https://doi.org/10.3224/diskurs.v15i3.06
Mayer, D., Berkic, J., Danay, E., Becker-Stoll, F. (2019). Bindungsrepräsentationen von pädagogischen Fachkräften und ihre unterstützende Präsenz in der Kindertagesbetreuung. Vortrag auf der gemeinsamen Tagung der Fachgruppen Entwicklungspsychologie und Pädagogische Psychologie PAEPSY, 9.–12. September 2019 in Leipzig.
Nolte, T., Bolling, D.Z., Hudac, C.M., Fonagy, P., Mayes, L., Pelphrey, K.A. & Brain (2013). Mechanisms underlying the impact of attachment-related stress on social cognition. Frontiers in Human Neuroscience 7.
O'Connor, E., & McCartney, K. (2007). Examining teacher-child relationships and achievement as part of an ecological model of development. American Educational Research Journal, 44(2), 340–369. https://doi.org/10.3102/0002831207302172
O'Connor, E. E., Collins, B. A., & Supplee, L. (2012). *Behavior problems in late childhood: the roles of early maternal attachment and teacher-child relationship trajectories.* Attachment & Human Development, 14(3), 265–288. DOI: 10.1080/14616734.2012.672828
Ostermann, B. (2021). Anerkennung in pädagogischen Beziehungen – eine realisierbare und wissenschaftlich begründete Forderung?. PFLB – PraxisForschungLehrer*innenBildung, 3(2), 80–91. https://doi.org/10.11576/pflb-4197
Prengel, A. (2013). Pädagogische Beziehungen zwischen Anerkennung, Verletzung und Ambivalenz. Opladen: Budrich.
Prengel, A., & Tellisch, C. (2019). Pädagogische Beziehungen im Kindergarten – Wie inklusive Prozesse gestärkt und geschwächt werden. In nifbe (Hrsg.), Inklusive Haltung und Beziehungsgestaltung. Kompetenter Umgang mit Vielfalt in der Kita (S. 35–52). Freiburg i.Br. et al.: Herder.
Prengel, A., Tellisch, C., Wohne, A., Zapf, A. (2016). Lehrforschungsprojekte zur Qualität pädagogischer Beziehungen – In: Beiträge zur Lehrerinnen- und Lehrerbildung 34 2, S. 150–157. URN: urn:nbn:de:0111-pedocs-139364 – DOI: 10.25656/01:13936
Rutherford, H. J., Booth, C.R., Luyten, P., Bridgett, D.J. & Mayes, L.C. (2015). Investigating the association between parental reflective functioning and distress tolerance in motherhood. Infant Behavior and Development, 40, 54–63. doi:10.1016/j.infbeh.2015.04.005.
Sabol, T. J. & Pianta, R. C., (2012). Recent trends in research on teacher–child relationships. Attachment & Human Development, 14(3), 213–231. doi: 10.1080/14616734.2012.672262
Slade, A. (2005). Parental reflective functioning: An introduction. Attachment & Human Development, 7 (3), 269–281.

Slade, A., Aber, J. L., Bresgi, I., Berger, B., & Kaplan, M. (2004). The Parent Development Interview – Revised. Unpublished protocol. The City University of New York.
Slade, A., Bernbach, E., Grienenberger, J., Levy, D., & Locker, A. (2005). Addendum to Fonagy, Target, Steele, & Steele reflective functioning scoring manual for use with the Parent Development Interview. Unpublished Manuscript.
Sleed & Wain (2013). Assessment of Representational Risk Coding Manual. Unpublished.
Spilt, J. L., Hughes, J. N., Wu, J.-Y. & Kwok, O.-M. (2012). Dynamics of teacher-student relationships: Stability and change across elementary school and the influence on children's academic success. Child Development, 83 (4), 1180–1195. https://doi.org/10.1111/j.1467- 8624.2012.01761.x
Sroufe, L. A., Egeland, B., Carlson, E. A., & Collins, A. W. (2005). The development of the person. The Minnesota Study of Risk and Adaption from Birth to Adulthood. New York: The Guilford Press. Suess, G. & Sroufe, J. (2008) Klinische Implikationen der Minnesota Längsschnittstudie zur Persönlichkeitsentwicklung von der Geburt bis ins Erwachsenenalter. Frühe Kindheit, 06/08, 9–17.
Suess. G. J. & Sroufe, J. (2005). Clinical implications of the development of the person. Attachment & Human Development, 7(4), 381–392.
van den Boom, D. C. (1994). The influence of temperament and mothering on attachment and exploration: An experimental manipulation of sensitive responsiveness among lower-class mothers with irritable infants. Child Development, 65(5), 1457–1477.
van den Boom, D. C. (1995). Do first-year intervention effects endure? Follow-up during toddlerhood of a sample of Dutch irritable infants. Child Development, 66(6), 1798–1816.
Watamura, S. E., Phillips, D. A., Morrissey, T. W., McCartney, K. & Bub, K. (2011). Double Jeopardy: Poorer social-emotional outcomes for children in the NICHD SECCYD experiencing home and child-care environments that confer risk. Child Development, 82 (1), 48–65. https://doi.org/10.1111/j.1467-8624.2010.01540.x
Werner, E.E. (2002). Looking for trouble in paradise. Some lessons learned from the Kauai longitudinal study. In E. Phelbs, F. Fürstenberg jr. & A. Cobly (Hrsg.), Looking at lives American longitudinal studies in the twentieth century (S. 297–312). New York: Russel Sage Foundation.
Wirts, C., Wertfein, M. & Wildgruber, A. (2019). Inklusion vor Ort in der Schulkindbetreuung – Ergebnisse der IVO-Studie. IN: IFP Infodienst, 24, 12–17. München: Staatsinstitut für Frühpädagogik.

Kapitel 5: Das ABC-Programm (Attachment and Biobehavioral Catch-up): Früh intervenieren, um die Entwicklung von Kindern zu fördern

Mary Dozier

Säuglinge und Kleinkinder sind für die Entwicklung einer Vielzahl an Kompetenzen auf die Unterstützung ihrer Eltern angewiesen, so z. B. im Bereich der physiologischen, emotionalen und behavioralen Entwicklung. Eltern, die als sichere Bindungspersonen fungieren, reagieren mit Fürsorge und Feinfühligkeit auf ihre Kinder und stellen somit eine sichere Basis dar, von der aus ihre Kinder die Welt explorieren (Cyr et al., 2010) und Selbstregulation erlernen können (Iwanski et al., 2023; Sroufe, 1996). Dennoch fällt es vielen Eltern manchmal schwer, fürsorglich und feinfühlig auf ihre Kinder zu reagieren. In einigen Fällen verhalten die Eltern nicht fürsorglich und nicht responsiv, sondern eher angsteinflößend gegenüber ihren Kindern.

Wenn Säuglinge und Kleinkinder bereits früh Risikofaktoren und vielfältigen Belastungen ausgesetzt waren, ist es für die Eltern besonders wichtig ein responsives und feinfühliges Elternverhalten zu zeigen. Es gibt eine ganze Reihe an Interventionsprogrammen für die Frühe Kindheit, die darauf abzielen, die Bindungssicherheit und Selbstregulationsfähigkeit von Säuglingen und Kleinkindern zu fördern, sowohl für Kinder, die adoptiert wurden, in Pflegefamilien leben oder aber bei ihren leiblichen Eltern in herausfordernden und belasteten Lebenslagen aufwachsen. Das „Attachment and Biobehavioral Catch-up" (ABC; Dozier & Bernard, 2019) wurde für Eltern und ihren kleinen Kindern entwickelt, die frühe Widrigkeiten erlebt haben. Die ABC-Intervention zielt auf die Fürsorge von Bezugspersonen ab, darauf mit großer eigener Freude den Absichten und Anzeichen von Autonomie des Kindes zu folgen und angstauslösendes Verhalten von Bezugspersonen zu reduzieren. Da sich das Programm, sowohl bei den Bezugspersonen als auch bei den Kindern, als wirksam und entwicklungsfördernd erwiesen hat, wird das ABC-Programm inzwischen auch international breit angewandt.

5.1 Die Bindungstheorie

Säuglinge entwickeln Bindungen an ihre Eltern und Hauptbezugspersonen, indem sie Nähe und Rückversicherung suchen, wenn sie emotional belastet sind. Der Aufbau von Bindungen hat sich evolutionär als eine zentrale Entwicklungsthematik herausgestellt, die dazu dient die Sicherheit und das Überleben der Kinder zu ermöglichen. Eltern, die sich fürsorglich verhalten (z. B. indem sie beruhigend und tröstend reagieren, wenn ihre Kinder Rückversicherung suchen und brauchen), haben typischerweise Säuglinge, die eine sichere Bindung an sie entwickeln (Ainsworth et al., 1978). Diese Kinder suchen systematisch Nähe bei ihren Eltern, wenn sie emotional belastet sind und signalisieren den Eltern klar, wenn sie Unterstützung brauchen.

Dennoch ist es für viele Eltern herausfordernd, fürsorglich auf die emotionale Belastung ihrer Kinder zu reagieren. Einige Eltern sind inkonsistent, zurückweisend, oder können sogar angstauslösend auf die Kinder wirken, wenn diese negative Emotionen zeigen. Dieses angstauslösende Verhalten der Eltern auf die kindliche emotionale Belastung stellt einen Risikofaktor für die Entwicklung von Bindungsdesorganisation dar (Cyr et al., 2010). Die Entwicklung von Bindungsdesorganisation ist wiederum besonders problematisch, da sie einen Prädiktor sowohl für spätere emotionale, behaviorale und soziale Fehlanpassung, als auch für externalisierendes Verhalten (Fearon et al., 2010) und dissoziative Symptome der Kinder darstellt (Carlson, 1998; Lyons-Ruth et al., 1997).

5.2 Die Neurobiologie bei Stress

Ab dem Säuglingsalter ist es eine Aufgabe der Eltern und Hauptbezugspersonen, die Emotionen, das Verhalten und die Physiologie ihrer Kinder zu co-regulieren und so die Kinder am Ende zu befähigen, diese Aufgaben zunehmend selbst zu übernehmen (Feldman 2007; Winberg, 2005). Den meisten Eltern gelingt eine effektive Co-Regulation, die sich durch eine responsive und feinfühlige Reaktion gegenüber dem Kind äußert. Es gibt jedoch auch Fälle, wo sich die Eltern ihren Kindern gegenüber unangemessen oder problematisch verhalten, was zu einem Zusammenbruch der Selbstregulation des Kindes führt (Bousha & Twentyman, 1984). Ohne angemessene Reaktionen von Bezugspersonen auf emotionale Belastungen von Kindern, ist es für diese jedoch schwierig, eine effektive Selbstregulation zu erlernen. Kinder, die schon früh Widrigkeiten und Belastungen erlebt haben, haben im Vergleich zu unbelasteten Kindern ein höheres Risiko für Dysregulation ihrer eigenen Emotionen und ihres Verhaltens (Blair & Raver, 2012; Calkins & Leerkes, 2011; Lewis et al., 2007).

Die Hypothalamus-Hypophysen-Nebennierenrinden-Achse (HPA-Achse) ist besonders bedeutsam für die physiologische Selbstregulation, für den Anstieg von

Stressreaktionen auf wahrgenommene Bedrohungen und auch für die Aufrechterhaltung des typischen Tagesrhythmus (z. B. Aufwachen, Schlafen, Stoffwechsel) (Gunnar & Cheatham, 2003). Die HPA-Achse reagiert empfindlich auf Umwelteinflüsse. Deshalb kann frühe psychosoziale Belastung manchmal die Funktionsweise der HPA-Achse stören, wodurch es zu Einschränkungen in der körperlichen und kognitiven Entwicklung, aber auch bei der Entwicklung des Immunsystems kommen kann (Bernard et al., 2010; Lupien et al., 2007; Sapolsky et al., 2000).

Typischerweise ist bei Lebewesen, die einen diurnalen Tagesrhythmus zeigen (also auch beim Menschen), am Morgen ein hoher Cortisolwert festzustellen, der über den Tag sinkt, bis er abends Werte nahe null erreicht (Bruce et al., 2009). Dieses Muster stellt ein gesundes und normatives Muster physiologischer Regulation dar. Bei Kindern, die in Pflegefamilien leben, zeigt sich jedoch ein flacherer Verlauf des Cortisols über den Tag mit relativ geringen Cortisolwerten am Morgen im Vergleich zu unbelasteten Kindern (Bernard et al., 2010). Kinder, die von ihren Eltern vernachlässigt werden, zeigten den geringsten Anstieg und die niedrigsten Cortisolwerte beim Aufwachen. Somit zeigt sich insgesamt, dass Kinder, die früh psychosozialen Risikofaktoren ausgesetzt waren, nicht nur emotionale und verhaltensbezogene Dysregulation zeigen, sondern auch physiologisch dysreguliert sind.

5.3 Ziele der ABC-Intervention

Warmherzige Fürsorge. Wenn Eltern mit warmherziger Fürsorge auf ihr Kind reagieren, entwickeln Säuglinge typischerweise sichere Bindungen (Ainsworth et al., 1978). Warmherzige Fürsorge kann auch dabei helfen die negativen Auswirkungen früher psycho-sozialer Belastungen abzuschwächen. Allerdings ist es für viele Eltern schwierig diese Fürsorge zu geben und sowohl Kinder als auch Eltern bringen eigene Herausforderungen mit, die es manchmal schwierig werden lassen fürsorgliche Beziehungen aufzubauen. Das ABC-Programm versucht genau diese Herausforderungen auf verschiedenen Wegen im Laufe der Intervention zu adressieren. Manche Eltern und Hauptbezugspersonen erleben, dass ihr Kind für sie nicht klar genug zeigt und signalisiert, dass es Fürsorge braucht. Diese unklaren Hinweise führen oft dazu, dass Eltern „in gleicher Weise" wie ihr Kind reagieren, also sie sich entweder abwenden oder betulich, überbesorgt oder gereizt auf ihr Kind reagieren (Stovall-McClough & Dozier, 2004). Ohne Intervention, kann es herausfordernd für Eltern sein, unklare Anzeichen für das Bedürfnis des Kindes nach Fürsorge zu erkennen und zu interpretieren.

Auch die eigenen Bindungserfahrungen der Eltern können ihnen dabei im Weg stehen fürsorglich auf das Kind zu reagieren. Hier sind Bindungsrepräsentationen wichtig, die Ausdruck der Verarbeitung eigener Bindungserfahrungen der Eltern selbst sind (George, 1985). Eine sicher-autonome Bindungsrepräsentation zeigt sich darin, wie offen und reflektiert man über eigene Bindungserfahrungen denkt und sprechen kann. Eltern mit sicher-autonomer Bindungsrepräsentation haben wiederum häufiger Kinder, die sicher an sie gebunden sind (van IJzendoorn, 1995; Dozier et al., 2001). Eltern mit unsicherer Bindungsrepräsentation können Schwierigkeiten haben sich an frühe Bindungserfahrungen zu erinnern oder diese in ihre Sichtweise von Bindung zu integrieren (unsicher-distanzierte Bindungsrepräsentation) oder können ärgerlich verwickelt sein (unsicher-verwickelte Bindungsrepräsentation). In Familien ohne große psycho-soziale Belastungen haben Eltern mit unsicherer Bindungsrepräsentation häufiger Kinder mit einer unsicheren, aber dennoch organisierten Form von Bindung (vermeidend, ambivalent) (van IJzendoorn, 1995). In Pflegefamilien jedoch, haben Eltern mit unsicherer Bindungsrepräsentation häufiger Kinder mit Bindungsdesorganisation (Dozier et al., 2001). Viele misshandelnde Eltern, die selbst oft eigene frühe psychosoziale Belastung erlebt haben, haben häufig auch selbst unsichere Bindungsrepräsentationen (Bailey et al., 2007; Hesse & Main, 2000). Zusammengefasst kann man sagen, dass Kinder, die bereits früh viele psychosoziale Belastungen erfahren Eltern brauchen, die in der Lage sind mit Fürsorge auf den emotionalen Stress ihrer Kinder zu reagieren. Allerdings macht es die eigenen Bindungsgeschichte den Eltern schwer und für sie herausfordernd fürsorglich zu reagieren. Deshalb ist es für Eltern so wichtig daran zu denken wie die eigenen früheren Erfahrungen mit den Eltern und auch deren Botschaften an sie als Kinder mit beeinflussen können, wie fürsorglich sie für die eigenen Kinder sein können.

Diese beiden Hürden für eine fürsorgliche Betreuung von Kindern, die unklaren Signale des Kindes und die Bindungsrepräsentation der Eltern, werden im ABC-Programm adressiert. Die Eltern werden darin unterstützt Fürsorge zu bieten, selbst wenn die Kinder keine klaren Signale senden, dass sie Fürsorge brauchen und auch wenn es den Eltern nicht von sich aus leichtfällt fürsorglich zu sein. Gegen Ende der ABC-Intervention werden die Eltern gebeten über ihre eigenen Bindungsgeschichte nachzudenken, um zu verstehen, wie sehr diese Erfahrungen ihnen im Wegen stehen Fürsorge zu geben. Eltern werden dann gebeten, Wege und Strategien zu finden ihre typische Reaktion auf ihr emotional belastetes, gestresstes Kind zu "überschreiben" und fürsorglich zu reagieren.

Sich mit Freude vom Kind leiten lassen. Da frühe psychosoziale Belastungen die Regulation der Kinder auf physiologischer Ebene, auf emotionaler Ebene und auf Verhaltensebene so beeinflussen, wurde dieses zweite Ziel des ABC-Programms entwickelt, um Eltern zu helfen feinfühlig und responsiv auf ihre Kinder zu reagieren. Die Arbeiten von Raver (1996) ergaben Hinweise darauf, dass Kinder, deren Eltern sich von ihnen leiten ließen eine bessere Selbstregulation aufwiesen als Kinder von Eltern, die weniger responsiv waren. Deshalb wurde das Prinzip „lass dich von deinem Kind leiten" das zweite Ziel des ABC-Programms. Eltern werden darin unterstützt, dass sie sich von ihrem Kind leiten lassen oder in kontingenter Weise auf die Signale des Kindes reagieren, wenn es nicht gestresst ist. Auch dem Kind gegenüber positive Emotionen auszudrücken, spielt eine wichtige Rolle für die Entwicklung der Selbstregulation und des Selbstvertrauens bei Kindern. Flacher Affekt oder gehemmter Emotionsausdruck hängen bei Kindern mit Dysregulation auf emotionaler und Verhaltensebene zusammen (Field, 1984). Kinder imitieren den Gesichtsausdruck der Eltern, wenn dieses Vergnügen oder lebendige Freude zeigen (Forbes et al., 2004; Tronick, 1989), was zu gegenseitig belohnenden Interaktionen führt. Deshalb die diese lebendige Freude ein wichtiges weiteres Ziel im ABC-Programm und die Eltern werden ermutigt sich mit Freude von ihrem Kind leiten zu lassen.

Nicht-angstauslösende Fürsorge. Eltern, die selbst eine Reihe an Belastungen in ihrer eigenen Entwicklungsgeschichte erlebt haben können sich beängstigend verhalten, in Form von Schreien, böse Schauen, Schlagen oder damit verbundenem Verhalten. Dieses angstauslösende Elternverhalten kann die positiven Effekte von warmherziger Fürsorge und der Haltung sich vom Kind leiten zu lassen untergraben. Die Kinder können hierdurch Verwirrung und Unsicherheit erleben, wenn sie eigentlich Sicherheit beim Elternteil suchen, weil sie Angst vor der Person haben, von der sie eigentlich Schutz brauchen. Dies führt häufiger zur Entwicklung von Bindungsdesorganisation (Hesse & Main, 1999). Das dritte Ziel des ABC-Programms, ruhig zu bleiben und dem Kind eine nicht-angstauslösende Fürsorge zu bieten, wurde deshalb im ABC-Programm eingeführt, um Eltern zu helfen eine konsistente Quelle an Trost und Feinfühligkeit zu sein und nicht eine Quelle der Angst für die Kinder.

5.4 Überblick über die ABC-Intervention

Das ABC-Programm ist eine Intervention mit zehn Sitzungen für Eltern und Kinder (von der Geburt bis zum Alter von vier Jahren), die bei den Familien zuhause stattfindet. „Eltern-Coaches" setzen das ABC-Programm mit den Eltern um (seien es Pflegeeltern, Adoptiveltern oder die biologischen Eltern). Jede Bezugsperson, die für das Kind wichtig ist, wird zum Mitmachen eingeladen. Die Sitzungen finden bei den Eltern zuhause statt, weil die Eltern am besten in der Lage sind, die Fertigkeiten in der Umgebung beizubehalten und anzuwenden, in der sie sie erworben und gelernt haben. Jede Sitzung wird videografiert, um sie später für die Video-Rückmeldung an die Eltern zu sichten und vorzubereiten.

Das ABC-Programm ist eine manualisierte Intervention mit spezifischen Inhalten für jede Sitzung. Am wichtigsten sind die Kommentare der Coaches, die direkt in der Interaktion, also genau im richtigen Moment Rückmeldung geben, wie man sich verhalten soll, was man tun soll, je nach Interventionsziel der einzelnen

Sitzung. Das ABC-Programm wurde bereits bei Pflegeeltern von Säuglingen, deren Eltern mit Herausforderungen konfrontiert sind, wie Substanzmissbrauch, psychischen Problemen und Armut, eingesetzt, aber auch mit Adoptiveltern, deren Kinder aus verschiedenen internationalen Ländern kommen.

Abb. 1: Grundmodell des Wirkweise des ABC-Programms

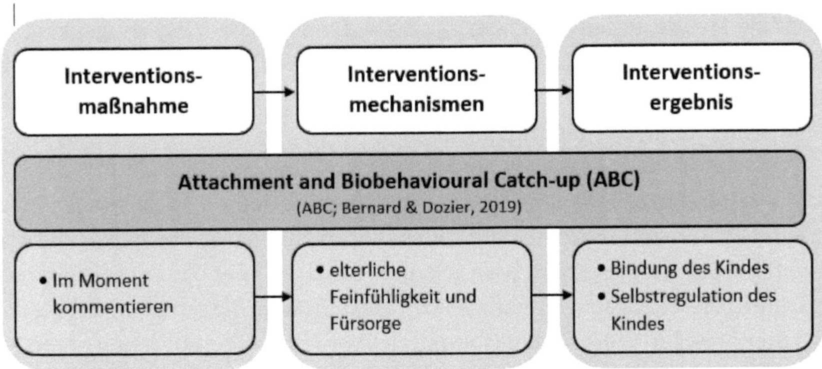

Der aktive Bestandteil der Intervention, das „im-Moment-kommentieren“, bringt die Aufmerksamkeit der Eltern auf die zu erreichenden Verhaltensweisen der Intervention und vermittelt den Eltern die praktische Anwendung. Während der gesamten Sitzung, sollen die Coaches kommentieren, wenn die Eltern sich warmherzig fürsorglich verhalten, wenn sie sich vom Kind leiten lassen, oder sich an ihrem Kind erfreuen. Diese Kommentare beinhalten mindestens eine der folgenden Komponenten, die dabei bestimmte Informationen vermitteln: eine Verhaltensbeschreibung (z. B. „Als sie geweint hat, hast Du sie gleich hochgenommen", das Interventionsziel benennen (z. B. „Was für ein schönes Beispiel für warmherzige Fürsorge") oder das Verhalten mit einem empirisch fundierten Entwicklungsergebnis verbinden (z. B. „Das zeigt ihr, dass du für sie da bist“). Wenn mehrere Sitzungen absolviert sind und eine vertrauensvolle Beziehung zum Elternteil aufgebaut ist, können die Elterncoaches dann, auch etwas direktere Kommentare geben, wenn der Elternteil nicht fürsorglich ist, sich nicht vom Kind leiten lässt, sich eingreifend oder angstauslösend verhält. Solche Kommentare sollten dann typischerweise als Vorschläge formuliert werden, wie sich der Elternteil alternativ verhalten könnte (z. B. „Sie sieht aus, als ob sie unruhig oder aufgeregt ist. Du könntest versuchen sie einmal hochzunehmen und sie etwas tragen").

5.5 Forschungsergebnisse zum ABC-Programm

Wir haben das ABC-Programm (Attachment and Biobehavioral Catch-up, ABC; Dozier & the ABC Lab, 2023) entwickelt und in vielen verschiedenen kontrollierten randomisierten Interventionsstudien auf seine Wirksamkeit hin geprüft. Mit hoch-belasteten Familien, bei denen das Kinderschutzsystem mit involviert war (z. B. Bernard et al., 2012), mit Pflegeeltern mit Vorschulkindern (z. B., Raby et al., 2019), mit Eltern von international adoptierten Kindern (z. B., Lind et al., 2021) und Eltern, bei denen pränatal Substanzmissbrauch diagnostiziert wurde (z. B. Tabachnick et al., 2022).

Wir haben drei verschiedenen Entwicklungsmodelle für das ABC-Programm entwickelt, die alle gemeinsam haben, dass sie die drei Prinzipien der Intervention beinhalten, warmherzige Fürsorge für das gestresste und emotional belastete Kind, sich vom Kind leiten lassen und vermeiden sich in angstauslösender Weise gegenüber dem Kind zu verhalten. Das Säuglings- und Kleinkindprogramm der ABC-Intervention ist die Standardversion ohne jegliche Anpassungen und ist für Eltern von Kindern zwischen drei und 24 Monaten gedacht Das Neugeborenenprogramm (beginnt pränatal bis zum 2.-3. Lebensmonat) wurde angepasst, um Eltern zu helfen bereits subtile Hinweise für Interaktionsinteresse und Rückzug bei sehr jungen Kindern zu erkennen und gleichzeitig warmherzige Fürsorge anzubieten und sich vom Kind leiten zu lassen. Diese Neugeborenen Version des ABC-Programms legt den Fokus stärker auf die Beruhigung des gestressten und unruhigen Säuglings zusätzlich zu klassischen ABC-Programmzielen der warnherzigen Fürsorge und dem sich leiten lassen vom Kind (zwischen 24 und 48 Monaten).

Das *ABC-Programm für die Frühe Kindheit* unterscheidet sich von den anderen bereits gut etablierten Interventionsansätzen (z. B. Video-feedback Intervention to Promote Positive Parenting and Sensitive Discipline: VIPP-SD; Juffer et al., 2012; Parent-Child Interaction Therapy: PCIT; Eyberg & Funderburk, 2010) dadurch, dass betont wird wie wichtig es ist, dass die Bezugsperson psychologisch und körperlich für das dysregulierte Kind verfügbar bleibt, statt sich auf andere Strategien wie Time-out oder ähnliche Maßnahmen zu verlassen. In unseren randomisierten kontrollierten Interventionsstudien (RKT) haben die Familien entweder am ABC-Programm teilgenommen oder an einer Kontrollintervention, die die kognitive und motorische Entwicklung fördert (Developmental Education for Families: DEF) Dabei wurden Intent-to Treat Analysen verwendet. Berlin und ihr Forschungsteam und Bernard und ihr Forschungsteam haben ebenfalls RKTs mit Kontrollgruppen zur Wirksamkeitsprüfung des ABC-Programms durchgeführt (z. B. Hepworth et al., 2021).

Die aktiven Bestandteile des ABC-Programms. Die „im Moment-Kommentare" führen zu Veränderungen in der elterlichen Feinfühligkeit (Caron, et al., 2016).Es zeigte sich, dass wenn Eltern-Coaches mehr Kommentare gaben und mehr von den Komponenten der Intervention mit einbezogen (also Verhalten beschreiben, benennen, auf die positive spätere Entwicklung beim Kind hinweisen), dann zeigten die Eltern oder Bezugspersonen eine größere Veränderung in der Feinfühligkeit als wenn die Coaches weniger kommentieren und weniger Komponenten mit einbezogen.

Das Wirkmodell der ABC-Intervention. Die elterliche Feinfühligkeit ist ein klar identifizierter Wirkfaktor des ABC-Programms. Das Wirkmodell geht davon aus, dass Entwicklungsveränderungen beim Kind durch Veränderungen in der Feinfühligkeit der Bezugspersonen erklärt werden. Es hat sich empirisch gezeigt, dass die Feinfühligkeit der Bezugsperson ein Mediator für eine ganze Reihe an Bereichen ist, in denen Interventionen zu einer Verbesserung führt, wie exekutive Fähigkeiten und Verhaltenskontrolle (Lind et al., 2021), Sprachentwicklung (Raby et al., 2019) und die Cortisolausschüttung über den Tagesverlauf (Garnett et al., 2020). Eine der empirischen Stärken der wissenschaftlichen Überprüfung des Wirkungsmodells der ABC-Intervention liegt in der Präzision der Formulierung des Wirkmodells, der fundierten empirischen Testung und der gefundenen replizierten breiten empirischen Evidenz. Dabei sehen wir durchaus, dass sich die Erfassung von Feinfühligkeit in unseren Studien hauptsächlich auf Situationen bezieht, in denen das Kind positive Emotionen zeigt (wenn wir das Interventionsziel "sich vom Kind leiten lassen" beurteilen) statt auf warmherzige Fürsorge wenn das Kind gestresst oder dysreguliert ist. Das liegt auch daran, dass die Situationen, in denen das Kind gestresst ist und dann Fürsorge braucht, deutlich seltener in den täglichen Interaktionen auftreten und deshalb in den kurzen Beobachtungszeiträumen der Studien schwieriger valide eingeschätzt werden können. Dennoch konnten Hepworth und Kollegen (2021) zeigen, dass sich die elterliche Responsivität wenn die Kinder gestresst und dysreguliert sind.

Wirksamkeit des ABC-Programms: Ergebnisse aus randomisierten kontrollierten Interventionsstudien (RKT). Bei allen randomisierten kontrollierten Interventionsstudien zum ABC-Programm aus unserer Forschungsgruppe wurden Eltern und Kinder randomisiert entweder der ABC-Gruppe oder der Kontrollgruppe mit einer anderen Intervention (Developmental Education for Families (DEF) zugewiesen. Die DEF-Intervention hat die gleiche Dauer, Häufigkeit und das gleiche Setting wie das ABC-Programm. Unsere primären frühen Entwicklungsergebnisse, die wir geprüft haben, waren Bindung und physiologische Regulation (d. h. der Tagesverlauf der Cortisolausschüttung). Im Säuglings- und Kleinkindalter zeigten sich Interventionseffekte für die Bindungsqualität, da Kinder der ABC-Gruppe häufiger sichere Bindungen und seltener Bindungsdesorganisation aufwiesen als Kinder der DEF-Gruppe (Bernard et al., 2012). Die Cortisolausschüttung der Kinder im Tagesverlauf war normativer (d. h. mit einem steileren Abfall vom Aufwachen zum Schafengehen) bei der ABC-Gruppe im Vergleich zu DEF-Gruppe (Bernard, Dozier et al., 2015). Diese Effekte blieben im Längsschnitt über die Zeit stabil (Bernard, Hostinar et al., 2015; Garnett et al., 2020). In der frühen Kindheit zeigten die Kinder der ABC-Gruppe auch noch in folgenden Bereichen bessere Entwicklungsergebnisse als Kinder der Kontrollgruppe: im rezeptiven Sprachverständnis, exekutiven Funktionen (Lind et al., 2017), Verhaltensselbstkontrolle (Lind et al., 2021), Regulation des autonomen Nervensystems (Tabachnick et al., 2022) und bei Profilen der DNS-Methylierung (Hoye et al., 2019).

In der mittleren Kindheit berichteten Kinder der ABC-Intervention mehr Vertrauen in ihre Mütter zu haben, als Kinder der DEF-Gruppe (Zajac et al., 2020). Außerdem zeigten die Kinder der ABC-Intervention bei Präsentation von Stimuli, die mit ihrer Mutter zu tun haben, mehr Aktivierung in Hirnregionen wie dem Precuneus, dem Gyrus conguli, und dem Hippocampus, also Regionen, die mit sozialer Kognition assoziiert sind (Valadez et al., 2020).

Andere Entwicklungsbereiche, in denen die Kinder der ABC-Gruppe in der mittleren Kindheit auch noch besser abschnitten als Kinder der Kontrollgruppe (DEF) waren die Regulation des autonomen Nervensystems (Tabachnick et al., 2019), Selbstkontrolle auf Verhaltensebene (Korom et al., 2021), und bereits höher entwickelte Konnektiviätsmuster zwischen Amygdala und präfrontalem Kortex (Valadez et al., 2024).

5.6 Schlussfolgerungen und Ausblick

Kinder, die mit hoher psychosozialer Belastung aufwachsen, haben ein höheres Risiko unsichere Bindungen oder Bindungsdesorganisation und Probleme bei der Selbstregulation zu entwickeln. Bezugspersonen spielen eine entscheidende Rolle darin solche Defizite abzumildern. Verbesserungen in der Bindungsqualität der Kinder, ihrer Emotionsregulation und ihrer physiologischen Regulationsfähigkeit zeigen sich, wenn die Bezugspersonen warmherzig fürsorglich und feinfühlig auf die Kinder reagieren (Bernard et al., 2012; Lind et al., 2014). Das ABC-Interventionsprogramm zeigt eine hohe Effektivität darin, Eltern zu helfen warmherzige Fürsorge anzubieten, wenn das Kind gestresst ist, sich vom Kind leiten zu lassen, und das angstauslösende Elternverhalten zu reduzieren. Dies hat beachtliche Auswirkungen bei den Kindern, sowohl auf Verhaltensebene als auch auf die Gehirnentwicklung.

Solide verankert in der Bindungstheorie und der Neurobiologie der Stressregulation, strukturieren die ABC-Programm Coaches manualisiert jede Sitzung mit den "Im-Moment-Kommentaren" immer auf spezifische Inhalte hin und mit dem Ziel eine Änderung des Erziehungsverhaltens der Eltern und Bezugspersonen individuell anzuleiten. Auch bei den Eltern der ABC-Interventionsgruppe selbst zeigen sich Wirkungen. Sie haben häufiger sicherere Bindungsscripts, eine neuronale Gehirnaktivität, die mit besserer Feinfühligkeit assoziiert ist und sie sind auch im direkten Interaktionsverhalten mit dem Kind feinfühliger als Kinder der Kontrollgruppe (Bernard, Simons et al., 2015; Bick & Dozier, 2013; Raby et al., 2021). Bei den Kindern zeigen sich, neben anderen Bereichen, die positive Effekte der ABC-Intervention vor allem in Verbesserungen der Bindungsorganisation, der Cortisolausschüttung, den exekutiven Funktionen, der Emotionsregulation und der Gehirnentwicklung (Bernard et al., 2012; Bernard, Dozier et al., 2015; Bernard, Hostinar et al., 2015; Lewis-Morrarty et al., 2012; Lind et al., 2014; Lind et al., 2017).

Angesichts der großen Effekte bei den Wirksamkeitsstudien, wird das ABC-Programm inzwischen überall in den USA und auch international angewandt. Die Wirksamkeit zeigt sich dabei auch bei Eltern und Kindern aus Familien ohne größere Belastungen in der breiten Bevölkerung (z. B., Caron, Weston-Lee et al.,2016; Hepworth et al., 2021). Aus der Vielzahl der Umsetzungen und Anwendungen des ABC-Programms haben wir viel darüber gelernt, wie die Intervention bei unterschiedlichen Zielgruppen und unter verschiedenen Rahmenbedingungen erfolgreich implementiert werden kann und diese Erfahrungen mit in das Programm eingearbeitet (Roben et al., 2017).

Literatur

Ainsworth, M. D. S., Blehar, M. C., Waters, E., & Wall, S. (1978). *Patterns of attachment: A psychological study of the Strange Situation.* Hillsdale, N.J.: Erlbaum.

Bailey, H.N., Moran, G., & Pederson, D.R. (2007). Childhood maltreatment, complex trauma symptoms, and unresolved attachment in a at-risk sample of adolescent mothers. *Attachment & Human Development, 9*, 139–161. doi: 10.1080/14616730701349721

Bernard, K., Butzin-Dozier, Z., Rittenhouse, J., & Dozier, M. (2010). Young children living with neglecting birth parents show more blunted daytime patterns of cortisol production than children in foster care and comparison children. *Archives of Pediatrics and Adolescent Medicine, 164*, 438–443. doi: 10.1001/archpediatrics.2010.54

Bernard, K., & Dozier, M. (2010). Examining infants' cortisol responses to laboratory tasks among children varying in attachment disorganization: Stress reactivity or return to baseline? *Developmental Psychology, 46*, 1771–1778. doi: 10.1037/a0020660

Bernard, K., Dozier, M., Bick, J., & Gordon, M. K. (2015). Intervening to enhance cortisol regulation among children at risk for neglect: Results of a randomized clinical trial. *Development and Psychopathology, 27*, 829–841. doi: 10.1017/S095457941400073X

Bernard, K., Dozier, M., Bick, J., Lewis-Morrarty, E., Lindheim, O., & Carlson, E. (2012). Enhanching attachment organization among maltreated children: Results of a randomized clinical trial. *Child Development, 83*, 623–636. doi: 10.1111/j.1467-8624.2011.01712.x

Bernard, K., Hostinar, C.E., & Dozier, M. (2015). Intervention effects on diurnal cortisol rhythms of Child Protective Services-referred infants in early childhood: Preschool follow-up results of a randomized clinical trial. *JAMA Pediatrics, 169*, 112–119. doi: 10.1001/jamapediatrics.2014.2369

Bernard, K., Simons, R., & Dozier, M. (2015). Effects of an attachment-based intervention on high-risk mothers' event-related potentials to children's emotions. *Child Development, 86*, 1673–1684. doi: 10.1111/cdev.12418

Bick, J., Dozier, M. (2013). The effectiveness of an attachment-based intervention in promoting foster mothers' sensitivity toward foster infants. *Infant Mental Health Journal, 34*, 95–103. doi: 10.1002/imhj.21373

Blair, C. & Raver, C. C. (2012). Child development in the context of adversity: Experiential canalization of brain and behavior. *American Psychologist, 67*, 309–318. doi: 10.1037/a0027493

Bousha, D. M., & Twentyman, C. T. (1984). Mother–child interactional style in abuse, neglect, and control groups. *Journal of Abnormal Psychology, 93*, 106–114. doi: 10.1037/0021-843X.93.1.106

Bruce, J., Fisher, P. A., Pears, K. C., & Levine, S. (2009). Morning cortisol levels in preschool-aged foster children: Differential effects of maltreatment type. *Developmental Psychobiology, 51*, 14–23. doi: 10.1002/dev.20333

Calkins, S. D. & Leerkes, E. M. (2011). Early attachment processes and the development of emotional self-regulation. In K. D. Vohs & R. F. Baumeister (Eds.), *Handbook of self-regulation, 2nd edition: Research, theory, and applications.* New York: Guilford Press.

Carlson, E. A. (1998). A prospective longitudinal study of attachment disorganization/disorientation. *Child Development, 69*, 1107–1128. doi: 10.2307/1132365

Caron, E., Bernard, K., & Dozier, M. (2016). In vivo feedback predicts parent behavior change in the Attachment and Biobehavioral Catch-up Intervention. *Journal of Clinical Child & Adolescent Psychology, 4*, 1–12. doi: 10.1080/15374416.2016.1141359

Caron, E., Weston-Lee, P., Haggerty, D., & Dozier, M. (2016). Community implementation outcomes of Attachment and Biobehavioral Catch-up. *Child Abuse & Neglect, 53*, 128–137. doi: 10.1016/j.chiabu.2015.11.010

Cyr, C., Euser, E. M., Bakermans-Kranenburg, M. J., & van IJzendoorn, M. H. (2010). Attachment security and disorganization in maltreating and high-risk families: A series of meta-analyses. *Development and Psychopathology, 22*, 87–108. doi: 10.1017/S0954579409990289

Dozier, M., & Bernard, K. (2019). Coaching parents of vulnerable infants: The Attachment and Biobehavioral Catch-up approach. Guilford Press.

Dozier, M., & ABC Lab (2023). *Attachment and biobehavioral catch-up: Infant manual.* Unpublished document, University of Delaware.

Dozier, M., Stovall, K. C., Albus, K. E., Bates, B. (2001). Attachment for infants in foster care: The role of caregiver state of mind. *Child Development, 72*, 1467–1477. doi: 10.1111/1467-8624.00360

Eyberg, S. M., & Funderburk, B. W. (2010). *Parent-child interaction therapy protocol (2010 Version 1.0).* PCIT International.

Fearon, R. P., Bakermans-Kranenburg, M. J., van IJzendoorn, M. H., Lapsley, A. M., & Roisman, G. I. (2010). The significance of insecure attachment and disorganization in the development of children's externalizing behavior: A meta-analytic study. *Child Development, 81*, 435–456. doi: 10.1111/j.1467-8624.2009.01405.x

Feldman, R. (2007). Parent-infant synchrony and the construction of shared timing: Physiological precursors, developmental outcomes, and risk conditions. *Journal of Child Psychology and Psychiatry, 48*, 329–354. doi: 10.1111/j.1469-7610.2006.01701.x

Field, T. (1984). Early interactions between infants and their postpartum depressed mothers. *Infant Behavior and Development, 7*, 527–532. doi: 10.1016/S0163-6383(84)80010-7

Forbes, E. E., Cohn, J. F., Allen, N. B., & Lewinsohn, P. M. (2004). Infant affect during parent-infant interaction at 3 and 6 months: Differences between mothers and fathers and influence of parent history of depression. *Infancy, 5*, 61–84. doi: 10.1207/s15327078in0501_3

Garnett, M., Bernard, K., Zajac, L., Hoye, J., & Dozier, M. (2020). Parental sensitivity mediates the sustained effect of Attachment and Biobehavioral Catch-up on cortisol in middle childhood. *Psychoneuroendocrinology, 121*, e104809. https://doi.org/10.1016/j.psyneuen.2020.104809

George, C., Kaplan, N., & Main, M. (1985). *The adult attachment interview*. Unpublished manuscript, University of California, Berkeley.
Gunnar, M. R., & Cheatham, C. L. (2003). Brain and behavior interface: Stress and the developing brain. *Infant Mental Health Journal, 24*(3), 195–211. doi: 10.1002/imhj.10052
Hepworth, D.H., Berlin, L. J., Salas, K., Pardue-Kim, M., Martoccio, T. L., & Jones Harden, B. (2021). Increasing maternal sensitivity to infant distress through attachment-based intervention: A randomized controlled trial. *Attachment & Human Development, 23*(6), 953–968. https://dio.org/10. 1080/14616734.2020.1834592
Hesse, E., & Main, M. (2000). Disorganized infant, child and adult attachment: Collapse in behavioral and attentional strategies. *Journal of the American Psychoanalytic Association, 48*, 1097–1127. doi: 10.1177/00030651000480041101
Hoye, J. R., Cheishvili, D., Yarger, H. A., Roth, T. L., Szyf, M., & Dozier, M. (2019). Attachment and Biobehavioral Catch-up alters DNA methylation in maltreated children: Preliminary intervention effects from a randomized clinical trial. *Development and Psychopathology, 32*(4), 1486–1494. https:// doi.org/10.1017/S0954579419001421
Iwanski, A., Lichtenstein, L., Forster, F., Stadelmann, C., Bodenmann, G., & Zimmermann, P. (2023). A family systems perspective on attachment security and dependency to mother and father in preschool: Differential and reciprocal Effects on children's emotional and behavioral problems. Brain Sciences, 13(1), 35. https://doi.org/10.3390/brainsci13010035
Juffer, F., Bakermans-Kranenburg, M. J., & van IJzendoorn, M. H. (2012). *Promoting positive parenting: An attachment-based intervention*. CRC, Taylor and Francis. https://doi.org/10.4324/9780203809624
Korom, M., Goldstein, A., Tabachnick, A. R., Palmwood, E. N., Simons, R. F., & Dozier, M. (2021). Early parenting intervention accelerates inhibitory control development among CPS-involved children in middle childhood: A randomized clinical trial. *Developmental Science, 24*(3), e13054. https://doi.org/10.1111/desc.13054
Lewis, E. E., Dozier, M., Ackerman, J., Sepulveda-Kozakowski, S. (2007). The effect of placement instability on adopted children's inhibitory control abilities and oppositional behavior. *Developmental Psychology, 43(6)*, 1415–1427. doi: 10.1037/0012-1649.43.6.1415
Lewis-Morrarty, E., Dozier, M., Bernard, K., Moore, S., & Terraciano, S., (2012). Cognitive flexibility and theory of mind outcomes among foster children: Preschool follow-up results of a randomized clinical trial. *Journal of Adolescent Health, 51*, 17–22. doi: 10.1016/j.jadohealth.2012.0
Lind, T., Bernard, K., Ross, E., & Dozier, M. (2014). Intervention effects on negative affect of CPS-referred children: Results of a randomized clinical trial. *Child Abuse and Neglect, 38*, 1459–1467. doi: 10.1016/j.chiabu.2014.04.004
Lind, T., Raby, L., Caron, E. B., Roben, C. K. P., & Dozier, M. (2017). Enhancing executive functioning among toddlers in foster care with an attachment-based intervention. *Development and Psychopathology, 29*(2), 575–586. https://doi.org/10.1017/S0954579417000190
Lind, T., Raby, K. L., Goldstein, A., Bernard, K., Caron, E. B., Yarger, H. A., Wallin, A., & Dozier, M. (2021). Improving social-emotional competence in internationally adopted children with the Attachment and Biobehavioral Catch-up intervention. *Development and Psychopathology, 33*(3), 957–969. https://doi.org/10.1017/S0954579420000255
Lupien, S. J., Maheu, F., Tu, M., Fiocco, A., & Schramek, T. E. (2007). The effects of stress and stress hormones on human cognition: Implications for the field of brain and cognition. *Brain and Cognition, 65*, 209–237. doi: 10.1016/j.bandc.2007.02.007
Lyons-Ruth, K., Bronfman, E., & Parsons, E. (1999). Maternal frightened, frightening, or atypical behavior and disorganized infant attachment patterns. *Monographs of the Society for Research in Child Development 258* (Serial No. 64), 67–96. doi: 10.1111/1540-5834.00034
Raby, K. L., Freedman, E., Yarger, H. A., Lind, T., Dozier, M. (2019). Enhancing the language development of toddlers in foster care by promoting foster parents' sensitivity: Results from a randomized controlled trial. *Developmental Science*, 22(2), e12753. https://doi.org/10.1111/desc.12753

Raby, K., Waters, T., Tabachnick, A., Zajac, L., & Dozier, M. (2021). Increasing secure base script knowledge among parents with Attachment and Biobehavioral Catch-up. *Development and Psychopathology*, *33*(2), 554–564. https://doi.org/10.1017/S0954579420001765

*Raver, C. C. (1996). Relations between social contingency in mother-child interactions and 2-year-olds' social competence. *Developmental Psychology, 32*, 850–859. doi: 10.1037/0012-1649.32.5.850

Roben, C. K. P., Dozier, M., Caron, E., & Bernard, K. (2017). Moving an evidence-based parenting program into the community. *Child Development*, 88(5), 1447–1452. https://doi.org/10.1111/cdev.12898

Sapolsky, R. M., Romero, M., & Munck, A. (2000). How do glucocorticoids influence stress responses? Integrating permissive, suppressive, stimulatory, and preparative actions. *Endocrine Reviews, 21*, 55–89. doi: 10.1210/edrv.21.1.0389

Sroufe, L. A. (1996). *Emotional development.* New York: Cambridge University Press.

Stovall-McClough, K.C., & Dozier, M. (2004). Forming attachments in foster care: Infant attachment behaviors during the first 2 months of placement. *Development and Psychopathology*, *16*, 253–271. doi: 10.10170S0954579404044505

Tabachnick, A. R., Eiden, R. D., Labella, M. H., & Dozier, M. (2022). Effects of an attachment-based intervention on autonomic regulation among opioid- exposed infants. *Developmental Psychobiology*, *64*(6), e22286. https://doi. org/10.1002/dev.22286

Tronick, E. Z. (1989). Emotions and emotional communication in infants. *American Psychologist, 44*, 112–119.

Valadez, E. A., Tottenham, N., Tabachnick, A. R., & Dozier, M. (2020). Early parenting intervention effects on brain responses to maternal cues among high-risk children. *American Journal of Psychiatry*, *177*(9), 818–826.

Valadez, E. A., Tottenham, N., Korom, M., Tabachnick, A. R., Pine, D. S., & Dozier, M. (2024). A randomized controlled trial of a parenting intervention during infancy alters amygdala-prefrontal circuitry in middle childhood. *Journal of the American Academy of Child &Adolescent Psychiatry*, *63*(1), 29–38.

van IJzendoorn, M. H. (1995). Adult attachment representations, parental responsiveness, and infant attachment: A meta-analysis of the predictive validity of the Adult Attachment Interview. *Psychological Bulletin, 117*, 387–403. doi: 10.1037/0033-2909.117.3.387

Winberg, J. (2005). Mother and newborn baby: Mutual regulation of physiology and behavior- A selective review. *Developmental Psychobiology, 47*, 217–229. doi: 10.1002/dev.20094

Zajac, L., Raby, K. L., & Dozier, M. (2020). Sustained effects on attachment security in middle childhood: Results from a randomized clinical trial of the Attachment and Biobehavioral Catch-Up (ABC) Intervention. *Journal of Child Psychology and Psychiatry*, *61*(4), 417–424.

Kapitel 6: Die Mentalisierungsfähigkeit zu den Menschen vor Ort bringen: Psychotherapieprozesse in der bindungsbasierten Gruppenintervention GABI zur Förderung von Bindung und Autonomie[1]

Howard Steele, Miriam Steele und Anne Murphy

Dieses Kapitel beschäftigt sich mit Veränderungsprozessen in der psychodynamischen Kinder- und Jugendlichenpsychotherapie und behandelt eine Reihe an Fragen rund um Bindung und Autonomie. Was macht eine Intervention psychodynamisch? Wie können wir psychotherapeutische Prozesse messen? Wie können wir psychodynamisch-orientierte Interventionen den Menschen vor Ort verfügbar machen, insbesondere den Personengruppen, die sonst keinen Zugang dazu hätten? Diese Fragen verdeutlichen den hilfreichen Dialog, der entstehen kann, wenn wir psychoanalytische Konstrukte und Techniken der Forschung in klinisch relevanten Bereichen verfügbar machen, und deren Ergebnisse praktisch nutzbar machen, um die Behandlungen dorthin zu bringen, wo sie dringend benötigt werden.

Dieser Artikel beschreibt Aspekte der „Group Attachment Based Intervention" (GABI), die zusammen mit Kolleg:innen entwickelt wurde, die sich intensiv mit der Bindungstheorie, Forschungsergebnissen zu kritischen Lebensereignisse, den „Adverse Childhood Experiences" (ACE) und der Umsetzung gemeindenaher Interventionen vor Ort für diejenigen Eltern befassen, die soziale Ungleichheiten in verschiedenen Hilfesysteme erlebt haben. Der Schwerpunkt liegt auf psychodynamischen Konzepten, einschließlich der Verwendung von Beobachtung, zur Förderung einer reflektierten Haltung bei Fachkräften, wenn diese eine Intervention durchführen, die auf die Unterstützung von Eltern und Kindern und die Verbesserung der Qualität der Eltern-Kind-Beziehungen in unterversorgten Gruppen oder Stadtteilen abzielt. Die Absicht dieses Artikels besteht

---

1 In ähnlicher Form erschienen als Steele, M., Steele, H., & Murphy, A. (2022). Bringing Reflective Functioning to the Community: Aspects of psychotherapy process in the Group Attachment Based Intervention. *The Psychoanalytic Study of the Child*, *75*(1), 299–314.

darin, dazu anzuregen, über einen größeren Anwendungsbereich für psychoanalytisch fundierte Interventionen nachzudenken und die Neugier für die Verwendung empirischer Messmethoden zum Verständnis klinischer Handlungsmöglichkeiten und therapeutischer Maßnahmen zu wecken. In diesem Artikel plädieren wir dafür, Interventionen und Präventionsmaßnahmen für die frühe Kindheit, wie die Eltern-Kind-Psychotherapie in das wachsende Interesse an psychoanalytischen Angeboten auch für die Menschen vor Ort einzubeziehen. Die Kinderpsychoanalyse hat eine lange Tradition, psychodynamische Ideen und Interventionen auch direkt zu den Menschen zu bringen. Die Arbeit mit Kindern und Jugendlichen erfordert naturgemäß ein Engagement, das über die Arbeit mit erwachsenen Patienten und Patientinnen hinausgeht, da selbst Einzelbehandlungen die Zusammenarbeit mit Eltern und Schulen umfassen. Die bedeutsamsten Persönlichkeiten der Psychodynamik mit Kindern begannen ihre Tätigkeit in einem Umfeld, das wir als „gemeinschaftspsychoanalytisch" bezeichnen können – von Kindergärten über Wohnheime bis hin zu Krankenhäusern. Anna Freud und ihre Kolleg:innen gründeten die „Zündholzschachtelschule" in Wien und später die „Hampstead Kriegskindergärten" gemeinsam mit Dorothy Burlingham, die Kindern, die infolge des Zweiten Weltkriegs von ihren Eltern getrennt worden waren, eine stationäre und therapeutische Betreuung ermöglichten (Freud, 1939–1945). Diese Tradition wurde auch durch John Bowlby fortgesetzt, der als Kliniker und Forscher in einer Klinik für delinquente Jungen arbeitete (Bowlby, 1944), sowie von John Robertson, der die damaligen Richtlinien veränderte, indem er auf die Bedeutung von Elternbesuchen bei ihren Kindern im Krankenhaus hinwies (Robertson, 1952). Und natürlich wurde die gemeinschaftspsychoanalytische Agenda auch von Donald Winnicott vorangetrieben, der die Krankenhauspraxis dahingehend veränderte, dass nicht nur die körperlichen, sondern auch die psychischen Beeinträchtigungen von Kindern behandelt wurden (Winnicott, 1973) und dessen berühmte Radioansprachen in den 1950er Jahren bei der BBC einer großen Zahl von Eltern klare psychoanalytische Erkenntnisse vermittelten. Diese frühen Initiativen finden in der Gegenwart in zahlreichen Kontexten ihre Entsprechung in den Bemühungen, psychodynamisches Denken auf die konkreten sozialen Kontexte der Gemeinde vor Ort auszudehnen.

In einem aktuellen Artikel fordert Bermudez (2019) die Psychoanalyse auf, sich stärker mit sozialen und globalen Herausforderungen auseinanderzusetzen, indem der Fokus psychoanalytischer Interventionen über den einzelne:n Kliniker:in und den Patienten/die Patientin hinaus erweitert wird. Bermudez konzentriert sich auf die Arbeit von Twemlow und Kolleg:innen, die mentalisierungsbasierte Interventionen gegen Mobbing an Schulen einsetzen (Fonagy et al., 2005). Weitere Beispiele sind therapeutische Kindergärten wie der „Mount Sinai Hospital Therapeutic Nursery" (Lalonde et al., 2015), die „Lucy Daniels Preschool" und die „Hannah Perkins Nursery School", die nach psychodynamischen Prinzipien arbeiten. Über das Vorschulalter hinaus gibt es im Rahmen der Angebote des Anna-Freud-Zentrums eine Reihe historischer und aktueller Förderprogramme, von Kleinkindergruppen bis hin zu therapeutischen Schulen für emotional beeinträchtigte Kinder, die von der Regelschule verwiesen wurden. Weitere hervorragende Beispiele für „Gemeindepsychoanalyse" sind das Gewaltinterventionsprogramm der Osofskys (2004) sowie die Arbeit von Marans, die Fachleute aus den Bereichen „Psychische Gesundheit" und „Strafverfolgung" zusammenbringt (Marans & Berkman, 2006). Diese beiden Autor:innen haben in dem ausgezeichneten Buch „Analysts in the Trenches: Streets, Schools and War Zones" von Sklarew et al. (2014) auch über die Anwendung psychodynamischen Denkens in einer Reihe unterschiedlicher Kontexte geschrieben. Alle diese Interventionsansätze basieren auf dem Wunsch, Kinder (und Bezugspersonen) so fördern, dass sie sowohl Autonomie als auch Verbundenheit gleichzeitig wertschätzen, sodass jede Person in einer Familie und einer Gemeinschaft sich als Individuum entfalten kann, welches eng mit der eigenen Familie, den Freunden und der Gemeinschaft verbunden ist, zu der es gehört.

Es ist durchaus berechtigt zu fragen, welche Komponenten einer Intervention es uns erlauben zu behaupten, dass sie tatsächlich psychodynamisch ist. Einerseits gibt es zentrale klassische psychoanalytische Leitgedanken wie die Durchführung der Intervention im Rahmen eines psychotherapeutischen Ansatzes, an dem nur Therapeut:in und Patient:in beteiligt sind, oder die zentrale Relevanz von Deutungen, zur Aufdeckung unbewusster Prozesse, die dem Verhalten zugrundeliegen. Dies sind in der Regel keine zentralen Bestandteile der meisten angewandten psychoanalytischen Interventionen. Wir möchten jedoch anmerken, dass alle oben genannten Interventionen einige der folgenden, gut etablierten Merkmale als besonders relevant sehen und diese vielleicht bei allen psychoanalytischen Ansätzen vorkommen: ein Verständnis des Einflusses der Vergangenheit auf das gegenwärtige Verhalten, ein Fokus auf Gegenübertragungsreaktionen des Therapeuten/der Therapeutin im Kontext des vom Patienten/der Patientin Geäußerten, die Suche nach der Bedeutung, dessen, was inhaltlich berichtet wird und eine Entwicklungsperspektive. Taxman (2004) beschreibt die wichtige Grundlage von Wissen und klinischer Erfahrung- für das Angebot einer anderen Form dessen, was wir als „Gemeinschaftspsychoanalyse" bezeichnen könnten- in der Beschreibung seiner psychoanalytisch geprägten Arbeit mit Opfern der Terroranschläge vom 11. September auf das New Yorker World Trade Center und das Pentagon Unterstützung:

> „Wir sind uns bestimmter Entwicklungskonflikte und -prozesse bewusst, die durch ihre Bedeutung für aktuelle Ereignisse wiedererweckt werden können. Wir sind gut geübt in Geduld und emotionalem Einklang, selbst in Situationen emotionaler Unsicherheit oder verdrängtem Ärger. Wir haben auch aus unserer eigenen analytischen Selbstreflexion gelernt, in uns selbst zu schauen, unsere eigenen affektiven Erfah-

rungen zu nutzen, um zusätzliche Informationen zu generieren und effektiv mit unseren Patient:innen zu kommunizieren" (S. 75).

In Bezug auf Verluste oder Traumata in der Vergangenheit ähneln psychodynamische Interventionen allen traumafokussierten Behandlungsmethoden, nämlich in dem Ziel, Menschen mit einer traumatischen Vergangenheit dabei zu helfen, Autonomie zu erreichen und sich von den anhaltenden Gedanken und Gefühlen des Traumas zu lösen, sodass das Trauma zu einem Teil der Vergangenheit wird.

Einer der bedeutsamsten therapeutischen Ansätze dessen, was wir als Paradebeispiele der „Gemeinschaftspsychoanalyse" bezeichnen, sind die in den letzten Jahren exponentiell angewachsenen sich durchaus ähnelnden Varianten der Eltern-Kind-Psychotherapie. Von Anfang an war die Arbeit mit Eltern und ihren kleinen Kindern eine psychodynamisch geprägte Intervention, entwickelt von Selma Fraiberg und Kolleg:innen (Shapiro et al., 1976; Fraiberg, 1980). Fraiberg bezeichnete diese frühe Form der Eltern-Kind-Psychotherapie als „Psychoanalyse in der Küche". Die Grundlagen dieses Modells wurden in die evidenzbasierte Intervention der generationsübergreifenden „Eltern-Kind-Psychotherapie" von Alicia Lieberman und Kolleg:innen integriert. Zu diesem Ansatz gibt es eine empirische Evidenz, die die Wirksamkeit belegt (Lieberman et al., 2000; Lieberman et al., 2006; Lieberman et al., 2005). Diese Pioniere haben Mütter, Väter und Kleinkinder erreicht, von denen die meisten sonst keinen Zugang zu einer psychodynamischen und traumainformierten psychotherapeutischen Intervention hätten. Soweit man davon ausgehen kann, dass die Bindungstheorie und -forschung im psychodynamischen Denken verwurzelt ist, wie es bei Bowlby eindeutig der Fall war, gibt es eine Fülle von bindungsbasierten Interventionen, die sich auf die Bereitstellung einer gemeindenahen Behandlung vor Ort konzentrieren (siehe Steele und Steele (2018); Handbook of Attachment Based Interventions). Wenn man den Lebensraum derjenigen Familien in den Fokus nimmt, die an diesen Interventionen teilnehmen, so fällt es nicht schwer die Dysfunktion auf den Ebenen der Familie, des Stadtviertels, der Gesundheitsfürsorge und der Sozialfürsorge wie konzentrische Kreise zu erkennen, die alleine und gemeinsam zu dem dringenden Hilfebedarf der Familien beitragen, bei den Eltern, dem Kind und auch ihrer Beziehung.

6.1 Die Bedeutung des Lebensraums für die Eltern-Kind-Psychotherapie vor Ort

Nach einem Bericht des National Center for Children in Poverty aus April 2021 sind Kinder bei den in Armut lebenden Menschen aus den USA, überrepräsentiert, wobei 38 % in Familien mit niedrigem Einkommen leben. Durch die

Häufung von Stressfaktoren wie häuslicher Gewalt, unbeständigen Wohnverhältnissen und psychischen Problemen der Eltern stellen wir fest, dass Kinder aus Minderheitsfamilien und marginalisierten Gruppen einen noch größeren Anteil ausmachen (Folger et al. 2018; Koball et al., 2021). Darüber hinaus gibt es immer mehr Evidenz dafür, dass soziale Isolation mit einer Zunahme von komorbiden Störungsbildern wie Angststörungen, Depressionen, Drogenmissbrauch, Herzerkrankungen und Diabetes, sowie einer höheren Gesamtsterblichkeitsrate einhergeht. Die gruppenbasierte Bindungsintervention „Group Attachment Based Intervention" (GABI) wurde entwickelt, um die empirisch gut erforschte generationsübergreifende Tradierung schwieriger, zerrütteter Eltern-Kind-Beziehungen innerhalb von Familien zu adressieren, die häufig durch dysfunktionale Affektregulation und den Zusammenbruch eines funktionierenden Familienlebens in den sensibelsten Phasen im Leben von Kindern, d. h. im Säuglingsalter zwischen Null und drei Jahren, gekennzeichnet ist.

Eines der wesentlichen Qualitätsmerkmale bei der Entwicklung und der kontinuierlichen Weiterentwicklung des GABI-Programms war die enge Zusammenarbeit zwischen dem klinischen Team unter der Leitung von Anne Murphy am „Montefiore Medical Center" und dem „Center for Attachment Research der New School" in New York unter der Leitung von Miriam Steele und Howard Steele. Aus unserer Sicht ist es wichtig, dass eine vorläufige Version des GABI-Programms bereits als Intervention, unter der Schirmherrschaft des „Rose F. Kennedy Children's Evaluation and Rehabilitation Center", Montefiore (Steele et al., 2010), für eine feste Gruppe mit offener Teilnahmemöglichkeit angeboten wurde bevor die Intervention in einer randomisiert kontrollierten Studie (RKT) wissenschaftlich geprüft wurde (Murphy et al., 2015; Steele et al., 2019). GABI ist daher keine Intervention, die in einem Forschungslabor entwickelt und dann zu den Menschen vor Ort gebracht wurde. GABI wurde mit den Menschen vor Ort in der Bronx entwickelt.

Nachdem die Intervention gut ausgearbeitet war, haben wir sie aus wissenschaftlicher Perspektive genauer betrachtet, um die Konzeptualisierung der Intervention zu überprüfen und robuste empirische Messverfahren zur Wirksamkeitsprüfung des GABI-Programms einzuführen. Die Grundlage der klinisch-wissenschaftlichen Partnerschaft bildete ein gemeinsames Interesse an der Bindungstheorie, der Erforschung der Effekte kritischer Kindheitserlebnisse („Adverse Childhood Experiences", ACEs) und eine starke innere Verpflichtung zu verstehen, was therapeutische Maßnahmen wirksam werden lässt. Das GABI-Manual wurde anhand von über 300 Stunden Videomaterial aus der klinischen Arbeit entwickelt. Diese genaue kleinteilige Beobachtung der nuancierten Durchführung der Intervention von Moment zu Moment hat es vielen Generationen von Studierenden und Trainees ermöglicht etwas über solche psychotherapeutischen Prozesse zu lernen.

GABI basiert auf Bowlbys Bindungstheorie, die die Beziehung des Säuglings zu einer primären Bezugsperson als einen wesentlichen Teil des Lebens eines Kindes betont und die Grundlage für die spätere Entwicklung bildet (Bowlby, 1990). Bowlby beschrieb die Bezugsperson als jemanden, der „größer, stärker und weiser“ ist, der dem Kind als sichere Basis dient, von der aus es die Außenwelt erkunden kann, in dem Wissen, dass die Bindungsperson Schutz bietet, sollte das Kind ängstlich oder verunsichert werden (Bowlby, 1990). Diese Erfahrungen mit Bezugspersonen repräsentieren sich mental beim Säugling als „internale Arbeitsmodelle“ (IAM) davon, wie die eigene innere Welt, die Welt der anderen und Beziehungen zu funktionieren scheinen. Diese *mentalen Bindungsrepräsentationen* beziehen sich auf Erinnerungen, Erfahrungen, Interaktionsergebnisse, Gefühle und Wissen darüber, was in Beziehungen, insbesondere mit den Bindungspersonen bei Belastung, in der Regel geschehen wird. Diese mentalen Repräsentationen oder IAM ähneln stark dem, was Daniel Stern als generalisierte Repräsentationen von Interaktionen benennt (RIG; Stern, 1985). Diese RIGs oder Arbeitsmodelle sind, einmal entwickelt, weitestgehend resistent gegen Veränderungen, aber durchlässig für sowohl günstige als auch ungünstige Einflüsse. Dies ist entscheidend, um die Essenz dieser Intervention zu verstehen: Obwohl viele der Familien unter einer Vielzahl von belastenden widrigen Kindheitserfahrungen gelitten haben, ist es ihnen möglich, sich zu verändern und nicht der Last dieser Erlebnisse zu erliegen. Psychotherapeutische Interventionen wie das GABI-Programm, lenken die Aufmerksamkeit der Eltern auf die sich entwickelnde Eltern-Kind-Beziehung und bieten gleichzeitig einen Raum, in dem sich Eltern in einem sicheren Rahmen an vergangene Traumata und Verluste erinnern und diese verarbeiten können, um therapeutischen Veränderungen zu erzielen. Die Intervention zielt auch darauf ab, langfristigen sozialen, verhaltensbezogenen und psychischen Problemen bei Kind und Eltern vorzubeugen und eine Wiederholung vergangener Traumata vorzubeugen. Dieser Ansatz kann besonders für Eltern geeignet und wirksam sein, die in der Gesellschaft eine Vielzahl an sozialen Ungleichheiten und Benachteiligungen erleben. Eine Bindungsperspektive kann dabei helfen, sich auf die Mechanismen der Veränderung zu fokussieren, wie etwa die Fähigkeit eigene frühere Bindungserfahrungen aus heutiger Sicht zu reflektieren und so Bindungsrepräsentationen unter den Aspekten Autonomie und Verbundenheit neu zu bewerten. Die Förderung dieser Fähigkeit hilft nachweislich dabei, sich von negativen Entwicklungspfaden zu lösen oder anders ausgedrückt, durch die Verarbeitung belastender Erfahrungen in der eigenen Kindheit, Bindungssicherheit zu erreichen und aufrecht zu erhalten. Dies wird als der beste Weg angesehen, um die so oft auftretende Tradierung von Missbrauch und Traumata innerhalb von Familien zu durchbrechen.

6.2 Mentalisierungsfähigkeit

Das Mentalisierungskonzept wurde erstmals von Fonagy et al. (1991) formuliert und bot eine Grundlage für das Verständnis möglicher Mechanismen, die der transgenerationalen Tradierung von Bindungsmustern zugrundeliegen (Steele & Steele, 2008). Das Konzept wurde allgemein definiert als (1) achtsames Bewusstsein der Art mentaler Zustände bei sich selbst und bei anderen, (2) wechselseitige Einflüsse zwischen mentalen Prozessen und Verhalten, (3) die Notwendigkeit eine entwicklungspsychologische Perspektive einzunehmen und (4) das Erfordernis einfühlsam auf den aktuellen Kontext zu achten. Es ist wichtig hierbei zu beachten, dass im Manual zur Mentalisierungsfähigkeit (Fonagy et al., 1998) 23 unterscheidbare Kriterien für moderate oder hohe Mentalisierung detailliert unterschieden werden, bei geringer oder gehemmter Mentalisierungsfähigkeit hingegen nur sieben Kriterien. Die Tatsache, dass es dreimal mehr Kriterien für hohe im Vergleich zu niedriger Mentalisierungsfähigkeit gibt, spricht für die Bedeutung einer hohen Mentalisierungsfähigkeit. Hohe Mentalisierungsfähigkeit zeigt sich in der Autonomie und der inneren Freiheit eigener Gedanken und Gefühle hinsichtlich anderer Personen, gegenüber sich selbst und der Beziehung zwischen sich und anderen (aus der heraus sich das Selbst anfänglich bildet und überlebt).

Eine geringe Mentalisierungsfähigkeit zeigt einen Mangel an Autonomie und eine unreife Abhängigkeit von eingeschränkten Gedanken und zu vielen Gefühlen, die man nicht fühlen darf (entwickelt aufgrund wiederholten Fehlens an Empathie der Bezugspersonen in der frühen Kindheit).

Ein empirischer Beleg dafür, dass Mentalisierungsfähigkeit ein Indikator für Resilienz bei Eltern ist, die in der Kindheit erhebliche Widrigkeiten erlebt haben, zeigt sich darin, dass im Adult Attachment Interview (AAI) welches noch vor der Geburt ihrer Kinder durchgeführt wurde, nicht zwangsläufig eine unsichere Bindungsrepräsentation klassifiziert wurde, wenn ein hohes Maß an Mentalisierungsfähigkeit im AAI der Eltern gezeigt wurde (Fonagy et al., 1994). Ein höheres Ausmaß an Mentalisierungsfähigkeit steht empirisch mit einer höheren Effektivität psychologischer Behandlungen bei Erwachsenen in Zusammenhang (Bateman & Fonagy, 2004; Diamond et al., 2003; Fonagy et al. 1995; Allen, 2013), sowie mit psychischer Gesundheit sowohl bei Kindern (Steele & Steele, 2008) als auch bei Erwachsenen (Fonagy et al., 1996). Aus den Arbeiten zur Mentalisierung entwickelten sich zahlreiche Varianten mentalisierungsbasierter Interventionen (MBI), sodass dieser Behandlungsansatz der MBI in vielen Bereichen evidenzbasiert angewendet wird, für die Behandlung von Borderline-Persönlichkeitsstörungen (Fonagy & Bateman, 2008; Bateman & Fonagy, 2010/2013) und für eine Reihe von emotionalen und Verhaltensstörungen bei Kindern und Jugendlichen (Midgely & Vrouva, 2012). Die Mentalisierungsfähigkeit ist somit ein wirksames Gegenmittel gegen die schädlichen Auswirkungen, die Traumata auf die psychische Gesundheit und insbesondere auch auf die Qualität des Elternverhaltens haben können. Interventionen, die auf die Mentalisierungsfähigkeit des Klienten/der Klientin abzielen, können ihm dabei helfen, mit den belastenden Einflüssen vergangener Missbrauchserfahrungen zurechtzukommen oder diese zu verarbeiten.

6.3 Die Grundprinzipien des GABI-Programms

Das GABI-Programm ist eine intensive Behandlung (dreimal wöchentlich zweistündige Sitzungen über mindestens 26 Wochen), die speziell für solche Familien entwickelt wurde, bei denen die Eltern neben den aktuellen Belastungen auch noch multiple belastende Kindheitserfahrungen und unsichere oder belastende Bindungsbeziehungen erlebt haben. Viele der Familien, denen GABI angeboten wurde, haben kleine Kinder, die bereits Obdachlosigkeit, häusliche Gewalt, die Inhaftierung eines Elternteils, oder Drogenmissbrauch der Eltern erlebt haben und Zeugen von Gewalt in ihrem Stadtteil und in der Familie geworden sind. Viele dieser Eltern äußern den Wunsch, ihre Kinder anders großzuziehen, als sie es selbst erlebt haben. Das GABI-Programm basiert auf der Erkenntnis, dass trotz der Erfahrung zahlreicher belastender Kindheitserlebnisse (emotionaler, körperlicher und sexueller Missbrauch, emotionale und körperliche Vernachlässigung, Drogenmissbrauch der Eltern, psychische Erkrankungen und Inhaftierung, häusliche Gewalt), die Weitergabe von Traumata von Generation zu Generation durch eine frühzeitige, intensive Präventivbehandlung verhindert werden kann, die auf den Aufbau einer sicheren Kind-Eltern-Bindung abzielt, einem bedeutsamen Schutzfaktor für die Zukunft des Kindes. Da sozio-emotionale Förderbedarfe von Säuglingen und Kleinkindern zunehmend auch in der pädiatrischen Erstversorgung erkannt werden können (Briggs, 2016), kommen Überweisungen oder Empfehlungen für die Teilnahme von Kinderärzten, dem Jugendamt, dem Familiengericht, Einrichtungen für häusliche Gewalt, Vaterschaftsprogrammen und Anlaufstellen für Eltern mit Suchtproblematik.

Die Durchführung des GABI-Programms im Mehrfamiliensetting bietet den Eltern wichtige Vorteile, da sie damit der sozialen Isolation entgegenwirken und ihr soziales Unterstützungsnetz erweitern können, weil sie mit anderen Familien in Kontakt kommen, die vor ähnlichen Herausforderungen stehen und in ihrer Gegend oder ihrem Viertel wohnen. Die Aufnahmeregelung für dieser Intervention ist besonders wichtig, da Familien die Behandlung unmittelbar nach der Überweisung oder Empfehlung beginnen können, wenn die Belastung und die Motivation, sich Hilfe zu suchen, groß sind. Die Gruppenkomponente ist aufgrund ihres therapeutischen Werts für das Rahmenkonzept unverzichtbar. Der wichtigste Grund für das Gruppensetting liegt darin, dass dieses die soziale Isolation verringern kann, mit der viele der teilnehmenden Familien konfrontiert sind und die wiederum einen der beiden empirisch am meisten evidenzbasierten Prädiktoren für Kindesmisshandlung darstellt. Der zweite wesentliche Prädiktor, eine geringe Impulskontrolle, kann durch eine Verbesserung der Mentalisierungsfähigkeit verändert werden. Ein unzureichendes soziales Netzwerk ist ein Anzeichen für „eine chaotische Umwelt" (Coley et al., 2015), die nachweislich die sozio-emotionale Entwicklung eines Kindes beeinträchtigt und die Wahrscheinlichkeit verringert, dass das Kind im angemessenen Alter die Schulreife erreicht. Der Stress der Betreuung eines Kindes, für ein Kind finanziell zu sorgen und eine feinfühlige und responsive Aufmerksamkeit aufrecht zu erhalten sind selbst unter den besten Umständen eine Herausforderung. Bei den Familien, bei denen das GABI-Programm bislang implementiert wurde, wird diese Herausforderung durch zusätzliche belastende Lebensumstände erschwert, die viele Familien von sozialer Unterstützung isolieren und damit auch von effektiven Bewältigungsstrategien. Die Gruppenkomponente von GABI bietet nicht nur ein unterstützendes soziales Netzwerk für isolierte Familien, sondern auch ein Forum, in dem Gefühle der Unzulänglichkeit geteilt, verarbeitet und im Vergleich bewertet werden können. Im Gruppenkontext können Eltern lernen ihre Herausforderungen als geteilte Normalität zu sehen und nicht als beschämende Anomalien (Yalom & Yalom, 1998).

Die Gruppe erfüllt das dringende Bedürfnis nach sozialer Unterstützung, die die Eltern wertschätzen und daher immer wieder kommen. Sie beweisen Mut in ihrer autonomen Bereitschaft, tiefe emotionale Beziehungen mit Gleichgesinnten aufzubauen und Erfahrungen zu teilen. Wenn diese Faktoren gegeben sind, beginnen die einzelnen Mitglieder, genau darauf zu achten, was gesagt wird, wie die Leute reagieren, was bestimmte Reaktionen auslöst und wie Handlungen geändert werden können, um unterschiedliche Reaktionen hervorzurufen. Mit anderen Worten, es zeigt sich, dass hochmotivierte Gruppen, die sich durch gegenseitige Rücksichtnahme auszeichnen, ideale Bedingungen für die Entwicklung der Mentalisierungsfähigkeit schaffen. Durch die Förderung der Fähigkeit der Eltern, ihre eigenen mentalen Prozesse und die anderer zu verstehen, fangen die Gruppenmitglieder an positive Veränderungen in ihrem Leben vorzunehmen, die sich auf viele Bereiche ihres Lebens auswirken. Dadurch dass sich die Mentalisierungsfähigkeit in der gesamten Gruppe weiterentwickelt, steigt die Wahrscheinlichkeit, dass Eltern zu feinfühligeren Bezugspersonen für die eigenen Kinder werden, erheblich. Auf diese Weise kann der Gruppenkontext als Katalysator für die Förderung einer wirksameren und zufriedenstellenderen Beziehung zwischen Eltern und Kind angesehen werden.

6.4 Struktur der Intervention

Das GABI-Programm ist so strukturiert, dass es die Vulnerabilitäten der Eltern, des Kindes und ihrer Beziehung berücksichtigt. GABI nahm den Aufruf an

Forscher und politische Entscheidungsträger nach einem „Zwei-Generationen-Ansatz" vorweg, die Teilung zwischen kindorientierten und erwachsenenorientierten Förderangeboten aufzuheben (Shonkoff & Fisher, 2013). Um dieses Ziel zu erreichen, besteht GABI aus 120-minütigen Sitzungen, die dreimal wöchentlich stattfinden. Diese Struktur mit drei Sitzungen pro Woche ermöglicht einen offenen Zugang und regen Kontakt für die Familien an, die zur regelmäßigen Teilnahme eingeladen werden. Im Kontext klassischer Therapien im wöchentlichen Rhythmus führt ein einmaliges Aussetzen häufig zu längeren Abständen zwischen den einzelnen Therapiesitzungen. Bei GABI hingegen haben Familien, auch wenn sie eine Sitzung versäumen, noch in derselben Woche zwei weitere Gelegenheiten, an der Intervention teilzunehmen. Die Interventionssitzungen beginnen mit einem gemeinsamen Teil für die Eltern und Kinder, gefolgt von einer einstündigen Trennung mit separaten Eltern- und Kind-Gruppen und enden schließlich mit der Wiedervereinigung der Eltern mit den Kindern. Die drei Bestandteile werden im Folgenden kurz beschrieben.

6.4.1 Gemeinsame Eltern-Kind Gruppe

Durch die gemeinsame Eltern-Kind-Gruppe sollen die Unterstützung und der Zusammenhalt innerhalb der Gruppe gefördert werden. Dies ermöglicht es auch Eltern und Kindern, die ansonsten sehr isoliert sind, Freundschaften zu schließen und Teil einer Gruppe von Eltern zu werden, von denen viele vor ähnlichen aktuellen Herausforderungen stehen. Um den Aufbau eines warmen und unterstützenden emotionalen Klimas in der Familie zu ermöglichen, werden die Eltern dabei unterstützt, mit ihren Kindern spielerisch in Kontakt zu kommen, den Kindern auch non-verbal Aufmerksamkeit zu schenken und an das Kind orientierte bildhafte Sprache zu nutzen. Für viele Eltern ist dieses von Respekt geprägte Umfeld eine Atempause von den Herausforderungen des Alltags. Dieser Aspekt der gemeinsamen Eltern-Kind-Gruppe als Teil der Intervention mag den Eltern so leicht vorkommen wie die Teilnahme an einer regulären Spielgruppe, stellt jedoch auch einen zentralen Bestandteil des Interventionskonzeptes dar, da die Eltern erkennen sollen wie wichtig es ist, dass sie für ihre Kinder einerseits eine sichere Basis darstellen, von der aus sie explorieren können, aber andererseits auch einen sicheren Hafen, in den die Kinder zurückkehren können, wenn sie emotionale Unterstützung benötigen.

Nach der gemeinsamen Gruppenaktivität für die gesamte Gruppe begibt sich jedes Elternteil mit dem eigenen Kind in eine eigene Ecke des Raumes, wo sie ungestört spielen können. Währenddessen stehen die Therapeut:innen den Eltern zur Seite, indem sie kurze und feinfühlige Anregungen geben, die ein anhaltendes Eltern-Kind-Spiel ermöglichen. Um die Eltern dabei zu unterstützen, eine emotionale wechselseitige Beziehung zu ihrem Kind aufzubauen, fördern GABI-Therapeut:innen geteilte Aufmerksamkeitsprozesse zwischen Eltern und Kind und auch gemeinsam erlebte, geteilte Gefühle, oft im Rahmen von Exploration oder Rollenspielen. Dem Alter des Kindes entsprechend werden entwicklungsgerecht angemessene Spielzeuge für die Intervention zur Verfügung gestellt. Die Spielzeuge sind bewusst einfach gehalten, sodass sie zu Hause auch genutzt werden können und damit die saliente Komponente der Intervention die Interaktion der Eltern mit dem Kind ist, und nicht ein High-Tech Spielzeug. Seifenblasen, Spielzeugtelefone, Pappschachteln, Bausteine, Figuren von Tierfamilien und Puzzles gehören zu den Materialien.

6.4.2 Trennung: Eltern-Gruppe und separate Kind-Gruppe

Die zweite Komponente von GABI besteht aus einer Trennung von Eltern und Kind. Dadurch wird beim Kind das Bindungsverhaltenssystem aktiviert und Unbehagen oder Unsicherheit ausgelöst. Mit der Zeit erkennen die Eltern zunehmend, dass es eine Belastung für ihre Kinder darstellt, alleine zu sein und werden dann darin angeleitet, ihrem Kind die nötige Rückversicherung zu geben, dass sie bald zu ihm zurückkehren werden. Auch wenn einige Eltern versucht sein könnten, sich still „hinauszuschleichen", was auch kurzfristig funktionieren kann, besteht dennoch die Rolle der Therapeut:innen darin, den Eltern zu vermitteln, dass es hilfreicher sein kann, sich vom Kind zu verabschieden und dabei empathisch auf die negativen Emotionen des Kindes einzugehen und so eine vertrauensvollere Beziehung zu fördern.

Die **Eltern-Gruppe** dient mehreren Zwecken. Das Gruppenformat ist besonders hilfreich für Familien mit geringer sozialer Unterstützung, da die Gruppe die Möglichkeit bietet, sowohl während der Sitzungen als auch außerhalb des Interventionskontextes neue Beziehungen zu Eltern, denen es ähnlich geht, aufzubauen. Das Verhalten anderer Gruppenmitglieder zu beobachten unterstützt dabei zusätzlich die Erreichung der Interventionsziele, da dies oft als Katalysator für individuelle Veränderungen wirkt, wenn sich Eltern mit den Stärken und Schwächen anderer identifizieren können. Eines der Behandlungsziele besteht darin, dass die Eltern für sich selbst definieren, welche Art von Eltern sie werden möchten.

Um diese Interventionsziele zu erreichen, werden in der Intervention spezifische Instrumente genutzt. Beispiele für Themen, die Eltern häufig in die Gruppe einbringen, sind: Selbstregulationsprobleme ihrer Kinder, Schwierigkeiten in der eigenen Emotionsregulation, Frustrationen gegenüber ihren Kindern, eigene Missbrauchserfahrungen (körperlich und sexuell) oder andere belastende widrige Kindheitserfahrungen, Beziehungen zu Männern (missbräuchlich und nicht missbräuchlich), praktische Probleme des täglichen Lebens (Nahrungsknappheit, Schulmaterial, usw.), Schwierigkeiten im Kontakt mit Einrichtungen bei denen es auch um Autorität geht, wie Schule, Jugendamt, Sozialamt usw.. Diese GABI-Komponente ist von besonderer Bedeutung, da sie über den Fokus vieler anderer Interventionen hinausgeht, die in erster Linie auf „Elternbildung" abzielen, anstatt sich mit den zugrundeliegenden Bedürfnissen für die psychische Gesundheit der Eltern und Kinder zu beschäftigen. Durch diese Unterstützung und auch die Möglichkeit die eigene Bindungsgeschichte aufzuarbeiten, insbesondere im Hinblick auf generationsübergreifende Muster, die das Verhalten der Eltern beeinflussen, trägt GABI dazu bei, die Fähigkeit der Eltern zu stärken, fürsorglich zu sein und ihren Kindern Raum zu geben.

Die separate **Kind-Gruppe** stellt ein einzigartiges Merkmal des GABI-Programms dar und hat eine therapeutische Funktion. Der Schwerpunkt liegt hier darauf, dass die Kinder die Erwartung entwickeln sollen, dass Erwachsene sich intensiv bemühen sich auch vom Kind leiten zu lassen und dessen Gedanken und Gefühle zu verstehen. Das Verhältnis von Therapeut:innen zu Kindern beträgt 1:2 oder 1:3. Die Kinder können alleine oder miteinander spielen, wobei die Therapeut:innen sich ebenfalls vom Kind leiten lassen. Es wird so viel Zeit wie nötig darauf verwendet, den Kindern die Sicherheit zu vermitteln, dass ihre Eltern zurückkommen werden. Während die Kinder miteinander interagieren, bilden sie enge emotionale Beziehungen zueinander und die Kinder werden währenddessen von den Trainer:innen nicht intrusiv begleitet und unterstützt.

6.4.3 Wiedervereinigung

Vor der Wiedervereinigung, die auf die Eltern- und Kind-Gruppe folgt, werden die Säuglinge und Kleinkinder vom Team auf die Rückkehr ihrer Eltern vorbereitet. Ebenso werden die Eltern von den leitenden GABI-Therapeut:innen in der Eltern-Gruppe darauf hingewiesen, sich auf die bevorstehende Rückkehr zu ihren Kindern vorzubereiten, z. B., dass sie bereit sind, mit ihrem Kind in Kontakt zu gehen und zu fragen, was ihr Kind in der Zwischenzeit gemacht hat. Dieser letzte Teil der GABI-Sitzungen rückt das Bindungsthema der Intervention nochmal in den Vordergrund, da die Trennung von Eltern und Kind und die anschließende Wiedervereinigung dem Goldstandard für die Bindungserfassung, dem Fremde-Situations-Test (FST; Ainsworth et al., 1978) entspricht. Das Verhalten der Kinder mit der Bezugsperson in der Wiedervereinigung dient der Beurteilung der Bindungsqualität des Kindes.

6.4.4 Reflektierende Supervision

Um ein:e effektive:r GABI-Therapeut:in zu sein, sind gute Beobachtungsfähigkeiten besonders entscheidend. Der oder die leitende GABI-Therapeut:in unterstützt die angehenden GABI-Therapeut:innen, jeweils im Anschluss an die GABI-Interventionssitzung darin, diese Beobachtungsfertigkeiten im Rahmen von reflektierenden Supervisionssitzungen zu erlernen. Die angehenden GABI-Trainer:innen lernen dabei, die Interaktionssequenzen zwischen Eltern und Kindern sowie zwischen Kind und Therapeut:in zu beobachten und mental zu rekonstruieren. Dies ist wichtig, um zu lernen, wie man auch affektgeladene Kontakte während der Intervention verarbeitet. Man kann sehr viel daraus lernen, wenn einzelne Teammitglieder sich nicht oder nur an bestimmte Interaktionssequenzen erinnern, an andere aber nicht. Ein typisches Format für eine Supervisionssitzung kann darin bestehen, dass die Therapeut:innen einen speziellen Moment besonders sorgfältig und detailliert rekonstruieren. Obwohl dieser Prozess anfangs zunächst oft schwierig scheint, wird schnell klar, wie nützlich es ist, sich auf die Feinheiten und Details der dynamischen Interaktionen zwischen Eltern und ihren Kindern zu konzentrieren, da diese ermöglichen zu beobachten, wer welches Verhalten wann initiiert hat und welche Reaktion des anderen Interaktionspartners darauf folgte. Darüber hinaus hat sich die Betrachtung von Videoaufnahmen der Intervention als unschätzbares Hilfsmittel erwiesen, um die therapeutische Arbeit zu unterstützen und die Mentalisierungsfähigkeit bei den angehenden GABI-Therapeut:innen zu fördern. Auf diese Weise konnten wir sowohl identifizieren, was die laufende klinische Intervention ausmacht, als auch in welchen Momenten Veränderungen erfolgten. Oftmals waren es subtile Interventionen, die bewusst oder unbewusst von den Therapeut:innen kamen, die sofort einen spürbaren Effekt zeigten. In anderen Fällen war es erforderlich, zurück- oder vorzuspulen um „Wendepunkte“ (Stern, 2008) Tage oder Wochen später zu erkennen.

6.4.5 Integration von Forschung in die Praxis und von Praxis in die Forschung

Die Entwicklung und Umsetzung des GABI-Programms stützt sich auf psychodynamische Grundlagen und das Bestreben, Forschung in die klinische Praxis zu integrieren und aus der klinischen Praxis heraus neue Forschungsideen anzuregen. Die klinische Kompetenz, verbales und nonverbales Verhalten zu beobachten, ist das Markenzeichen des GABI-Programms und steht in engem Zusammenhang mit der psychodynamisch orientierten Sicht- und Arbeitsweise, dass was man sieht und fühlt, in Worte zu übersetzen. Dieser Aspekt der GABI-Arbeit steht in direktem Zusammenhang mit der langen Geschichte der Bedeutung von Beobachtung in der psychoanalytischen Tradition. Midgley (2007) hat die zentrale Bedeutung von Beobachtungen in der Arbeit von Anna Freud herausgestellt, um eine der Motivationen für die Gründung der sogenannten „War Nurseries“ zu spezifizieren, nämlich „die *Behebung* der bereits durch den Krieg verursachten Schäden und die *Verhinderung* weiterer Schäden als vorrangige Ziele, aber auch

Forschung und *Ausbildung* als weitere Ziele (Original: Freud & Burlingham, 1942, S. 11–12 zitiert in Midgely, 2007, S. 942.)". Er zitiert Ilse Hellman, eine der ersten Mitarbeiterinnen der „Hampstead War Nurseries", wie folgt: „... alle Mitarbeitenden (auch diejenigen, die nicht direkt für die Betreuung der Kinder zuständig waren) wurden dazu angehalten, ihre Beobachtungen, die sie während ihres täglichen Kontakts mit den Kindern machten, auf Karteikarten zu notieren, wobei ihre Aufmerksamkeit in Anlehnung an die Haltung eines Analytikers „frei schwebend" sein sollte (Original von Midgely, 2007, S. 943). Wir haben diese Leitprinzipien in hohem Ausmaß auch in die GABI-Kultur der klinischen und empirischen Arbeit übernommen. Wir sammeln Videoaufnahmen der klinischen Arbeit und untersuchen diese anschließend gemeinsam mit erfahrenen Kliniker:innen, Doktorand:innen und Masterstudent:innen der klinischen Psychologie sorgfältig. Anschließend erstellen wir Kodierhandbücher, um zuverlässige und valide Schulungs- und Forschungsmaterialen zu erstellen. Generationen von Studierenden haben mit uns an diesen Handbüchern gearbeitet. Sie zielen darauf ab, die Wirksamkeit unserer GABI-Schulungen zu demonstrieren und (im Laufe der Zeit) die klinische Adhärenz und Kompetenz zu veranschaulichen, die GABI-geschulte Therapeut:innen erreichen können (Bate, 2017; Armusewicz, 2020; Lopez, 2021). Die klinischen Kompetenzskalen, auf die wir uns stützen, operationalisieren die „REARING-Prinzipien", die der GABI-Intervention zugrundeliegen (Steele et al., 2018; Kapitel 9). REARING, eine Idee von Anne Murphy, steht für sieben GABI-Prinzipien: (1) Mentalisierungsfähigkeit, (2) Emotionale Einstimmung, (3) Affektregulation, (4) Zurückhaltung (stille Beobachtung), (5) Intergenerationale Muster, (6) Warmherzige Fürsorge (von Eltern und Kind) und (7) Gruppenformat. Die REARING-Skalen zur Erfassung der klinischen Kompetenz dienen dazu, zu beurteilen, ob die Trainer:innen die Intervention gemäß den im Manual festgelegten Grundsätzen durchführen und ein Rating abzugeben, das beschreibende und empirische Anhaltspunkte liefert. Dies wird durch eine erste einminütige Betrachtung der Videos erreicht, auf die eine oft lebhafte und informative gemeinsame Diskussion folgt. Dies ähnelt der oben beschriebenen „freischwebenden Aufmerksamkeit". Auf diesen Schritt folgt eine zweite oder dritte Sichtung des Videos, bei der als nächster Schritt ein Skalenwert von 1–5 vergeben wird. Dieser Prozess regt uns dazu an, unsere Konzeptualisierung und unser Denken darüber zu erweitern, was die therapeutische Maßnahme sein könnte, die in der gerade betrachteten Episode beobachtet wurde. Jede Sitzung bringt neue Erkenntnisse. Allein das Kodieren hilft, die Aufmerksamkeit zu fokussieren. Die Auswahl bedeutsamer Beobachtungen hängt stark von der richtigen Mischung aus Autonomie und Verbundenheit ab.

Dieser Prozess, Kliniker:innen, Forscher:innen und Studierende in die Beobachtung einzubeziehen, ist kreativ und wissenserweiternd und bietet eine wertvolle Lernerfahrung. Es ist auch hilfreich, die Muster unserer Konsenskodierung des Videomaterials nach den REARING-Skalen genauer zu betrachten und zu verstehen. Hierdurch können wir manchmal Veränderungen in der Haltung der Intervenierenden oder den konkreten Interventionsschritten erkennen, die darauf hindeuten, dass sich etwas verändert hat oder sich etwas bei den Eltern, beim Kind oder in der Eltern-Kind-Beziehung verändert hat. Diese Muster sind sehr wertvoll für das Verständnis der klinischen Arbeit und insbesondere für das weitere Verständnis der Intervention, die wir in der Supervision ansprechen können.

6.4.6 Bewertung der Wirksamkeit der bindungsbasierten Gruppenintervention

Es waren viele Schritte erforderlich, um GABI von einer anekdotisch nützlichen Intervention zur Unterstützung von Eltern, die soziale Ungleichheiten in mehreren Hilfesysteme erlebt haben, zu einer Intervention zu entwickeln, die als „evidenzbasiert" gelten kann. Wir begannen damit, Videomaterial aus der klinischen Arbeit von den Besuchen der Familien in unserem „Center for Attachment Research" zu sammeln und sorgfältig zu analysieren, wo wir bei Eltern und Kindern bindungsbasierte Messmethoden und Fragebögen zu ACEs einsetzten. Wir wollten herausfinden, wie die therapeutische Wirkung erzielt wurde (Steele et al., 2010). Insbesondere achteten wir darauf, die klinische Arbeit aus einer bindungs- und psychodynamischen Perspektive heraus zu beobachten und dabei unser Verständnis von der Mentalisierungsfähigkeit einzubeziehen (Murphy et al., 2013; Steele et al., 2015; Steele et al., 2017). Unsere Studien konzentrierten sich dabei auch auf die besondere Möglichkeit dieser Videos sowohl die therapeutische Arbeit als auch die Eltern-Kind-Interaktionen zu beobachten, die oft als ein Katalysator für die Mentalisierung bei Eltern und Gruppenmitglieder wirken (Steele et al., 2014). Um den oft zitierten „Goldstandard" in klinischen Wirksamkeitsstudien, die randomisiert kontrollierte Studie (RKT), einzuführen, haben wir ein Manual für die Durchführung des GABI-Programms zur Ergänzung des direkten Trainings entwickelt, zunächst in schriftlicher Form und dann auf einer Online-Plattform. Wir begannen zunächst mit der Wirksamkeitsprüfung mit pre-post-Design mit einer Gruppe an Familien, um ihre Reaktionen auf die Intervention zu beurteilen. Dies ist oft der erste Schritt, um die Wirksamkeit einer Intervention zu überprüfen und ermöglichte es uns, feinfühlig auf die Bedürfnisse der teilnehmenden Familien einzugehen und gleichzeitig Daten zu sammeln, um den therapeutischen Prozess und die Behandlungsergebnisse zu beschreiben (Murphy, et al., 2015; Steele et al., 2015). Es war relevant, sorgfältig Messverfahren zur Erfassung des therapeutischen Outcomes auszuwählen, die mit den grundlegenden Prozessen der Intervention in Zusammenhang standen. Die konzeptionellen und klinischen Grundlagen von GABI beruhen auf der Bindungstheorie und -forschung sowie den Studien zu negativen kritischen Kindheitserfahrungen (Felitti et al., 1998; Dube et al., 2003). Wir haben uns daher für bindungsbasierte Erfassungsmethoden entschieden und frühzeitig das Adult Attachment Interview (Main et al., 1985) und den Fremde-Situations-Test (FST; Ainsworth et al., 1978) verwendet. Wir verwendeten auch zwei Methoden zur Erfassung der „Adverse Childhood Experiences“ (ACE) – eine für die Eltern und eine als Fremdbericht für die Eltern über die Erfahrungen von Widrigkeiten ihrer Kinder. Diese Erfassung der kritischen Lebensereignisse war fast schon an sich therapeutisch. Nachdem die Eltern den Fragebogen über ihre eigenen Erfahrungen mit Widrigkeiten in der Kindheit ausgefüllt hatten und dann die Widrigkeiten im Leben ihrer Kinder beschreiben sollten, wurde bei den Eltern oft der Wunsch deutlich, dass ihre Kinder eine andere Kindheit erleben sollten als sie selbst. Dies gab ihnen oft ein Gefühl der Hoffnung darauf, den Verlauf der generationsübergreifenden Weitergabe von erfahrenen Widrigkeiten in der Kindheit zu verändern. Insgesamt half uns die sorgfältige Auswahl der Erfassungsmethoden, auf Grundlage der klinischen Erfahrungen, dabei, die für uns relevanten Konstrukte zu erfassen, nämlich positive Ergebnisse in Bezug auf die Entwicklung einer sicheren Bindung und eine Verbesserung der negativen Erfahrungen mit Widrigkeiten des Kindes.

Die rekrutierten Familien hatten Kinder im Alter zwischen einem Monat und drei Jahren. Dies stellte eine Herausforderung dar, den Goldstandard der Bindungserfassung, den Fremde-Situations-Test (FST) zu nutzen, der Bindung bei Kindern im Alter zwischen 12 und 18 Monaten erfasst. Wir haben umfangreiche Recherchen zur Erfassung der Qualität der Eltern-Kind-Beziehung durchgeführt, um geeignete Messmethoden auswählen zu können, mit denen Eltern, Kinder und die Beziehung erfasst werden können. Letztendlich haben wir uns für das von Feldman entwickelte System „Coding of Interactive Behavior" (Feldman, 1998) entschieden. Diese Methode fokussiert soziale Interaktionen wie Eltern-Kind-Beziehungen mit spezifischen Manualen und Trainingsprogrammen für verschiedene Altersgruppen sowohl bei gesunden als auch bei klinischen Stichproben und spiegelt die Überzeugung wider, dass selbst frühe Eltern-Kind-Interaktionen „co-konstruiert“ sind, mit wichtigen Beiträgen der Eltern und auch der Säuglinge. Es wurde bereits in Studien in vielen verschiedenen Kontexten verwendet, und es gibt eine Vielzahl an Empirie, die robuste psychometrische Eigenschaften belegen (Halevi et al., 2017; Ulmer-Yaniv et al., 2017). „Coding of Interactive Behavior“ (CIB-R., 1998; Feldman, 2010) ist ein mehrdimensionales Kodierungssystem, das auf einer 5-Punkte-Skala das Verhalten von Mutter, Kind und das dyadische Verhalten in einer 5-minütigen videografierten freien Spielinteraktion zwischen Kind und Elternteil bewertet. Insgesamt umfasst die Kodierung 43 5-Punkte-Likert-Skalen. Wir fokussierten auf die folgenden Skalen, die theoretische und klinische Relevanz für GABI hatten, um die folgenden Dimensionen zu bewerten: Mütterliches Verhalten, welche die Skalen „unterstützende Präsenz“, „Lob des Kindes“ und „Blickkontakt/geteilte Aufmerksamkeit“ umfasste. Kindliches Verhalten, welche die Skalen „Vokalisation“, „Persistenz bei der Aufgabe“ und „kompetente Nutzung der Umgebung“ beinhaltete. Die

Dimension dyadische Verhaltensweisen umfasste die Skalen für „Interaktionsfluss" und „Reziprozität". Geschulte Doktorand:innen, die blind gegenüber der Behandlungsgruppe und des Zeitpunkts der Erfassung waren, führten die Verhaltensbeobachtungen mit dem CIB durch.

Eine randomisierte Kontrollstudie (RKT) mit dem Titel „Birth to Three: A Pragmatic Clinical Trial for Child Maltreatment" wurde mit Familien, die randomisiert entweder der GABI-Gruppe oder der Gruppe mit der üblichen Behandlung (treatment as usual): der Elternintervention „Steps Toward Effective Parenting" (STEP), zugewiesen wurden, durchgeführt, um die Wirksamkeit des GABI-Programms zu belegen. Erste Ergebnisse zeigten, dass es bedeutsame Verbesserungen in der Eltern-Kind-Beziehung gab, die spezifisch für die GABI-Gruppe waren (Steele et al., 2019). Die Teilnehmenden wurden über Kinderarztpraxen, Kinderhilfsorganisationen und Gerichte rekrutiert und stammten aus Familien, die ein erhöhtes Risiko für elterliche Risikoverhaltensweisen, die sich auf das Kind auswirken könnten, aufwiesen. Einschlusskriterien in die Studie waren: (a) leibliche Elternschaft, (b) Sorgerecht für das Kind und (c) Alter der Kinder zwischen zwei und 36 Monaten. Auch wenn vereinzelte Selbstauskunftsfragebögen in der Studie verwendet wurden, um Aspekte der Funktionsfähigkeit der Eltern und Kinder zu erfassen, lag der Fokus auf Beobachtungsmethoden, die unserer klinischen Haltung entsprachen. Auf diese Weise können wir Ergebnisse in den Verhaltensweisen messen, an deren Veränderung wir am meisten interessiert sind.

Ergebnisse der Selbstberichtsfragebögen (Elternbericht)

Validierte und oft genutzte Fragebögen zur Erfassung der psychischen Gesundheit, der sozialen Unterstützung und des Selbstwertgefühls zeigten für beide Gruppen der randomisiert kontrollierten Studie Verbesserungen zwischen Beginn und Ende der Intervention. Das heißt, Menschen fühlen sich besser, wenn sie Aufmerksamkeit von kompetenten Therapeut:innen erhalten, die in einem Programm geschult sind, das darauf abzielt, das Selbstwertgefühl als Eltern zu verbessern.

Ergebnisse zur Eltern-Kind-Beziehung: Die entscheidende Bedeutung der Beobachtung von Eltern-Kind-Interaktionen

Während Eltern sowohl in der GABI- als auch in der STEP-Gruppe von einer signifikanten Verbesserung ihrer Selbstwahrnehmung berichteten (wie erwähnt), war es nur der CIB, der die für die GABI-Gruppe spezifischen Verbesserungen zeigte. Wir konnten zeigen, dass sich zwei Maße für die Sicherheit in der Eltern-Kind-Beziehung, nämlich die unterstützende Präsenz der Mutter und die dyadische Reziprozität, nur in der GABI-Gruppe signifikant verbessert haben. Darüber hinaus zeigte sich für zwei Skalen, die als Indikatoren für das Risiko von

Misshandlung dienen können, eine signifikante Verringerung in der GABI-Gruppe, nämlich für die mütterliche Feindseligkeit und die dyadische Einschränkung (Steele et al., 2019). Diese Veränderungen in der Eltern-Kind-Beziehung wurden bei Müttern (und Kindern) in der GABI-Gruppe beobachtet auch nach Kontrolle des unterschiedlichen Ausmaßes an mütterlichen negativen Kindheitserfahrungen (ACEs). Zusammenfassend kann man also festhalten, dass GABI sowohl bei Eltern mit geringen als auch mit hohen ACE-Werten wirksam ist, was als entscheidend, für eine Intervention die traumafokussiert und bindungsbasiert arbeitet, angesehen werden kann.

Ein Blick auf GABI in der Praxis

Die verschiedenen Komponenten von GABI tragen alle zur nachgewiesenen Wirksamkeit bei. Die Tatsache, dass die Intervention in einer Gruppe stattfindet, ist entscheidend, da es ein wichtiger Katalysator für reflektierendes Handeln ist und die Teilnehmer:innen dazu angeregt werden, über ihre eigenen Erfahrungen und die der anderen Teilnehmenden nachzudenken. Es gibt viele Beispiele dafür, dass Teilnehmende Aspekte bei anderen Eltern-Kind-Interaktionen beobachten, oft in Form von Videoaufnahmen oder durch die gemeinsame Aufgabenbearbeitung in der Elterngruppe. Darüber hinaus ist die empfundene Unterstützung durch andere Teilnehmende oft eine der ersten Erfahrungen mit mitfühlenden und empathischen Interaktionen mit Menschen mit ähnlichem Hintergrund und ähnlichen aktuellen Lebensumständen. Diese Momente wirken oft therapeutischer, als Interventionen von einem Therapeuten / einer Therapeutin. GABI bietet einen sicheren Hafen für Eltern, die mit einer hohen Belastung durch vergangene Traumata zu kämpfen haben und in ihrer eigenen Kindheit kaum Vorbilder dafür hatten, wie man Kinder mit Wärme und ohne Bestrafung erzieht. Wenn ein Elternteil Verständnis und Unterstützung von einem anderen Elternteil erhält, der mit ähnlichen täglichen Herausforderungen zu kämpfen hat, wirkt diese Unterstützung besonders deutlich. Sara, eine Mutter aus der GABI-Gruppe, spürte diese Unterstützung sehr deutlich, als eine Anhörung im Familiengericht bevorstand und sie befürchtete, ihr Kind könnte ihr weggenommen werden. Die Geschichte ist einfach, aber bewegend. Sara erzählte anderen Eltern während der Intervention von ihren Ängsten. In zehn Tagen musste sie vor dem Familiengericht erscheinen, da der Vater ihres Kindes, der wegen schwerer häuslicher Gewalt verurteilt worden war, das Sorgerecht für ihren kleinen Sohn erhalten wollte. Sara hatte große Angst, das Sorgerecht für ihren Sohn zu verlieren, und war besorgt über den Hausbesuch der Behörde zur Überprüfung der Sicherheit für ihren Sohn in ihrer Wohnung. Zu Beginn der Elterngruppe, als die anderen Teilnehmenden von Saras Ängsten und Bedenken hörten und noch bevor die leitende GABI-Therapeutin ein Wort sagen konnte, meldeten sich nacheinander mehrere Eltern zu Wort und boten Sara Ratschläge und konkrete Unterstützung an. Eine sagte: „Du musst vor

Gericht gut aussehen und ich habe ein Kleid, das dir perfekt passen würde ... Ich werde es zur nächsten Sitzung mitbringen". Einer der Elternteile sagte zu Sara: „Ich werde dir morgen früh Lebensmittel, Babynahrung und Windeln vorbeibringen, damit du und dein zu Hause vor dem Hausbesuch gut versorgt sind". Ein anderer Elternteil sagte zu Sara: „Ich werde morgen früh als Erstes zu dir kommen und deine Wohnung putzen". Tatsächlich brachten die anderen Eltern bei der nächsten Gruppensitzung einen neuen Kinderwagen, einen Hosenanzug, einen Mantel und Kleidung für das Baby mit. Das Entscheidende an diesen Interaktionen waren die vielfältigen Vorteile, nicht nur für Sara, sondern für jedes einzelne Gruppenmitglied. Sara fühlte sich zweifellos von den anderen Eltern unterstützt und war vielleicht sogar überrascht von der überwältigenden Fürsorge und Anteilnahme. Und diejenigen, die sich engagierten, zeigten ihre Fähigkeit, sich um andere zu kümmern und sie zu unterstützen, wodurch sie sich wirksam fühlten und somit auch profitierten. Zu erfahren, dass sie die Möglichkeit hatten, jemandem in Not zu helfen, war an sich schon eine Intervention. Es überrascht nicht, dass Saras Gerichtsverhandlung gut verlief und ihre Eignung als Mutter für ihren Sohn bestätigt wurde. Und es überrascht auch nicht, dass Sara einige Wochen später bei einer GABI-Sitzung anwesend war, als Besucher und Besucherinnen, die sich für das GABI-Programm interessierten, fragten: „Was gefällt Ihnen an GABI?". Sara antwortete: „Was mir an GABI gefällt? ... GABI ist meine Familie." Idealerweise lernt man die ersten Schritte über das Erlangen und Erhalten von Autonomie und Bezogenheit in der eigenen Familie.

Literatur

Ainsworth, M.D., Blehar, M., Waters, E., & Wall, S. (1978). Patterns of Attachment: A Psychological Study of the Strange Situation, Hillsdale, NJ: Lawrence Erlbaum.

Allen, J. G. (2013). Mentalizing in the Development and Treatment of Attachment Trauma. London: Karnac Books.

Armuesewicz, K. (2020). The REARING Coding System (RCS): Development of a competence coding system for the Group Attachment Based Intervention (GABI©) (Doctoral dissertation, The New School).

Bate, J. (2017). Evaluating the Effectiveness of Clinical Training in an Attachment-Based Parent-Child Intervention (Doctorial dissertation, The New School).

Bateman, A. W. & Fonagy, P. (2004). Mentalization-based treatment of BPD. *Journal of personality disorders, 18*(1), 36–51.

Bateman, A., & Fonagy, P. (2010). Mentalization based treatment for borderline personality disorder. *World psychiatry, 9*(1), 11.

Bateman. A., & Fonagy P. (2013) Mentalization-Based Treatment, Psychoanalytic Inquiry, 33:6, 595–613, DOI: 10.1080/07351690.2013.835170

Bermudez, G. (2019). Community psychoanalysis: A contribution to an emerging paradigm. *Psychoanalytic Inquiry, 39*(5), 297–304.

Bowlby, J. (1944). Forty-four juvenile thieves: Their characters and home-life. *The International Journal of Psychoanalysis, 25*, 19.

Bowlby, J. (1990). Attachment: Attachment and Loss. Trilogy Attachment and Loss. (Vol. 1, 2nd ed.). Bookstore Martins Fontes.
Briggs, R. D. (Ed.). (2016). *Integrated early childhood behavioral health in primary care: A guide to implementation and evaluation.* Springer International Publishing. https://doi.org/10.1007/978-3-319-31815-8
Coley, R. L., Lynch, A. D. & Kull, M. (2015). Early exposure to environmental chaos and children's physical and mental health. *Early childhood research quarterly*, 32, 94–104.
Diamond, D., Stovall-McClough, C., Clarkin, J. F. & Levy, K. N. (2003). Patient-therapist attachment in the treatment of borderline personality disorder. *Bulletin of the Menninger Clinic*, 67(3), 227–259.
Dube, S. R., Felitti, V. J., Dong, M., Chapman, D. P., Giles, W. H. &Anda, R. F. (2003). Childhood abuse, neglect, and household dysfunction and the risk of illicit drug use: the adverse childhood experiences study. *Pediatrics*, 111(3), 564–572.
Feldman, R. (1998). *Coding interactive behavior manual.* Unpublished Manual; Bar-Ilan University, Israel.
Feldman, R. (2010). The relational basis of adolescent adjustment: trajectories of mother–child interactive behaviors from infancy to adolescence shape adolescents' adaptation. *Attachment & human development*, *12*(1–2), 173–192.
Felitti, V. J., Anda, R. F., Nordenberg, D., Williamson, D. F., Spitz, A. M., Edwards, V., & Marks, J. S. (1998). Relationship of childhood abuse and household dysfunction to many of the leading causes of death in adults: The Adverse Childhood Experiences (ACE) Study. *American American journal of preventive medicine, 14(4)*, 245–258.
Folger, A. T., Eismann, E. A., Stephenson, N. B., Shapiro, R. A., Macaluso, M., Brownrigg, M. E., & Gillespie, R. J. (2018). Parental adverse childhood experiences and offspring development at 2 years of age. *Pediatrics*, *141*(4), e20172826.
Fonagy, P., & Bateman, A. (2008). The development of borderline personality disorder —A mentalizing model. *Journal of personality disorders*, *22*(1), 4–21.
Fonagy, P., Leigh, T., Steele, M., Steele, H., Kennedy, R., Mattoon, G., Target, M. & Gerber, A. (1996). The relation of attachment status, psychiatric classification, and response to psychotherapy. *Journal of Consulting and Clinical Psychology*, 64, 22–31.
Fonagy, P., Steele, H., Moran, G., Steele, M., and Higgitt, A. (1991). The capacity for understanding mental states: the reflective self in parent and child and its significance for security of attachment. *Infant Mental Health Journal.* 13, 200–217. doi: 10.1017/S0954579497001399
Fonagy, P., Steele, M., Steele, H., Higgitt, A., & Target, M. (1994). The Emanuel Miller memorial lecture 1992 the theory and practice of resilience. *Journal of child psychology and psychiatry*, *35*(2), 231–257.
Fonagy, P., Steele, M., Steele, H., Leigh, T., Kennedy, R., Matton, G. & Target, M. (1995). Attachment, the reflective self and borderline states: The predictive specificity of the Adult Attachment Interview and pathological emotional development. In Attachment theory: social, developmental and clinical perspectives, ed. S. Goldberg, R. Muir & J. Kerr, 233–78. Hillsdale, NJ: The Analytic Press.
Fonagy, P., Twemlow, S. W., & Sacco, F. C. (2005). A developmental approach to mentalizing communities: II. The Peaceful Schools experiment. *Bulletin of the Menninger Clinic*, *69*(4), 265–281.
Fraiberg, S. (1980), Clinical Studies in Infant Mental Health. New York: Basic Books.
Freud A. & Burlingham D. (1942). Young children in war-time: A year's work in a residential war
Freud, A. (1939–1945). Infants Without Families: Reports on the Hampstead Nurseries. In *The Writings of Anna Freud, vol. 3.* New York: International Universities Press, 1973.
Halevi, G., Djalovsky, A., Kanat-Maymon, Y., Yirmiya, K., Zagoory-Sharon, O., Koren, L., & Feldman, R. (2017). The social transmission of risk; Maternal stress physiology, synchronous parenting, and well-being mediate the effects of war exposure on child psychopathology. *Journal of Abnormal Psychology*, *126*, 1087–1103.

Koball, Moore & Hernandez, (2021). The Basic Facts About Low Income Children Under 18 parent psychotherapy with preschoolers exposed to marital violence. *Journal of the American Academy of Child and Adolescent Psychiatry*. 44, 1241–1248.
Lalonde, M. M., Dreier, M., Aaronson, G., & O'Brien, J. (2015). The value of reflective functioning within an academic therapeutic nursery. *The Psychoanalytic Study of the Child*, *69*(1), 346–371.
Lieberman, A. F., Ippen, C. G., & Van Horn, P. (2006). Child-parent psychotherapy: 6-month follow-up of a randomized controlled trial. *Journal of the American Academy of Child & Adolescent Psychiatry*, *45*(8), 913–918.
Lieberman, A. F., Silverman, R. O. B. I. N., & Pawl, J. H. (2000). Infant-parent psychotherapy: Core concepts and current approaches. *Handbook of infant mental health*, *2*, 472–484.
Lieberman, A. F., Van Horn, P., & Ippen, C. G. (2005). Toward evidence-based treatment: Child-parent psychotherapy with preschoolers exposed to marital violence. *Journal of the American Academy of Child & Adolescent Psychiatry*, *44*(12), 1241–1248.
Lopez, L. (2021). A Mixed Method Approach to Exploring Clinical Supervision in the Context of the Group Attachment-Based Intervention (GABI). (Doctorial dissertation, The New School).
Main, M., Kaplan, N. & Cassidy, J. (1985). Security in infancy, childhood, and adulthood: A move to the level of representation. *Monographs of the society for research in child development*, 66–104.
Marans, S. & Berkman, M. (2006). Police-mental health collaboration on behalf of children exposed to violence: the child development-community policing model. In A. Lightburn & P. Sessions (Eds.), (pp. 426–440) *Handbook of Community-Based Clinical Practice*. Oxford University Press. New York.
Midgley, N. (2007). Anna Freud: The Hampstead War Nurseries and the role of the direct observation of children for psychoanalysis. *The International Journal of Psychoanalysis*, 88(4), 939–959.
Midgley, N., & Vrouva, I. (Eds.). (2012). Minding the child: Mentalization-based interventions with children, young people and their families. Routledge / Taylor & Francis Group.
Murphy A, Steele H, Bate J, Nikitiades A, Allman B, Bonuck K, Meissner, P. Steele, M. (2015). Group attachment-based intervention:trauma-informed care for families with adverse childhood experiences. *Family Community Health*. 38, 268–79. PubMed PMID:26017004.
Murphy, A., Steele, M. & Steele H. (2013). From Out of Sight, Out of Mind to In-Sight and In Mind: Enhancing Reflective Capacities in a Group Attachment-Based Intervention. In J. Schaefer & D. Friedman (Eds.) Attachment-based clinical social work with children and adolescents. New York, Springer.
Osofsky, J. D. (2004). Community outreach for children exposed to violence. Infant Mental Health Journal: Official Publication of The World Association for Infant Mental Health, 25(5), 478–487.
Robertson, J. (1952). A two-year-old goes to hospital. Britain: Concord Films Council; US: New York University Film Library. Film.
Shapiro, V., Fraiberg, S., & Adelson, E. (1976). Infant-parent psychotherapy on behalf of a child in a critical nutritional state. *The Psychoanalytic Study of the Child*, *31*(1), 461–491.
Shonkoff, J. & Fisher, P. (2013) Rethinking evidence-based practice and two-generation programs to create the future of early childhood policy. *Developmental Psychopathology*, 25(4 0 2): 1635–1653. doi:10.1017/S0954579413000813.
Sklarew, B., Twemlow, S. W., & Wilkinson, S. M. (Eds.). (2014). *Analysts in the trenches: Streets, schools, war zones*. Analytic Press. DOI https://doi.org/10.4324/9781315781969
Steele, H. & Steele, M. (2008). On the origins of reflective functioning. In *Mentalization: Theoretical considerations, research findings, and clinical implications. Psychoanalytic Inquiry Book Series*, ed. F. Busch, 133–158. New York: Analytic Books.
Steele, H. & Steele, M. Eds. (2018). *Handbook of attachment-based interventions*. Guilford Publications.
Steele, H., Murphy, A., Bonuck, A, Meissner, P., & Steele, M. (2019). Randomly control trial report on the effectiveness of Group Attachment-Based Intervention (GABI©): Improvements in the parent-child relationship not seen in the control group. *Developmental Psychopathology*, 31(1), 203–217.

Steele, H., Steele, M., Bonuck, K., Meissner, P., & Murphy, A. (2017). Group Attachment Based Intervention: A multifamily Trauma-Informed Intervention, In H. Steele & M. Steele (Eds.), Handbook of Attachment Based Interventions (pp. 198–219) New York: Guildford Press.
Steele, M., Murphy, A. & Steele, H. (2010). Identifying therapeutic action in an attachment-centered intervention with high risk families. *Clinical Social Work Journal*, 38(1): 61–72.
Steele, M., Murphy, A., & Steele H. (2015). The Art and Science of Observation: Reflective Functioning and Therapeutic Action. *Journal of Infant, Child & Adolescent Psychotherapy*. Volume 14, Issue 3, 216–231.doi:10.1080/15289168.2015.1070558.
Steele, M., Steele, H., Bate, J., Knafo, H., Kinsey, M. Bonuck, K., Meisner, P. & Murphy, A. (2014). Looking From the Outside In: The Use of Video in Attachment-Based Interventions. Attachment & Human Development, 6(4), 402–415. doi: 10.1080/14616734.2014.912491.
Stern, D. (2008). The clinical relevance of infancy: A progress report. Infant Mental Health Journal: Official Publication of World Association for Infant Mental Health, 29(3), 177–188.
Stern, D. N. (1985). The Interpersonal World of the Infant. *A View from Psychoanalysis and Developmental Psychology*. New York: Basic Books.
Taxman, F. S. (2004). The offender and reentry: Supporting active participation in reintegration. *Fed. Probation, 68*, 31.
Ulmer-Yaniv, A., Djalovski, A., Yirmiya, K., Halevi, G., Zagoory-Sharon, O., & Feldman, R. (2017). Maternal immune and affiliative biomarkers and empathic parenting mediate the effects of chronic trauma on child anxiety. *Psychological Medicine*. doi: 10.1017/S0033291717002550.
Winnicott, D. W. (1973). Child, the Family, and the Outside World. Middlesex.
Yalom, I.D. & Yalom, B. (1998). Life in the balance. *Inc*. 20 (2), 29–30.

Kapitel 7: Zwischen Nähe und Selbstständigkeit: Wie PEKiP Bindung und Autonomie im Säuglingsalter unterstützen kann

Anna Ruppelt

7.1 Ziele der Entwicklungsbegleitung im ersten Lebensjahr mit PEKiP und empirische Befunde

PEKiP® (Prager-Eltern-Kind-Programm) ist ein etabliertes Angebot der Eltern- und Familienbildung zur Entwicklungsbegleitung im ersten Lebensjahr. Es richtet sich an Eltern mit Säuglingen ab der 4. bis 8. Lebenswoche bis zum sicheren freien Laufen. Das Konzept zielt darauf ab, die frühkindliche Entwicklung sowie den feinfühligen Umgang der Eltern und das elterliche Kompetenzerleben zu unterstützen. Zentrales Element des Programms sind entwicklungsadäquate Spiel- und Bewegungsanregungen, die auf den Erkenntnissen von Dr. Jaroslav Koch aus Prag basieren (Koch, 1969). In Deutschland wurde das Konzept Anfang der 70er Jahre von Prof. Dr. Christa Ruppelt als Gruppenmodell weiterentwickelt und durch Prof. Dr. Hans Ruppelt teilweise empirisch überprüft (H. Ruppelt, 1978, 1980, 1982). PEKiP ist wissenschaftstheoretisch auf der Grundlage des Wissenstandes der 1970er und 80er Jahre fundiert (Ruppelt, 2023) und in die „Grüne Liste Prävention" aufgenommen, was auf eine grundsätzliche fachliche Anerkennung hinweist. Zentrale Annahmen des Konzeptes, insbesondere die Bedeutung feinfühliger elterlicher Responsivität sowie die frühzeitige Unterstützung der Eltern-Kind-Interaktion, lassen sich durch aktuelle entwicklungspsychologische Forschung stützen (u. a. Iwanski et al., 2025).

Das primäre Ziel von PEKiP besteht darin, die kindliche Entwicklung „ganzheitlich" im Sinne Kochs, zu unterstützen. Dazu gehören die Bereiche sinnliche, motorische, emotionale, kognitive, sprachliche und soziale Entwicklung. Koch beschrieb dies 1977 als *„ein ganzheitliches Ausnutzen aller Entwicklungsmöglichkeiten, die das Kind mitbringt"*.

Die zentralen Zielsetzungen, die sich daraus ableiten und im Prager-Eltern-Kind-Programm verankert sind, lassen sich in drei Dimensionen unterteilen:

- die Unterstützung der frühen Eltern-Kind-Beziehung durch Anleitung zu feinfühligen Interaktionen u. a. durch das Wahrnehmen der individuellen Signale, Bedürfnissen und Fähigkeiten des Kindes (Ainsworth, 1963; Bowlby,

1969; Kubani, 1997), ergänzt durch Psychoedukation und entwicklungsangemessener Spiel- und Bewegungsanregungen (Koch, 1976, Ruppelt, 1978).

- das Ermöglichen von ersten sozialen Kontakten der Babys unter Gleichaltrigen (Ruppelt, 1982)
- die soziale Unterstützung und der Erfahrungsaustausch unter Eltern (Jungbauer, 2010; Kadera et al., 2016; Lenz-Becker et al., 2024)

Für die Gruppenarbeit gelten spezifische Standards (PEKiP e.V.). Dazu gehört u. a. ein besonderes Merkmal von PEKiP: das freie Spielen in warmer Umgebung. Die Kinder können sich unbekleidet (oder leicht bekleidet) ohne Einschränkungen bewegen. Diese Praxis basiert auf Kochs Beobachtungen, dass sich nackte Säuglinge freier und spontaner bewegen, wodurch die Eigenaktivität und Bewegungsfreude erhöht wird (Koch, 1969). Diese Beobachtung wird durch die Daten von über 1.400 Babys aus dem Projekt „Meilensteine“ von Krombholz (2025) untermauert. Hier zeigt sich, dass sich Säuglinge, abhängig von der Jahreszeit, in der sie geboren werden, vermutlich durch die Einschränkung der Kleidung z. T. motorisch langsamer entwickeln. Auch Atun-Einy et al. (2013) belegt die Relevanz der Umgebung für die Bewegungsfreude und -vielfalt von Säuglingen.

Die Bewegungsmöglichkeiten für die Säuglinge wird im PEKiP durch spezifische Spiel-, Sinnes- und Bewegungsanregungen ergänzt (Koch, 1969; PEKiP-Handbuch, 2025). Diese dienen sowohl der spielerischen, psychosozialen Interaktion zwischen Bindungsperson und Kind als auch der sensomotorischen Anregung der Säuglinge.

Eine PEKiP-Gruppe besteht aus maximal acht Eltern-Kind-Paaren, die sich wöchentlich für 90 Minuten treffen. Jede Gruppe wird von einer zertifizierten PEKiP-Gruppenleitung mit pädagogischem, sozialen oder psychologischen Grundberuf geleitet.

Diese Gruppenarbeit nach dem PEKiP-Konzept ist eine Form universeller Prävention nach Caplan (1964) und für alle Eltern zugänglich (Fischer et al., 2023). Dies gilt auch für Eltern mit vielfältigen Hintergründen und Lebenssituationen, jugendliche Eltern, Eltern mit Einschränkungen und Kindern mit Handicap (sofern keine medizinischen Kontraindikationen vorliegen) (H. Ruppelt, 1985).

Mit über 2.000 aktiven PEKiP-Gruppenleitungen in Deutschland, Österreich und der Schweiz zählt PEKiP zu den bekanntesten Angeboten frühkindlicher Elternbildung im deutschsprachigen Raum (mit Schwerpunkt in Deutschland). Die breite Implementierung und Akzeptanz kann als relevant im Kontext früher Prävention gewertet werden (s. Lösel, 2012). Die hohe subjektive Wirksamkeit von Eltern-Kind-Angeboten, wie PEKiP wird durch aktuelle Daten des Nationalen Zentrums Frühe Hilfen (NZFH, 2022), die im Rahmen der KiD 0–3 Studie mit der Beteiligung von 5.591 Müttern und Vätern die mit ihrem Kind zu einer Früherkennungsuntersuchung (U3 bis U7a) in kinderärztliche Praxen kamen, bestätigt: 86,9 %, bewerten Eltern-Kind-Gruppen als hilfreich (82,9 % der Familien in Armutslagen und 87,2 % der Eltern ohne Armut) (Neumann et al., 2023). Die Wirksamkeit familienbezogener Präventionsmaßnahmen in Deutschland wurde durch eine Metaanalyse von Weiss und Forschergruppe (2015) belegt (unter Einbeziehung einer Arbeit zu PEKiP: Knödel, 1983). Hier wurde eine signifikante, positive mittlere Effektstärke der Wirksamkeit familienbezogener Präventionsmaßnahmen ($d = .35$) festgestellt. Weiss et al. differenzieren zwischen elternbezogenen, kindbezogenen (sozio-emotional und kognitive Zielvariablen) oder die Eltern-Kind-Beziehung betreffenden Erfolgsmaße. In Hinblick auf elternbezogenen Veränderungen bezüglich der Wirksamkeit u. a. in den Bereichen „Erziehungsverhalten", „Einschätzung der Erziehungssituation" (z. B. elterliches Kompetenz- oder Stresserleben) wurde sogar eine Effektstärke von $d = 0.44$ gefunden.

Im internationalen Vergleich zeigt die Metaanalyse von Jeong et al. (2021), dass früh einsetzende Interventionen im Zeitraum der ersten drei Lebensjahre positive Effekte sowohl auf die kindliche Entwicklung als auch die elterliche Kompetenz haben. Diese Befunde legen nahe, dass auch PEKiP auf diesen Ebenen wirksam sein kann.

Ein spezifisches Charakteristikum von PEKiP ist der sehr frühe Beginn in den ersten Lebenswochen. Dadurch kann das Programm die Effektstärke von früh einsetzenden Interventionen nutzen (Cierpka et al., 2007; Layzer et al., 2001). Die Begleitung von Eltern im Übergang zur Elternschaft kann eine wichtige Bewältigungsfunktion haben. Studien deuten darauf hin, dass Eltern unter Anderem in ihrem Stresserleben entlastet werden und sich in ihrer elterlichen Rolle gestärkt fühlen (Jungbauer et al. 2010; Lenz-Becker et al., 2024). Diese Annahme wurde ebenfalls durch zwei Elternbefragungen im Auftrag des PEKiP e.V. bestätigt (2012 N=6007; 2022–2023 N=587, bisher nicht veröffentlicht). Die Reduktion von Entwicklungsrisiken und Verstärkung sozialer Ressourcen kann nach dem Konzept der Salutogenese (Antonovsky 1997) wirksam sein.

Die Anwesenheit einer Bindungsperson im PEKiP-Gruppensetting wirkt als „sichere Basis" im Sinne der Bindungstheorie (Ainsworth, 1963; Bowlby, 1988), wodurch das Bindungsverhaltenssystem beim Kind beruhigt wird und die Basis für exploratives Verhalten gegeben ist (Bowlby, 1969; „sichere Exploration" nach Grossmann et al., 1999). Grossmann und Grossmann fassen diesen bedeutsamen Zusammenhang wie folgt prägnant zusammen: „Die Entwicklung psychischer Sicherheit hat ihre Wurzeln in der Sicherheit der Bindung und in der Sicherheit beim Explorieren. […] Liebevolle Unterstützung durch die Eltern, verbunden mit der Förderung und Respektierung der Selbstständigkeit des Kindes, sind die Bedingungen, unter denen sich ein gesundes Selbstvertrauen entwickeln kann." (2004, S. 251). Diese Voraussetzungen werden im PEKiP durch das Setting und die Anleitung der Gruppenleitung geschaffen.

Jede PEKiP-Gruppenstunde bietet eine intensive Zeit, in der die Bindungspersonen frei von Alltagsaufgaben, den Fokus auf ihr Kind haben können. Im direkten Kontakt mit ihrem Kind, angeleitet durch eine qualifizierte Gruppenleitung, können Eltern Feinfühligkeit im Sinne von Ainsworth (1978) erproben und erfahren. Feinfühliges (mütterliches) Verhalten, also das Wahrnehmen, richtig Interpretieren und prompt und angemessene Reagieren der Bindungsperson gilt als zentraler Prädiktor für eine sichere Bindungsentwicklung (Ainsworth, 1978; Grossmann & Grossmann, 2004; Zimmermann et al., 2019). Einüben der Verfügbarkeit und Zugewandtheit zum Kind, aber ebenso das „Gewährenlassen“ und Wertschätzen der (zunehmenden) kindlichen Eigenaktivität, ist nachweislich bedeutsam für die Bindungsentwicklung, die Sprachentwicklung und das soziale Lernen (Grossmann & Grossmann, 2004). Das Kind erlebt sich durch seine Eigenaktivität und responsive Verhaltensweisen der Eltern selbstwirksam.

Darüber hinaus bieten PEKiP-Anregungen ein praktisches Lernfeld für spielfeinfühliges oder feinfühlig herausforderndes Verhalten[1] (Grossmann & Grossmann 2004, 2012; Zimmermann 2017; Zimmermann, 2020), dadurch wächst das Kind in einen Beziehungsraum hinein, in dem es sich gleichzeitig sicher gebunden und autonom erleben darf. Eltern erfahren sich wiederum durch die dialogische Struktur der Spielsituation nicht nur in der Rolle des „Versorgens“ oder „reinen Reagierens“, sondern als aktiver Spielpartner und aktiver Impulsgeber für Lernprozesse beim Kind. Bei den spezifischen Spiel- und Bewegungsanregungen durch die Bindungsperson, ist das Kind aktiv beteiligt (Koch, 1969; Ruppelt, 1978). Die Kinder nehmen erfahrungsgemäß, wenn sie im aktiven Wachzustand und die Anregung zum Entwicklungsstand passend sind, die Spiel- und Bewegungsangebote gerne an: hier erprobt und erlebt das Kind direkt seine eigene Kompetenz und Selbstwirksamkeit. Das Kind wird in dieser Form der Interaktion weder über- noch unterfordert (Koch, 1969; Ruppelt, 1978), entsprechend der Idee einer Zone proximaler Entwicklung von Vygotsky (1978). Bemerkbar ist diese Zone an einer freudigen Grundstimmung bei den Interaktionspartnern. Dies war bereits bei Bowlby (2016, original 1953), Koch (1969) und Grossmann & Grossmann (2004) ein zentraler Bezugspunkt (s. auch Ruppelt, 1978). Die freudige Erfahrung in der Interaktion kann die Grundlage eines positiven inneren Arbeitsmodelles des Kindes sein: es fühlt sich sicher und liebenswert (u. a. Grossmann & Grossmann, 2004).

Im Gruppenkontext entstehen darüber hinaus Lernchancen für Eltern durch den sozialen Vergleich anderer Eltern-Kind-Dyaden. Die Beobachtung kindlicher

1 Feinfühlige Herausforderung im Spiel/Spielfeinfühligkeit lässt sich wie folgt definieren und kennzeichnen: a) Generell feinfühlig sein, d. h. alle Äußerungen des Kindes als Mitteilung wahrnehmen, richtig interpretieren, sowie angemessen und prompt beantworten; b) feinfühlige Unterstützung der Neugier, der Erkundungen und der Tüchtigkeit des Kindes durch Schaffung einer angemessenen Struktur, durch positive wertschätzen der Interaktion und angemessene Herausforderungen sowie ohne unerbetene Einmischung und Vorschriften (Grossmann & Grossmann 2004, S. 210)

Entwicklungsprozesse bei anderen Kindern sowie unterschiedlicher elterlicher Verhaltensweisen, kann die Reflexion der eigenen Elternrolle aktivieren und dient der psychosozialen Gesundheitsförderung dienen (Ruppelt, 1978; Jungbauer et al., 2010; Scheuerer-Englisch, 2017; Lenz-Becker et al., 2024). Die PEKiP-Gruppenleitung übernimmt dabei eine moderierende Rolle, indem sie tendenziell die Individualität betont und Konkurrenzverhalten hemmt (Ruppelt, 1978). Die Originalität jedes einzelnen Kindes wird im PEKiP-Setting durch die Anwesenheit mehrerer etwa Gleichaltriger besonders deutlich. Daher besteht die Möglichkeit, dass Bindungspersonen frühzeitig ihr Kind als ein aktives, kompetentes Subjekt mit eigenen Bedürfnissen und Intentionen erkennen (Stern, 1914; Ainsworth, 1963; Dornes, 1993; Höltershinken, 2019). Diese elterliche Haltung entspricht dem Konzept der *mind-mindedness*, also der Fähigkeit, dem Kind mentale Zustände zuzuschreiben (Meins, 1997; Zeegers et al., 2017; Fonagy et al., 2022; Trepiak et al. 2025). Die Übernahme der Perspektive des Kindes kann ein wichtiger Baustein für eine positive Beziehungsgestaltung zwischen Eltern und Kind sein (ebd.; Grossmann & Grossmann, 2004). Das Bild vom eigenständigen, individuellen Kind wird mit zunehmender Entwicklung des Kindes und Zunahme der Fähigkeiten und Fertigkeiten innerhalb der Gruppe durch die Spiel-, Sinnes- und Bewegungsanregungen unterstützt und verstärkt (Ruppelt, 1978).

Das Erleben der kindlichen Eigenaktivität wird darüber hinaus durch den Austausch mit anderen Eltern erweitert. Eltern können ihre Perspektive besprechen und Unsicherheiten können durch den sozialen Austausch reguliert werden (H. Ruppelt, 1985; C. Ruppelt, 1985; Fox, 2012). Dies bestärkt das Gefühl der eigenen Elternkompetenz und kann eine positive Auswirkung auf die kindliche Entwicklung haben.

Im Sinne der Nachhaltigkeit von Bildungsprozessen kann ein Transfer der eingeübten feinfühligen Verhaltensweisen und die anregende Spielideen auf die häusliche Umgebung stattfinden (Linberg, A. et al., 2020; Elternbefragungen PEKiP e.V.). Außerdem bleiben die Erwachsenenkontakte oft weit über die Teilnahme am PEKiP hinaus bestehen.

7.2 Direkte Wirkung auf das Kind und indirekte Wirkungen über die Anleitung der Eltern durch die Gruppenleitung

Im Zentrum der PEKiP-Gruppenarbeit steht das Kind: seine Bedürfnisse, seine Signale und seine Entwicklung. Dabei wirken die Angebote der Gruppenleitung sowohl direkt auf das Kind als auch indirekt über die Anleitung der Eltern.

Direkt auf das Kind wirkt das Setting (der vorbereitete Gruppenraum) und die Spiel-, Sinnes- und Bewegungsanregungen. Dies wird bereits zu Beginn PEKiP-Gruppenstunde deutlich. Die Erwachsenen nehmen dazu auf dem Boden in einem Sitzkreis Platz und legen die Kinder in der Mitte vor sich. Diese Anordnung ermöglicht unmittelbare Nähe und Blickkontakt zwischen Kind und Bindungsperson sowie Bewegungsfreiheit für das Kind. PEKiP findet auf dem Boden (Belag Matten oder Kork) statt, da hier die Bewegungen des Kindes sicher und nicht eingeschränkt sind, wie z. B. auf dem Wickeltisch. Außerdem erlaubt der festere Untergrund ein Abstemmen und Aufrichten gegen die Schwerkraft im Sinne der Anregung zur Bewegung.

Ein bedeutsamer Bestandteil des Einstiegs ist das behutsame Ausziehen der Kinder im warmen Raum, das von der PEKiP-Gruppenleitung begleitet und sensibel moderiert wird (indirekter Effekt auf das Kind). Die Kinder erleben in der, zunächst fachlich begleiteten Interaktionssituation, ungeteilte Aufmerksamkeit und Verfügbarkeit der Bindungsperson und fein abgestimmte Zuwendung. Dadurch wird ihre Kooperationsbereitschaft erhöht (Ainsworth, 1964, 1978, 2003, 2015; Petersen et al., 2017; Grossmann & Grossmann, 2004) und ihr Wohlbefinden gefördert. Wenn das Kind wach, ruhig und bereit für Interaktion ist (Thoman, 1990), macht die PEKiP-Gruppenleitung die Bindungsperson darauf aufmerksam und bietet eine, auf den Entwicklungsstand des Kindes, passende Spielanregung an. Diese wird kurz erklärt und anhand einer Puppe demonstriert, um den Eltern den Bewegungsablauf zu verdeutlichen. Während die Bindungsperson die Anregung das erste Mal ausführt, bleibt die Gruppenleitung unterstützend präsent, um ein Gefühl der Sicherheit im Erproben von neuen Bewegungsabläufen für die Bindungsperson und das Kind, herzustellen. Während der Anregung ermutigt die Gruppenleitung die Bindungsperson, auf die verbalen und nonverbalen Signale und Reaktionen des Kindes zu achten, um wahrzunehmen, wann eine Pause notwendig sein könnte. Die Veränderung des Elternverhaltens, indirekt durch die Anleitung der Gruppeleitung, hin zu einem feinfühlig abgestimmten Antwortverhalten (im Sinne von Ainsworth 1978), hat einen direkten Effekt auf das Kind und es erlebt Selbstwirksamkeit.

7.3 Welche Angebote und Anregungen im PEKiP fördern Bindung und welche fördern Autonomie – oder beides?

Das Prager-Eltern-Kind-Programm (PEKiP) unterstützt die wechselseitige Interaktion zwischen Bindungsperson und Säugling. Der Schwerpunkt liegt auf Spielsituationen, welche durch die Bindungspersonen oder das Kind initiiert werden und der körperlichen, sensorischen und emotionalen Entwicklung des Säuglings dienen. Das PEKiP-Konzept enthält auf dieser Grundlage zahlreiche Elemente, die sowohl bindungs- als auch autonomiefördernd wirken können. Im Mittelpunkt standen bereits bei der Konzeptionierung die Förderung von Schutz & Sicherheit (Bindung) und Anregung & Herausforderung (Autonomie), da „das[s] Vorhandensein einer Beziehungsstruktur, die sowohl Sicherheit wie Anregung vermittelt eine entscheidende Ausgangsbasis für kindliches Neugier-, Erkundungs- und Spielverhalten ist. […] Die gemeinsame Spielsituation kann für den Erwachsenen und das Kind eine gemeinsame, fröhliche Stimmung schaffen und so in diesem Bereich ein Verbundensein herstellen." (Ruppelt, 2023 (original 1982), S. 118).

Die insgesamt 169 Spiel-, Sinnes- und Bewegungsanregungen sind optimal auf die Entwicklung in der frühen Lebenszeit abgestimmt und können, je nach Entwicklungsstand eines Kindes, eingesetzt werden (Koch, 1969; Ruppelt, 1978). Bindungsförderlich wirken dabei vor allem die einfühlsamen Zuwendungen, der körperliche Kontakt und die feinfühlige Reaktion der Bindungspersonen in den Pflegesituationen. Gleichzeitig eröffnen die spezifischen PEKiP-Anregungen die Möglichkeit zum autonomen, aktiven Beitrag durch das Kind, mit zunehmenden eigenständigen Bewegungsmöglichkeiten auch der selbstständigen, „sicheren Exploration" der Umwelt (zitiert nach Grossmann et al. 1999). Die herausfordernden Anregungen werden im Sinne der Spielfeinfühligkeit nach Grossmann & Grossman (2004) begleitet. Die Anregungen sind grob zur Orientierung der Gruppenleitungen in die Entwicklung der ersten vier Vierteljahre unterteilt (Ausgangspunkt ist im Programm immer der Entwicklungsstand des einzelnen Kindes, nicht das Lebensalter). Die Anregungen können flexibel eingesetzt und fortgesetzt werden, solange sie den Beteiligten Freude machen und zum Entwicklungsstand des Kindes passen. *Alle* Spiel- und Bewegungsanregungen fördern die Autonomie auf Grundlage der psychischen Sicherheit (Grossmann & Grossmann 2004).

Rund 75 % der Anregungen in PEKiP richten sind gemeinsam an Bindungsperson *und* Kindern (s. Abb. 1). Je jünger die Säuglinge sind, desto eher geben die Eltern einen Impuls und das Kind reagiert aktiv entsprechend seiner altersspezifischen autonomen Kompetenzen.

Bei den restlichen Anregungen können die Kinder, mit zunehmenden Fähigkeiten, allein aktiv werden – natürlich immer vorbereitet und in Anwesenheit der Eltern, jedoch ohne unerwünschte Einmischung.

Die autonomen Steuerungs-, Kommunikations- und Bewegungsmöglichkeiten der Kinder sind alter- und entwicklungsabhängig. Diese werden kontinuierlich ausgebaut und erweitert, wenn die Erwachsenen den Kindern den altersangemessenen Raum dazu lassen (entsprechend der Bewegungsempfehlungen WHO 2021). Im Verlauf der PEKiP-Gruppentreffen wird sichtbar, dass die Kinder zunehmend autonom mehr erkundet, der Radius größer wird und auch jedes Kind folgt deutlicher seinen spezifischen Interessen. Diese Entwicklung deutet auf psychische Sicherheit, wachsende Autonomie, Selbstwirksamkeit und Selbstvertrauen hin. Von besonderer Bedeutung ist hier die kooperative Autonomie in Abgrenzung zur feindseligen Autonomie (Zimmermann, et al. 2009,

Abb. 1: Prozentuale Verteilung der Anregungen in Bezug auf die Einbeziehung der Eltern, unterteilt in Vierteljahre (Alter des Kindes) (Scholz, 2025)

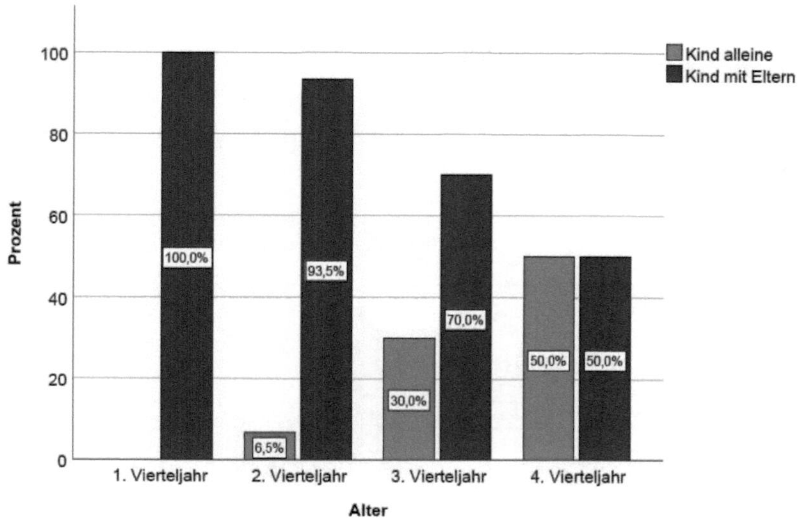

Iwanski et al. 2025), da die Kooperationsbereitschaft im Vordergrund steht und einen förderlichen Effekt auf die mentale Gesundheit hat.

Die Autonomie der Eltern wird mithilfe der Gesprächsführung durch die Gruppenleitung orientiert an der personenzentrierten Gesprächsführung nach Rogers (1982) und der Themenzentrierten Interaktion nach Cohn (1984; Langmaack, 1991) unterstützt. Durch Kongruenz (Echtheit), Empathie und bedingungsloser, positiver Wertschätzung werden Bindungspersonen in ihrer Rolle als Experten für ihre jeweilige familiäre Situation und ihr Kind anerkannt. Eigene Beobachtungen, Erfahrungen und Unsicherheiten erhalten Raum. So erfahren auch die Eltern Sicherheit in Beziehung: in einem offenen Rahmen, in dem neue, zum Teil korrigierende, Erfahrungen möglich sind, ohne bewertet zu werden.

Der PEKiP-Raum fungiert hier als „dritter Sozialraum" (Lentz-Becker et al., 2023/2024, S. 34, s. auch Ruppelt, 1978), der weder privat ist wie zu Hause, noch anonym wie in der Öffentlichkeit. Es entsteht ein geschützter Zwischenraum, in dem Eltern und Kinder sich selbst und einander neu erleben können.

7.4 Prozessmodell zur Wirksamkeit

Das Wirkprinzip von PEKiP kann als mehrstufiges Prozessmodell beschrieben werden: ausgehend von den strukturellen und konzeptionellen *Rahmenbedingungen* (Standards für die PEKiP-Gruppenarbeit), folgt die Sensibilisierung für die elterliche Reaktionsweise auf kindliche *Signale* durch die *PEKiP-Gruppenleitung* in Interaktions- und Spielsituationen sowie deren Reflexion darüber. Ergänzend zur Interpretation der Signale des Kindes werden durch die Gruppenleitung der *Bindungsperson* spezifische Spiel- und Bewegungsideen für die Interaktion mit dem *Kind* angeboten. Hier kann direkt in der Gruppenstunde (spiel-)feinfühliges Verhalten sowie die Einstellung zum Kind erprobt werden. Daraus können positive Effekte auf die kindliche *Entwicklung* und die Eltern-Kind-Beziehung resultieren (Abb. 2).

Abb. 2: Prozessmodell elterlicher Interaktion mit Wirkung auf das Kind im PEKiP-Setting

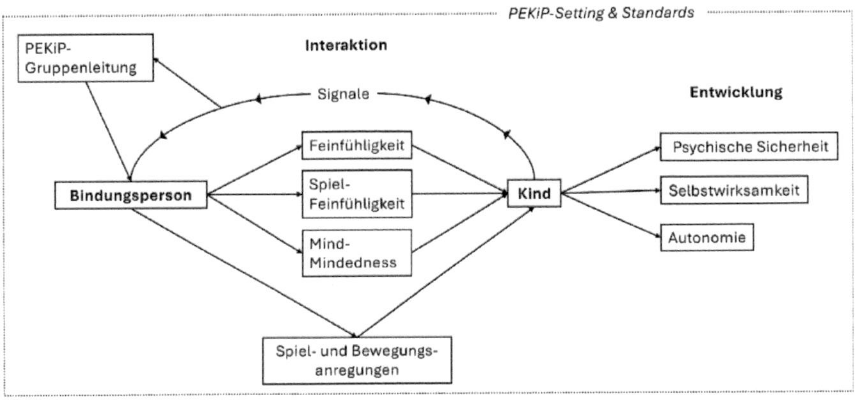

7.5 PEKiP und Väter: Relevanz und Wissensstand

Väter haben eine bedeutsame Rolle in der kindlichen Entwicklung (Lamb 1997; Zimmermann, 2017; Kindler et al. 2019). PEKiP, ist seit seiner Konzeptionierung 1973 (Ruppelt 1978) für Väter, Mütter und andere Bindungspersonen (z. B. Adoptiv- oder Pflegeeltern, Großeltern …) gedacht. Daher trägt es auch den inklusiven Titel „Eltern-Kind-Programm". Bereits in den ersten Gruppen nahmen regelmäßig interessierte und aktive Väter teil (Quelle: Bildarchiv PEKiP e.V.). Auch, wenn sie bis heute die Minderheit bilden, ist seit der Einführung der Elternzeit für Väter in Deutschland im Jahr 2007 ein kontinuierlicher Anstieg der Teilnahme von männlichen Bindungspersonen zu verzeichnen (2 % der Teilnehmenden der Evaluationen 2012 Väter, 2022–2023 bereits knapp 10 %, PEKiP e.V.). In der Praxis berichten PEKiP-Gruppenleitungen immer wieder von Vätern, die regelmäßig oder punktuell teilnehmen. Teilweise wechseln sich Elternteile in der Teilnahme ab. Die Beteiligung von Vätern hängt dabei erfahrungsgemäß von verschiedenen Faktoren ab, unter anderem von der Tageszeit des Angebotes (die meisten Gruppen finden vormittags statt, da viele Gruppenleitungen selbst Mütter mit Teilzeitmodell sind) sowie von der Gruppenzusammensetzung. Wenn andere Väter teilnehmen oder Mütter ihre Partner gezielt motivieren, entstehen gelegentlich sogar – geplant oder zufällig – „Papa-PEKiP"-Stunden.

PEKiP bietet Vätern die Möglichkeit, sich aktiv und spielerisch in die frühe Entwicklung ihres Kindes einzubringen. Über die gemeinsame Zeit im PEKiP und die angeleiteten, vorbereiteten Spiel- und Bewegungssituationen, lernen Väter spielfeinfühlig (Erläuterung dazu s. o.) auf die Signale ihres Babys zu reagieren. Sie können gezielt eine fein abgestimmte Wahrnehmung der kindlichen Reaktionen üben und darauf einzugehen. Grundsätzlich entspricht das Bild von feinfühligen Vätern den Vorstellungen eines „idealen" Vaters (aus Sicht weiblicher wie männlicher Befragten) (Iwanski et al., 2022). Die Spielfeinfühligkeit des Vaters trägt zur Bindungssicherheit bei, wie die Forschungsergebnisse von Grossmann & Grossmann gezeigt haben (2012). Langfristig kann dies zur Entwicklung psychischer Sicherheit beim Kind beitragen (Grossmann et al. 2008, Brögels et al. 2008, Majdandžić et al. 2014).

Positiven Effekte der väterlichen Teilnahme am PEKiP spiegeln sich in den Rückmeldungen der Väter wider. Laut Elternbefragung des PEKiP e.V. 2022–2023 fühlten sich 78,2 % der Väter sicherer im Umgang mit dem Baby, nachdem sie die Spielanregungen kennengelernt haben (weitere 12,7 % teils-teils).

Für manche Väter ist PEKiP die erste Gelegenheit, allein mit ihrem Säugling einen festen außerhäuslichen Termin wahrzunehmen. Dies stärkt aus der Erfahrung und nach Einzelaussagen (Videointerviews mit sechs Vätern 2025 für einen Workshop im Rahmen GAIMH Tagung 2025, PEKiP e.V.) der bisherigen Kurse den Zusammenhalt zwischen Vater und Kind und das Zutrauen in die eigene elterliche Kompetenz. In Gesprächen berichten Väter, dass ihre Partnerinnen durch die aktive Teilnahme der Väter am PEKiP, eher bereit sind, Verantwortung abzugeben und früh die Sorgearbeit zu teilen. Dies kann wiederum dem Phänomen des „Maternal Gatekeeping" (Schoppe-Sullivan, 2008) entgegenwirken.

Darüber hinaus bietet PEKiP Vätern die Chance, soziale Netzwerke mit anderen Vätern aufzubauen (Eickhorst, 2011).

Wie Zimmermann (2023b) in seiner Übersicht evaluierter Praxisansätze betont, brauchen Väter konkrete, handlungsorientierte Angebote, um im Spielkontext emotionale Sicherheit und angemessene Anleitung geben zu können. Er macht hier deutlich, dass „sich vaterspezifische Praxisansätze zur Förderung einer sicheren Bindung an den Vater auf Situationen konzentrieren [müssen], in denen Väter ihren Kindern in Spielsituationen emotionale Sicherheit und Anleitung bieten können. Je konkreter die Handlungsorientierung für Väter erkennbar ist (d. h., was soll gemacht werden und wie wird es umgesetzt), desto eher kann dies umgesetzt werden." (Zimmermann 2023b, S. 106). Diese Forderung erfüllt das PEKiP Konzept durch die entwicklungsspezifischen Anregungen und deren Anleitung. Demnach kann PEKiP insbesondere für Väter eine durchaus passendes Präventionsangebot sein, um die Möglichkeit zu haben, frühzeitig eine gute (Spiel-)Beziehung zu ihrem Kind aufzubauen.

7.6 Fazit

PEKiP lässt sich als sogenannte „komplexe Intervention" (Bödecker, 2012) einordnen, da mehrere Komponenten integriert werden (u. a. Elternbildung/Psychoedukation, Begleitung der Eltern-Kind-Interaktion, kindzentrierte Spielanregungen, Gruppeninteraktion) und somit auf unterschiedlichen Ebenen der frühkindlichen Entwicklung einwirkt. Die Evaluation solcher komplexen Maßnahmen stellt hohe methodische Anforderungen, insofern steht eine aktuelle empirische Untersuchung der Wirksamkeit des Programms noch aus, ist aber in Planung.

Zusammenfassend kann gesagt werden, dass PEKiP sowohl in Hinblick auf die psychologische Sicherheit (sichere Bindung), als auch in der Förderung der kindlichen, kooperativen Autonomie wirksam sein kann. Durch feinfühlige, angeleitete Spiel-Interaktionen erleben Kinder Anregungen und elterliche Verfügbarkeit. Die Spiel- und Bewegungsanregungen schaffen damit einen schützten Erfahrungsraum, in dem Nähe und Selbstständigkeit gleichermaßen wachsen können.

Literatur

Atun-Einy, O., Berger, S. E., & Scher, A. (2013). Assessing motivation to move and its relationship to motor development in infancy. *Infant Behavior and Development*, 36(3), 457–469. Amsterdam.

Ainsworth, M. D. S., Blehar, M. C., Waters, E., & Wall, S. N. (2015). Patterns of Attachment: A Psychological Study of the Strange Situation (1st ed.; Originalarbeit 1978). London.

Ainsworth, M. D. S. (1963). The development of infant–mother interaction among the Ganda. In B. M. Foss (Ed.). *Determinants of Infant Behavior* (S. 67–112). London/New York.

Antonovsky, A. (1997). Salutogenese. Zur Entmystifizierung der Gesundheit. Tübingen.

Bödeker, W. (2012). Wirkungen und Wirkungsnachweis bei komplexen Interventionen. In: *Evaluation komplexer Interventionsprogramme in der Prävention: Lernende Systeme, lehrreiche Systeme,* (S. 33–42). RKI. Berlin

Bögels, S., & Phares, V. (2008): Fathers' role in the etiology, prevention and treatment of child anxiety. A review and new model. *Clinical Psychology Review*, 28(4), 539–558. Amsterdam.

Bowlby, J. (2006). Bindung (dt. Ausg.; Original: Attachment and Loss: Vol. 1: Attachment, 1969). München/Basel.

Bowlby, J. (2016). Frühe Bindung und kindliche Entwicklung (7. Aufl.). München.

Bowlby, J. (1988). A Secure Base: Parent–Child Attachment and Healthy Human Development. London.

Caplan, G. (1964). Principles of preventive psychiatry. New York.

Cierpka, M., Stasch, M., & Groß, S. (2007). Expertise zum Stand der Prävention/Frühintervention in der frühen Kindheit in Deutschland. BZgA. Köln.

Cohn, R. (2021). Von der Psychoanalyse zur Themenzentrierten Interaktion (1. Aufl. 1984). Stuttgart.

Dornes, M. (1993). Der kompetente Säugling: Die präverbale Entwicklung des Menschen. Frankfurt a. M.

Fischer, F. P., & Gorges, J. (2023). Warum wollen Eltern (nicht) an Elternbildung teilnehmen? Analysen der Rolle von Bildungsniveau und Migrationshintergrund für die elterliche Motivation zur Teilnahme an Elternbildung. *Zeitschrift für Erziehungswissenschaft*, 26, 813–841. Heidelberg

Fonagy, P., Gergely, G., Jurist, E. L., & Hepworth, M. (2022). Affektregulierung, Mentalisierung und die Entwicklung des Selbst (3. überarb. Aufl.). Stuttgart.

Fox, M. (2012) Erziehung und Gruppe – psychologische Aspekte. in Stange, W. (2012 Erziehungs- und bildungspartnerschaften– grundlagen, strukturen, begründungen. In *Erziehungs-und Bildungspartnerschaften: Grundlagen und Strukturen von Elternarbeit* (S. 12–39). Wiesbaden.

Grossmann, K., & Grossmann, K. E. (2004). Bindungen – das Gefüge psychischer Sicherheit. (Aktuell 9. Auflage 2023) Stuttgart.

Grossmann, K., Grossmann, K. E., Kindler, H., & Zimmermann, P. (2008). A wider view of attachment and exploration: The influence of mothers and fathers on the development of psychological security from infancy to young adulthood. In J. Cassidy & P. R. Shaver (Hrsg.), Handbook of Attachment: *Theory, Research, and Clinical Applications* (S. 857–879). New York.

Grossmann, K.E., Grossmann, K. & Zimmermann, P. (1999). A wider view of attachment and exploration: Stability and change during the years of immaturity. In: J. Cassidy & P. R. Shaver (Hrsg.), *Handbook of attachment. Theory, research, and clinical applications* (S. 760–786.) New York.

Grüne Liste Prävention: https://www.gruene-liste-praevention.de/nano.cms/datenbank/information (Abruf: 30.07.2025).

Höltershinken, D., & Scherer, G. (Hrsg.). (2019). PEKiP – Das Prager-Eltern-Kind-Programm. Theoretische Grundlagen: Ursprung und Weiterentwicklung (5. Aufl.). Dortmund.

Iwanski, A., Lichtenstein, L., Paulus, J., Werner, Ch., Walper, S., Vierhaus, M., Spangler G., & Zimmermann, P. (2025). Parental emotion regulation and children's mental health: Longitudinal mediation by parenting stress and sensitive challenging parenting. *Personality and Individual Differences, 246*, 113262. Amsterdam.

Iwanski, A., Mühling, L., & Zimmermann, P. (2022). Do ideal fathers differ from ideal mothers? A study on sensitivity, challenging, and sensitive challenging parenting behavior. *Psicologia*, *36*(2), 1–14. Montevideo.

Jeong, J., Franchett, E. E., Ramos de Oliveira, C. V., Rehmani, K., & Yousafzai, A. K. (2001). Parenting interventions to promote early child development in the first three years of life: A global systematic review and meta-analysis. *PLoS Med*, 18(5), e1003602. San Francisco.

Jungbauer, J., & Remidi, L. (2010). Zur Bedeutung des Prager-Eltern-Kind-Programms (PEKiP) für den Übergang zur Elternschaft: Ergebnisse einer Teilnehmerbefragung. *Zeitschrift für Sozialpädagogik*, 2, 144–155. Weinheim.

Kadera, S. & Minsel, B. (2016). Elternbildung – Weiterentwicklung im familialen Kontext. In: Trippelt, R. und von Hippel, A. (Hrsg.), *Handbuch Familienbildung/Weiterbildung*. Wiesbaden.

Kindler, H., & Grossmann, K. (2019). Vater-Kind-Bindung und die Rolle der Väter in den ersten Lebensjahren ihrer Kinder. In L. Ahnert (Hrsg.), *Frühe Bindung: Entstehung und Entwicklung* (4. Aufl., S. 240–255). München.

Knödel, P. (1983). Erziehungseinstellungen, Einstellungsveränderungen und Mutter-Kind-Interaktion (unveröff. Diplomarbeit). Universität Münster. Münster.

Koch, J. (1976). Total Baby Development. New York.

Koch, J. (1977). Vychova kojence v rodine (S. 42–44) Avicenum Praha, („Ein Kleinkind in einer Familie großziehen" übersetzt von Dana Kubani 1991; in der vorliegenden Fassung verabschiedet vom PEKiP-Fortbildungsteam 2004). Prag.

Koch, J. (1969). Der Einfluss der frühen Bewegungsstimulation auf die motorische und psychische Entwicklung des Säuglings. In M. Ihrle (Hrsg.), *Bericht über den 26. Kongress der deutschen Gesellschaft für Psychologie Tübingen 1968* (S. 413–421). Göttingen.

Krombholz, H. (2025). Motor development and season of birth in the first two years of life. *Cogent Psychology, 12*(1). Milton Park.

Kubani, D. (1997). Mütterliches Verhalten als abhängige Variable im Prager-Eltern-Kind-Programm: Eine Analyse und Darstellung der Veränderung des Verhaltens der teilnehmenden Mütter im Umgang mit ihren Säuglingen (unveröffentlichte Dissertation). Prag.

Lamb, M. E. (1997). The development of father–infant relationships. In M. E. Lamb (Ed.), *The role of the father in child development* (3rd ed., pp. 104–120). Hoboken.

Langmaack, B. (1991). Themenzentrierte Interaktion: Einführende Texte rund ums Dreieck. München.

Layzer, J. I., Goodson, B., Bernstein, L., & Price, C. (2001). National Evaluation of Family Support Programs. *Final Report Volume A: The Meta-Analysis*. Cambridge.

Lentz-Becker, A., Bräutigam, B., & Müller, M. (2024). Familienbildung meets Gesundheitsförderung!? In *Prävention und Gesundheitsförderung*, 19(1) (S. 28–39). Heidelberg.

Linberg, A., Lehrl, S., Weinert, S. (2020). The Early Years Home Learning Environment – Associations With Parent-Child-Course Attendance and Children's Vocabulary at Age 3. *Frontiers in Psychology*. Volume 11 – 2020. Lausanne.

Lösel, F., & Runkel, D. (2012). Empirische Forschungsergebnisse im Bereich Elternbildung und Elterntraining. In *Erziehungs-und Bildungspartnerschaften: Grundlagen und Strukturen von Elternarbeit* (S. 267–278). Wiesbaden.

Majdandžić, M., Müller, E. L., de Vente, W., Bögels, S. M., & van den Boom, D. C. (2014). Father's challenging parenting behavior prevents social anxiety development in their 4-year-old children: A longitudinal observational study. *Journal of Abnormal Child Psychology*, 42(2), 301–310. New York.

Meins, E. (1997). Security of attachment and the social development of cognition. Mahwah.

Neumann, A., Chakraverty, D., Ulrich, S. M., Lux, U., Hänelt, M., & Renner, I. (2023). War das hilfreich? Elterliche Bewertung von Angeboten für Familien rund um die Geburt. *Faktenblatt 5 zur Studie „Kinder in Deutschland 0–3 2022"*. Nationales Zentrum Frühe Hilfen (NZFH). Köln.

Petersen, R., Petermann, F., & Petermann, U. (2017). Feinfühliges Elternverhalten und kindliche Emotionsregulation: Ein systematischer Review. Göttingen.

Prager-Eltern-Kind-Programm, PEKiP e.V. (2025). PEKiP-Handbuch, 4. überarbeitete Auflage. Unveröffentlichtes Manual aus dem Material der Fortbildung zur PEKiP-Gruppenleitung. Wuppertal.

Rogers, C. (1982): Die nicht direktive Beratung (Original 1942). Frankfurt am Main.

Powell, G., Cooper, G., Hoffmann, K., Marvin, B. (2015). Der Kreis der Sicherheit. Die klinische Nutzung der Bindungstheorie. Lichtenau.

Ruppelt, C. (1985). Spiel – Bewegung – Gespräch. Anregungen durch das Prager-Eltern-Kind-Programm. Zeitschrift <*und*Kinder> Nr. 21, 6. Jahrgang, Marie Meierhofer-Institut für das Kind, S. 66–74. Zürich.

Ruppelt, H. (1978). „Das Prager-Eltern-Kind-Programm" (PEKiP): Ein neues gruppenpädagogisches Modell. *Der Sozialarbeiter*, H1, 26–30. Essen.

Ruppelt, H. (1982). Kinder-Kontakte im 1. Lebensjahr in den Gruppen des Prager-Eltern-Kind-Programms. *Zeitschrift für Gruppenpädagogik*, 4, 253–261. Wiesbaden.

Ruppelt, H. (1985). Das Prager-Eltern-Kind-Programm. Entstehung, Ziele und Wirkung. Zeitschrift <*und*Kinder> Nr. 21, 6. Jahrgang, Marie Meierhofer-Institut für das Kind S. 59–66. Zürich.

Ruppelt, C (2023). PEKiP-Lesebuch. Grundlagen des Prager-Eltern-Kind-Programms, Gruppenkonzept für Eltern mit ihren Kindern im ersten Lebensjahr. (Text von C. Ruppelt und H. Ruppelt, Originaltext von 1982). Berlin.

Scheuerer-Englisch, H. (2017). Bindungen stärken und Resilienz fördern in der Erziehungsberatung. In Zimmermann, P., Spangler, G., Mertens, W., & Ahnert, L. *Feinfühlige Herausforderung. Bindung in Familie, Kita, Kinderheim und Jugendhilfe*. (S. 239–254). Gießen.

Scholz, Maria Helena (2025). PEKiP-Anregungen und Spielmaterialien im Fokus. *PEKiP-Info Heft Nr. 73*. Wuppertal.

Schoppe-Sullivan, S. J., Brown, G. L., Cannon, E. A., Mangelsdorf, S. C., & Sokolowski, M. S. (2008). Maternal gatekeeping, coparenting quality, and fathering behavior in families with infants. *Journal of Family Psychology,* 22(3), 389–398. Washington D.C..

Stern, W. (1993). Psychologie der frühen Kindheit, bis zum sechsten Lebensjahre (Erstveröffentlichung 1914). Leipzig.

Thoman, E. B. (1990). Sleeping and waking states in infants: a functional perspective. Neuroscience and *Biobehavioral Reviews,* 14(1), 93–107. Amsterdam.

Trepiak, P., Deneault, A. A., & Bureau, J. F. (2025). A systematic review and meta-analysis of parental mentalization in fathers and mothers. *Infant Mental Health Journal,* 46(4), 406–423. Hoboken.

Vygotsky, L. S. (1978). Mind in Society: The Development of Higher Psychological Processes. Massachusetts.

Weiss, M., Schmucker, M., & Lösel, F. (2015). Meta-Analyse zur Wirkung familienbezogener Präventionsmaßnahmen in Deutschland. Zeitschrift für Klinische Psychologie und Psychotherapie: Forschung und Praxis, 44(1), 27–44. Göttingen.

Zeegers, M. A., Colonnesi, C., Stams, G. J. J., & Meins, E. (2017). Mind matters: a meta-analysis on parental mentalization and sensitivity as predictors of infant–parent attachment. *Psychological bulletin,* 143(12), 1245. Washington D.C..

Zimmermann, P. (2023a). Die Bedeutung von Vätern in der frühen Kindheit: Relevanz für die Frühen Hilfen. In A. Eickhorst & C. Liel (Hrsg.), *Väter in den Frühen Hilfen. Impulse für ein systemisches Elternverständnis.* (S. 60–86) Weinheim und Basel.

Zimmermann, P. (2023b). Evaluierte Praxisansätze mit Einbezug von Vätern. In A. Eickhorst & C. Liel (Hrsg.), *Väter in den Frühen Hilfen. Impulse für ein systemisches Elternverständnis.* (S. 87–111) Weinheim und Basel.

Zimmermann, P. (2017). Bindung an den Vater: Eine andere Bindung? In P. Zimmermann & G. Spangler (Hrsg.), *Feinfühlige Herausforderung. Bindung in Familie, Kita, Kinderheim und Jugendhilfe* (S. 189–206). Gießen.

Zimmermann, P., Mohr, C., & Spangler, G. (2009). Genetic and attachment influences on adolescents' regulation of autonomy and aggressiveness. *Journal of Child Psychology and Child Psychiatry,* 50, 1339–1347. Hoboken.

Zimmermann, P., Mühling, L., & Iwanski, A. (2020). Aktivierung, Herausforderung und Feinfühligkeit in Eltern-Kind-Interaktionen (unpubliziertes Manuskript). Bergische Universität Wuppertal. Wuppertal.

Zimmermann, P., Spangler, G., Schieche, M., & Becker-Stoll, F. (2019). Bindung im Lebenslauf: Determinanten, Kontinuität, Konsequenzen und künftige Perspektiven. In G. Spangler & P. Zimmermann (Hrsg.), *Die Bindungstheorie: Grundlagen, Forschung und Anwendung.* Stuttgart.

Kapitel 8: Partnerschaftskonflikte und ihre Bedeutung für Kinder

Guy Bodenmann

Viele assoziieren mit Konflikt etwas Negatives. Sie verstehen darunter verbale Auseinandersetzungen, wüsten Streit oder befürchten, dass die Beziehung in die Brüche geht, wenn man dem Partner/der Partnerin widerspricht, nicht zu allem Ja und Amen sagt oder „schwierig" tut. Viele Partner:innen geben dem anderen auch das Gefühl, dass sie sich anzupassen haben, dass Widerspruch nicht geduldet wird und man nicht kritisiert werden möchte. Entsprechend gehen viele Paare Konflikten aus dem Weg und halten Schwierigkeiten und negative Gefühle unter dem Deckel. Dabei geht es nicht ohne Konflikte, wenn zwei Menschen in einer Paarbeziehung zusammenleben und ihr Leben gemeinsam gestalten müssen. Es gibt zwangsläufig Spannungen aufgrund unterschiedlicher Meinungen, Bedürfnisse oder Ziele. Reibungsflächen sind daher vorprogrammiert. Diese entzünden sich oft an kleineren Dingen (Differenzen bezüglich Schlaf-Wach-Rhythmus, Notwendigkeit von Anschaffungen, Aufteilung der Haushaltarbeiten, Finanzen (wofür Geld ausgegeben wird), Planung von Ferien oder Freizeitgestaltung oder substantiellen Themen wie unterschiedliche Ansichten und Bedürfnisse hinsichtlich der Lebens- und Beziehungsgestaltung, der Kinderfrage (möchte man Kinder und wie viele) oder beziehungsmäßig fundamentalen Themen wie Treue, offene Beziehung, sexuelle Praktiken. Wie trivial oder essential das Thema auch sein mag, sobald die beiden Partner:innen in ihren Einschätzungen, Meinungen und Bedürfnissen nicht übereinstimmen, handelt es sich um einen Konflikt. Dessen Relevanz für den Fortbestand der Beziehung variiert allerdings in Abhängigkeit der tieferen Bedeutung des Themas. So ist ein Streit über das nicht weggeräumte Geschirr nicht von derselben Salienz wie ein Konflikt in Bezug auf die Definition von Grenzen gegenüber anderen, beispielsweise die Abgrenzung von der Herkunftsfamilie oder der Umgang mit für die Partnerschaft potenziell gefährdenden Situationen (z. B. Flirten mit potenziellen Konkurrent:innen) respektive unterschiedliche Positionen bezüglich des Kinderwunsches. In beiden Fällen geht es jedoch letztlich immer um ein Unbehagen, eine Unzufriedenheit, etwas, das einen stört, beunruhigt, sorgt oder traurig stimmt. Dies gilt es rechtzeitig anzusprechen, damit das Thema nicht ein übermäßiges Gewicht erhält und zum Stolperstein für das Paar wird (Bodenmann, 2023).

Über Jahrzehnte untersuchte man in der Partnerschaftsforschung Konflikte bei Paaren vor allem mittels systematischer Verhaltensbeobachtung im Labor. Man ließ Paare vor laufender Kamera über ein salientes Konfliktthema streiten und analysierte anschließend das Gespräch mikroanalytisch (indem die Verhaltensweisen beider Partner:innen minutiös kodiert wurden), um Zusammenhänge zwischen Verhaltensweisen beider Partner:innen mit dem Funktionsniveau des Paares, der Beziehungszufriedenheit und dem Risiko für Trennung oder Scheidung herzustellen, wobei die Analysemethoden auch dank künstlicher Intelligenz immer mehr verfeinert wurden, und neben dem direkt beobachtbaren Verhalten auch maschinell kodierte Stimmfrequenzen (als Ausdruck von Stress oder emotionaler Involviertheit), Gesichtsausdruck (zur Feststellung der erlebten Emotionen) sowie räumliche Distanz zwischen den beiden Partner:innen erschlossen werden konnten (Bulling et al., 2022).

Neuere Studien fokussieren dabei nicht mehr nur auf die beobachtbare Negativität und deren Reziprozität (Wechselseitigkeit zwischen den Partner:innen), sondern betrachten Konflikte differenzierter und versuchen ihre Bedeutung für die Partnerschaft in Abhängigkeit ihrer Häufigkeit, des Umgangs der Partner:innen miteinander vor, während und nach dem Konflikt (z. B. Wie kommt es zum Konflikt? Wer initiiert ihn? Wie ist der Verlauf? Gibt es typische Kipppunkte und Weichenstellungen? Wie stark ist das Eskalationspotenzial? Wie wird der Konflikt beendet? Mit einer Problemlösung? Gelingt dem Paar am Ende eine Versöhnung?) aufzuschlüsseln. Dabei wird nicht mehr nur die Negativität beider Partner:innen analysiert, sondern diese in Bezug gesetzt zur Positivität (z. B. zuhören und nachfragen, loben oder Komplimente machen, sich emotional mitteilen, Verständnis zeigen, einlenken, Kompromisse finden) während des Konflikts aber auch in anderen Kontexten (z. B. positive Alltagsinteraktionen, gegenseitige Unterstützung in Stresssituationen) (Laursen & Hafen, 2010). So steht seit den Studien von Gottman (1994) das Verhältnis von Negativität zur Positivität im Fokus. Entsprechend spielt neben der Häufigkeit und Intensität von positivem und negativem Interaktionsverhalten auch die Relation beider Formen zueinander (die sogenannte „Ratio") eine ausschlagende Rolle. Wenn ein Konfliktgespräch sehr laut und aggressiv verläuft, jedoch gleichzeitig auch positive Verhaltensweisen (Momente des Zuhörens, des Einlenkens, der Abschwächung durch Humor etc.) auftreten, federt dies die negative Wirkung maßgeblich ab. Bei einer Ratio von 5 : 1 (Positivität gegenüber Negativität) sind keine negativen Effekte auf die Beziehung mehr feststellbar (Bertoni & Bodenmann, 2010; Gottman, 1994). Hinzu kommt, dass die Art und Weise, wie Paare mit diesen Differenzen umgehen und sich streiten sehr unterschiedlich ist. So können offene und verdeckte Konflikte unterschieden werden.

Bei offene Konflikten wird laut und wild debattiert, es kommt zu cholerischen, impulsiven Durchbrüchen, in deren Folge Schreien, Beleidigungen, verächtliche und provokative Kommunikation oder Drohungen auftreten können. Die Konflikte sind für die Umwelt wahrnehmbar, werden von Kindern, Nachbarn oder Passant:innen (wenn im öffentlichen Raum gestritten wird) festgestellt.

Verdeckte Konflikte zeichnen sich durch Defensivität (Zurückweisung von Verantwortung, kein Eingestehen von Schuld, sich als Opfer der Umstände darstellen, Gegenangriffe zur Selbstverteidigung), Rückzugsverhalten, schwelendes oder passiv-aggressives Verhalten aus. Sie äußern sich vor allem atmosphärisch und belasten die Stimmung und das Familienklima, wobei objektiv häufig weniger gut festgemacht werden kann, was genau abläuft und ob es sich um eine vorübergehende Verstimmung, schlechte Laune oder etwas Substantielleres handelt. Ärger wird in einer allgemeinen Spannung ausgedrückt, äußert sich in Sticheleien, Sarkasmus oder falschem Humor, wird jedoch nicht offen kommuniziert, sondern larviert oder unterdrückt. Beim passiv-aggressiven Stil wird der Partner/die Partnerin subtil demontiert oder vorgeführt, die Beweisführung fällt jedoch schwer, da man nie ganz sicher sein kann, dass hinter dem Verhalten eine boshafte Absicht steht oder man nicht einfach überempfindlich reagiert.

Bodenmann (2023) unterscheidet sechs verschiedene Konfliktstile:

- vermeidender Konfliktstil
- schwelender Konfliktstil
- passiv-aggressiver Konfliktstil
- verbal-aggressiver Konfliktstil
- gewaltsamer Konfliktstil
- konstruktiver Konfliktstil

Die verschiedenen Konfliktstile im Überblick

- Der *vermeidende Konfliktstil* zeichnet sich aus durch: (a) Nicht wahrhaben wollen von Problemen und deren Verdrängen, (b) Bagatellisierung von Schwierigkeiten und leichtfüßiges darüber hinweggehen, (c) Wahrung der Contenance als oberstes Prinzip, (d) Runterschlucken von Ärger und negativen Gefühlen, (e) Verlegenheitslachen und Versuch, Probleme ins Lächerliche zu ziehen.
- Der *schwelende Konfliktstil* ist charakterisiert durch: (a) verdeckte Ablehnung des anderen, (b) spürbarer Unzufriedenheit, die jedoch nicht direkt angesprochen wird, (c) negative Mimik, Gestik, Körperhaltung und Distanz, (d) „dicke Luft" im Paar, (e) aufgesetzte Freundlichkeit und Fassadenhaftigkeit.
- Eine *passiv-aggressive Konfliktführung* beinhaltet (a) Sabotagen von Plänen und Ideen des Partners/der Partnerin, (b) Witze über den anderen machen, um ihn/sie bloßzustellen oder vorzuführen, (c) unangenehme Situationen für den anderen erzeugen, (d) Geschenke machen, von denen man im Grunde genommen sehr wohl weiß, dass sie dem Partner/der Partnerin keine Freude bereiten.
- Der *verbal-aggressive Konfliktstil* zeichnet sich aus, durch: (a) lautes, schnelles Sprechen bis hin zum Schreien, (b) viele Unterbrechungen, dem anderen ins Wort fallen, (c) Beharren auf der eigenen Sicht und keine Bereitschaft, die Position und die Argumente des anderen nachvollziehen zu wollen, (d) hohe Emotionalität (Ärger, Wut, Hohn), (e) häufiger eskalierender Verlauf (bis hin zu Gewalt), (f) keine Lösungsfindung sowie (g) kein Versöhnen nach dem Konflikt.

Die verschiedenen Konfliktstile im Überblick

- Der *gewaltsame Konfliktstil* resultiert häufig aus dem verbal-aggressiven Konfliktverhalten, indem Vorwürfe, Beleidigungen, Abwertungen und Provokationen in Bloßstellungen, Demütigungen und Erniedrigungen übergehen, Drohungen ausgesprochen werden und der Partner/die Partnerin im Selbstwert demoliert wird. Die verbale Gewalt kann in etlichen Fällen von physischer Gewalt (stoßen, schubsen, spucken, einen Gegenstand nach dem Partner/der Partnerin werfen oder schwerwiegenderer Gewalt wie schlagen, würgen etc.) begleitet sein oder in diese übergehen.
- Ein *konstruktiver Konfliktstil* umfasst: (a) rechtzeitiges Ansprechen von Störendem, (b) Zuhören und verstehen wollen, was den Partner/die Partnerin stört, (c) Suchen von Kompromissen und für beide tragfähige und faire Lösungen, (d) sich entschuldigen, wenn während des Konflikts Aussagen oder Bemerkungen gemacht oder Wörter verwendet wurden, die für den anderen verletzen waren.

Für die Paare wie ihre Kinder macht es einen Unterschied, welchen Konfliktstil sie pflegen. Während ein *konstruktiver Konfliktstil*, gekennzeichnet durch das offene Ansprechen von Störendem und was dies bei einem auslöst, einem offenen Zuhören und Bemühen, den anderen ausreden zu lassen und zu verstehen, der Suche von Kompromissen und tragfähigen Lösungen oder einer Entschuldigung, wenn das Gespräch zeitweise aus dem Ruder lief, positiv mit der Partnerschaftszufriedenheit und dem Befinden der Partner:innen und einer günstigeren Entwicklung des Kindes zusammenhängt, sind die destruktiven Konfliktstile allesamt problematisch (Bodenmann, 2016). *Vermeiden Paare Konflikte*, kommt es zu keiner Möglichkeit, die Quellen der Unzufriedenheit zu beseitigen, wodurch sich die Negativität aufstaut und zu psychosomatischen Beschwerden (chronische Verdauungsprobleme, chronische Rückenschmerzen, Migräne, Herzkreislauferkrankungen) führen kann oder sich auf einmal mit großer Vehemenz entlädt. Kinder lernen bei diesem Konfliktstil zudem nicht, wie sie selbst Störendes angemessen ansprechen können, sowohl gegenüber anderen (z. B. Gleichaltrige, Lehrpersonen) wie auch dem Partner/der Partnerin in der späteren eigenen Beziehung. Ein *schwelender und passiv-aggressiver Konfliktstil* geht mit einem negativen Paar- und Familienklima einher, in dem man sich unwohl fühlt, unglücklich ist und schließlich ungern nach Hause kommt. Man erlebt Hilflosigkeit und ist gelähmt, da Konflikte nicht offen diskutiert und gelöst werden können, sondern konstant im Raum schweben und alles überschatten. Beim *verbal-aggressiven Konfliktstil* wird herumgeschrieben, die Emotionen gehen hoch, es kommt zu verbalen Entgleisungen, Verletzungen und Kränkungen, die bei einigen Paaren in *verbale Gewalt oder physische Gewalt* münden können. Die Auswirkungen für das Paar und Kinder sind beim Erleben von Gewalt besonders gravierend (Bodenmann, 2016).

8.1 Ursachen von Partnerschaftskonflikten

Partnerschaftskonflikten liegen unterschiedliche Ursachen zugrunde, doch insgesamt sind es weder die Gründe für die Konflikte noch das Faktum des reines

Auftretens oder die Inhalte, worin sich zufriedene und unzufriedene unterscheiden, sondern die Art und Weise, wie gestritten wird (Bodenmann, 2023; Sanford, 2003). Die Ursachen sind häufig dieselben, es geht um unterschiedliche Ansichten und Meinungen, unterschiedliche Bedürfnisse, Ziele und den Wunsch, den Partner/die Partnerin nach den eigenen Vorstellungen zu verändern. Dabei kommt es oft zu Machtkämpfen. Anstatt das Problem zu lösen, verstrickt sich das Paar in wechselseitigen Anschuldigen, Vorwürfen und der Idee, dass der andere Schuld an der eigenen Unzufriedenheit habe, anstatt zu erkennen, dass es gemeinsam das Problem (die Differenzen) zu lösen gilt.

Die häufigsten Konfliktinhalte *Eifersucht* (Angst vor potenziellen Konkurrent:innen, Vertrauensverlust), *Finanzen* (für wen und was wird Geld ausgegeben), *Kindererziehung* (wie erzieht man die Kinder richtig, was lässt man ihnen durchgehen, wo setzt man Grenzen, wie viel Freiräume gesteht man dem Kind zu, wie viel Unterstützung bei Hausaufgaben soll gewährt werden) und die *Herkunftsfamilie* (Schindler, Hahlweg & Revenstorf, 2019).

Bei Paaren mit Kindern sind diese meist der Streitgrund Nummer 1, gefolgt von Konflikten in Bezug auf Haushalt und die Kommunikationskultur (Papp, Cummings & Goeke-Morey, 2009). Der negative Zusammenhang zwischen Partnerschaftskonflikten und der Partnerschaftszufriedenheit ist zudem stärker bei Paaren mit Kindern als bei kinderlosen Paaren (Twenge, Campbell & Foster, 2003).

8.2 Folgen von Partnerschaftskonflikten

Destruktive Partnerschaftskonflikte können Auswirkungen auf verschiedenen Ebenen haben: *Individuell* gehen sie mit negativen Emotionen (z. B. Ärger, Wut, Enttäuschung, Frustrationen, Unverständnis, Traurigkeit, Hilflosigkeit, Resignation) sowie einer hohen physiologischen Erregung einher (erhöhter Blutdruck, Ausschüttung von Adrenalin, Noradrenalin, Kortisol als Ausdruck von Stress), was wiederum mit einer höheren Anfälligkeit für psychische und somatische Erkrankungen (z. B. Schlafstörungen, Herzkreislauferkrankungen, Magengeschwür, Depressionen, Ängste, Süchte) einhergeht.

Auf der *Paarebene* vergiften destruktive Konflikte das Paarklima, erhöhen die Wahrscheinlichkeit für negative, eingeschliffene Verhaltensmuster, aus denen das Paar nur schwer wieder herausfindet und können zu schweren Enttäuschungen und Verletzungen führen, welche die Partnerschaft längerfristig überschatten. Chronische destruktive Konflikte korrelieren entsprechend mit einer niedrigeren Partnerschaftszufriedenheit und einem höheren Trennungs- und Scheidungsrisiko (Woodin, 2011).

Bei Paaren mit Kindern (*familiäre Ebene*) sind destruktive Partnerschaftskonflikte besonders problematisch. Sie erhöhen das Risiko für ungünstiges

Erziehungsverhalten (inkonsistentes Verhalten gegenüber dem Kind, zu gewährendes Verhalten, kein Monitoring, verwöhnendes Verhalten aus Schuldgefühlen und einem schlechten Gewissen heraus, harsches, dominantes Erziehungsverhalten etc.) und eine mangelnde Sensitivität gegenüber dem Kind (man hat keine Energie, um das Kind mit seinen Bedürfnissen wahrnehmen zu können). Je häufiger destruktiv gestritten wird, desto negativer sind die Folgen für die Kinder (Cummings & Davies, 2010; Zemp & Bodenmann, 2015), wobei Studien zeigen, dass die Folgen chronischer destruktiver Konflikte für das Kind mitunter schädlicher sind als die Effekte von Trennung oder Scheidung (Kelly, 2000), was mit der Dauer der Exposition zu tun haben dürfte.

Besonders negativ sind destruktive Paarkonflikte für Kinder, wenn sie folgende Merkmale aufweisen (Zimet & Jacob, 2001; Zemp & Bodenmann, 2015):

- *lange Dauer oder chronisches Auftreten der Konflikte*, wodurch durch die Häufigkeit und jeweilige Dauer das Familienklima maßgeblich negativ geprägt wird und das „sichere Nest" der Kinder diesen Status verliert
- *hohe Intensität der Konflikte* (das Kind erlebt Beleidigungen, Abwertungen, Provokationen, Bloßstellungen, Drohungen und Demütigungen und ist unmittelbar psychischer Gewalt der Eltern ausgesetzt, die zudem oft von physischer Gewalt begleitet ist)
- *destruktive Konfliktaustragung* (das Kind erlebt eine hostil-aggressive, passiv-aggressive oder schwelende Konfliktaustragung ohne die puffernde Wirkung von Positivität, keine Konflikt- und Problemlösung und keine Versöhnung der Eltern)
- Konflikte werden *vor den Kindern* oder in Hörweite der Kinder ausgetragen
- Kinder werden zum *Konfliktinhalt*
- Kinder werden als *Koalitionspartner* von den Eltern missbraucht und zur Stellungnahme aufgefordert oder im Streit auf die eigene Seite zu ziehen versucht
- Kinder mischen sich in den Konflikt ein und werden selbst Konfliktpartei, indem sie zu schlichten versuchen, die Eltern zur Vernunft bringen möchten oder sie auffordern, sich anständig zu benehmen und mit Streiten aufzuhören
- Kinder verstehen die *Gründe für den Streit* der Eltern nicht, was erst ab einem Alter von 9–10 Jahren möglich wird und machen sich häufig selbst Schuldgefühle, denken, dass sie für den Streit verantwortlich sind, da sie nicht artig waren oder den Eltern Sorgen bereiten

Wie bereits erwähnt sind Partnerschaftskonflikte der Eltern nicht per se für die Kinder negativ, sondern in Abhängigkeit der genannten Merkmale und der bereits genannten Ratio. So konnten Zemp et al. (2014; 2019) zeigen, dass die Ratio (Positivität zu Negativität) auch in Bezug auf die Effekte von Paarkonflikten auf die Kinder eine wichtige Rolle spielt. So wiesen die Kinder, deren Eltern insgesamt eine Ratio von mindestens 2:1 (Positivität zu Negativität) aufwiesen, signifikant geringere Verhaltensauffälligkeiten (z. B. Aggression, Opposition, ADHS, Substanzmissbrauch) und psychische Probleme (z. B. Ängste, Depressionen) auf, als die Kinder, deren Eltern in der Negativität verhaftet waren und denen es nicht gelang, Negativität zu kompensieren. Zwar sind nicht nur die aufwühlenden negativen Erfahrungen beim Erleben destruktiver elterlicher Konflikte für die Störungsentwicklung verantwortlich, doch interagieren diese mit weiteren Risikofaktoren (z. B. angeborene Vulnerabilität, hoher Neurotizismus, mangelnde oder dysfunktionale Emotionsregulationsfertigkeiten) und fehlenden Protektivfaktoren (z. B. fehlende soziale Unterstützung, schlechte Beziehung zu den Eltern und Peers, hoher Stress in Schule und Freizeit oder infolge der Lebensphase, beispielsweise Pubertät/Adoleszenz). Meta-Analysen zeigen den Zusammenhang zwischen destruktiven elterlichen Konflikten und einem erhöhten Risiko für Verhaltensauffälligkeiten und psychische Störungen eindrücklich auf (Buehler et al., 1997; van Eldik et al., 2020; Rhoades, 2008). Problematisch ist zudem, dass der Konfliktstil „sozial vererbt" wird.

Die negativen Effekt treten dabei nicht immer unmittelbar auf, sondern können sich auch verzögert zeigen, wie Längsschnittstudien von Goldstein et al. (2007) oder Kouros et al. (2010) zeigen. Insgesamt ist das Bild jedoch eindeutig. Sowohl offen-destruktive (verbal-aggressiv, gewaltsam) wie verdeckte Konflikte (vermeidend, schwelend, passiv-aggressiv), die häufig über Tage oder Wochen andauern und das Familienklima prägen, gehen mit einem niedrigeren kindlichen Befinden einher (Bodenmann, 2016). Kinder leiden unter jeglicher Form elterlicher destruktiver Konfliktaustragung, wobei je nach Typ eher internalisierende oder externalisierende Störungen entwickelt werden (Katz & Gottman, 1993).

Bezüglich Langzeiteffekten zeigt eine Studie von Sanders et al. (1999), dass die Partner:innen in ihrer späteren eigenen Beziehung im Erwachsenenalter destruktiver streiten, wenn sie solche Verhaltensmodelle seitens der Eltern hatten.

Eine konstruktive Konfliktaustragung auf der anderen Seite ist für die Kinder in hohem Masse förderlich. Sie erleben positive Verhaltensmodelle (gute Vorbilder der Eltern, wie sie Konflikte ansprechen und lösen können), profitieren von einem angenehmen und kooperativen Familienklima, getragen von Respekt und Wertschätzung und lernen, dass man Ziele wirksam durch sachliches Ansprechen und emotionale Selbstöffnung erreicht und nicht auf Druck und Zwang setzen und den anderen fertig machen muss. Dadurch bauen die Kinder eine positive Repräsentation von Konflikten auf und stärken ihre Selbstwirksamkeitserwartung. Eine Studie von Bodenmann et al. (2008) belegt zudem, dass eine Verbesserung des elterlichen Konfliktstils bereits durch eine 15-stündige Intervention (*Paarlife*) dazu führen kann, dass kindliche Auffälligkeiten um die Hälfte zurückgehen.

8.3 Zusammenfassung

Konflikte gehören zu jeder Beziehung dazu. Nicht die Konflikte per se sind entsprechend das Problem, sondern die Art und Weise, wie sie ausgetragen werden. Dabei können verschiedene offene und verdeckte destruktive Konfliktstile unterschieden werden, welche allesamt negative Auswirkungen auf das Paar und seine Kinder haben. Vielfältige negative Effekte sind empirisch nachgewiesen und in Meta-Analysen dokumentiert, sowohl in Bezug auf das Befinden der Partner:innen, den Beziehungsverlauf wie auch auf Kinder.

Auf der anderen Seite ist ein konstruktiver Konfliktstil in vieler Hinsicht förderlich, stärkt eine positive und offen Kommunikationskultur des Paares, ermöglicht ein freundliches, kooperatives Paar- und Familienklima, schafft wechselseitiges Vertrauen und eine solide persönliche wie dyadische Selbstwirksamkeit und bildet ein wertvolles Verhaltensmodell für die Kinder, das ihnen im Umgang mit Konflikten in verschiedenen Kontexten (gegenüber Peers, in der Schule, im Beruf) aber insbesondere auch in Bezug auf die spätere eigene Partnerschaft nützlich ist. Streiten ist daher funktional, wenn es richtig gemacht wird und ist besonders wichtig, wenn es um relevante Themen geht, die einen wirklich stören (Overall & McNulty, 2017).

Literatur

Bertoni, A., & Bodenmann, G. (2010). Satisfied and dissatisfied couples: Positive and negative dimensions, conflict styles, and relationships with family of origin. *European Psychologist*, 15, 175–184.

Bodenmann, G. (2023). Streitet Euch! Wie Konflikte Paare und Kinder stärken. Patmos Verlag.

Bodenmann, G. (2016). Klinische Paar- und Familienpsychologie. Lehrbuch. Hogrefe Verlag.

Buehler, C., Anthony, C., Krishnakumar, A., Stone, G., Gerard, J., & Pemberton, S. (1997). Interparental conflict and youth problem behaviors: A meta-analysis. *Journal of Child and Family Studies*, 6, 223–247.

Bulling, L. J., Heyman, R. E., & Bodenmann, G. (2022). Bringing behavioral observation of couples into the 21st century. *Journal of Family Psychology*, 37, 1–19.

Cummings, E. M., & Davies, P. T. (2010). Marital conflict and children. An emotional security perspective. New York: The Guilford Press.

Goldstein, L. H., Harvey, E. A., Friedman-Weieneth, J. L., Pierce, C., Teller, A., & Sippel, J. C. (2007). Examining subtypes of behavior problems among 3-year-old children, part ii: Investigating differences in parent psychopathology, couple conflict, and other family stressors. *Journal of Abnormal Child Psychology*, 35, 111–123.

Gottman, J. M. (1994). What predicts divorce? Hillsdale, NJ: Lawrence Erlbaum.

Katz, L. F. & Gottman, J. M. (1993). Patterns of marital conflict predict children's internalizing and externalizing behaviors. *Developmental Psychology*, 29 (6), 940–950.

Kelly, J. B. (2000). Children's Adjustment in Conflicted Marriage and Divorce: A Decade Review of Research. *Journal of the American Academy of Children and Adolescent Psychiatry*, 39, 963–973.

Kouros, C. D. & Garber, J. (2010). Dynamic associations between maternal depressive symptoms and adolescents' depressive and externalizing symptoms. *Journal of Abnormal Child Psychology*, 38 (8), 1069–1081.

Laursen, B., & Hafen, C. (2010). Future directions in the study of close relationships: Conflict is bad (except when it's not). *Social Development*, 19, 858–872.
Overall, N. C., & McNulty, J. K. (2017). What type of communication during conflict is beneficial for intimate relationships? *Current Opinion in Psychology*, 13, 1–5.
Papp, L. M., Cummings, E. M., & Goeke-Morey, M. C. (2009). For richer, for poorer: Money as a topic of marital conflict in the home. *Family Relations*, 58, 91–103.
Rhoades, K. A. (2008). Children's responses to interparental conflict: A meta-analysis of their associations with child adjustment. *Child Development*, 79, 1942–1956.
Sanders, M. R., Halford, W. K., & Behrens, B. C. (1999). Parental divorce and premarital couple communication. Journal of *Family Psychology*, 13(1), 60–74.
Sanford, K. (2003). Problem-solving conversations in marriage: Does it matter what topics couples discuss? *Personal Relationships*, 10, 97–112.
Schindler, L., Hahlweg, K. & Revenstorf, D. (2019). Partnerschaftsprobleme. Diagnose und Therapie. Springer.
Twenge, J. M., Campbell, W. K., & Foster, C. A. (2003). Parenthood and Marital Satisfaction: A Meta-Analytic Review. *Journal of Marriage and Family*, 65 (3), 574–583.
van Eldik, W. M., de Haan, A. D., Parry, L. Q., Davies, P. T., Luijk, M. P., Arends, L. R., & Prinzie, P. (2020). The interparental relationship: Meta-analytic associations with children's maladjustment and responses to interparental conflict. *Psychological Bulletin*, *146*(7), 553.
Woodin, E. M. (2011). A two-dimensional approach to relationship conflict: Meta-analytic findings. *Journal of Family Psychology*, 25, 325–335.
Zemp, M., & Bodenmann, G. (2015). Partnerschaftsqualität und kindliche Entwicklung: Ein Überblick für Therapeuten, Pädagogen und Pädiater. Springer Verlag.
Zemp, M., Johnson, M. D., & Bodenmann, G. (2019). Out of balance? Positivity–negativity ratios in couples' interaction impact child adjustment. *Developmental Psychology*, 55(1), 135.
Zemp, M., Merillees, C. E., & Bodenmann, G. (2014). How much positivity is needed to buffer the impact of parental negativity on children? *Family Relations*, 63, 602–615.
Zimet, D. M., & Jacob, T. (2001). Influences of marital conflict on child adjustment. *Clinical Child and Family Psychology Review*, 4, 319–335.

Kapitel 9: Bindung und Autonomie in der Erziehungsberatung

Simon Meier

Wir alle sind von der Wiege bis zum Grab, am glücklichsten, wenn unser Leben wie eine Serie von langen oder kurzen Ausflügen um die sichere Basis, die unsere Bezugspersonen bieten, organisiert ist. (vgl. John Bowlby, 1988)

9.1 Bindungsgefüge zwischen sozialer Zugehörigkeit und Autonomie

Bindungs- und Autonomieentwicklung sind zwei Seiten einer Medaille und als solche unmittelbar miteinander verknüpft. Unsere menschlichen Grundbedürfnisse stehen im Spannungsfeld zwischen sozialer Zugehörigkeit zu einem Kollektiv und Selbstverwirklichung als Individuum. In unserer emotionalen Regulierung zeigen sich sowohl elementare Bedürfnisse nach Halt und Geborgenheit, sowie nach Selbstbestimmung und Kontrolle (vgl. Stucki & Grawe, 2007). Ohne passende Balance zwischen diesen beiden Polen sind wir in einem mentalen Ungleichgewicht und drohen in dysfunktionale internalisierende oder externalisierende Verhaltensmuster abzugleiten. Im Rahmen der Tätigkeit in der Erziehungsberatung erleben wir das jeden Tag aufs Neue sowohl auf individueller als auch auf interaktioneller und transaktionaler Ebene. Die daraus resultierenden Herausforderungen betreffen meist ganze Familiensysteme, inklusive transgenerationaler Prozesse.

Kinder brauchen in ihrer Erziehung einerseits eine einfühlende, haltgebende und feinfühlige Begleitung durch ihre Bindungspersonen. Feinfühligkeit bedeutet, die Signale des Kindes wahrzunehmen, richtig zu deuten und prompt und angemessen darauf zu reagieren (vgl. Ainsworth, Blehar, Waters & Wall, 1978). Dies zeigt sich besonders, wenn Kinder durch Verletzung bzw. Krankheit oder negative Gefühle, wie Angst, Ärger oder Trauer, Stress erleben und soziale Unterstützung zur Emotionsregulation von ihren Bindungspersonen benötigen. Gerade dort, wo die sozioemotionalen Kompetenzen des Kindes zur Regulierung von Stress und negativen Emotionen noch nicht ausreichen, benötigt es Bindungspersonen, die größer, stärker, klüger und dabei weitgehend liebenswürdig handeln können und unterstützen (vgl. Powell, Cooper, Hoffman & Marvin, 2007). Die Emotionen des Kindes oder Jugendlichen geben Aufschluss darüber, ob zugrundeliegende Bedürfnisse erfüllt sind (Freude oder neutrale emotionale Verfassung), oder nicht (negative emotionale Verfassung). Emotionen ihrer Kinder als Bedürfnisindikatoren zu verstehen kann Eltern dabei helfen gerade negative Emotionen besser aushalten zu lernen und wertschätzender damit umzugehen.

Zum anderen brauchen Kinder Ermutigung, Förderung und Herausforderung durch ihre Bindungspersonen, etwa im Bereich der Spielentwicklung, in der Selbstständigkeitserziehung, im sozialen Problemlösen oder in ihrem Konfliktmanagement. Selbstwirksamkeit baut sich auf durch Gelingen oder durch ein Lernen aus Fehlern und Unzulänglichkeit. Bindungs- und Erziehungsdefizite in diesem Bereich schlagen sich häufig bei Kindern und Jugendlichen in Entwicklungsdefiziten nieder. In der Folge können sich eine schnellere soziale Irritierbarkeit, mangelndes Vertrauen in die eigenen Kompetenzen und in das eigene Urteilsvermögen, ein schnelleres Aufgeben in Konfliktsituationen und eine überwertig fehlervermeidende Handlungsmaxime bei den betroffenen Kindern und Jugendlichen zeigen.

Zum dritten brauchen Kinder Begrenzung, zu ihrem eigenen Schutz, zur Abwendung von Gefahren und zur Ermöglichung eines sozialen Miteinanders durch das Erlernen einer Selbststeuerungsfähigkeit, gerade bei einschießenden Handlungsimpulsen. Gerade dieser Bereich scheint Eltern derzeit häufig schwerer zu fallen als in früheren Generationen (Jenni et al., 2024). In unserer alltäglichen Arbeit erleben wir, dass Eltern gerade in diesem Bereich eine Stärkung ihrer Erziehungskompetenz durch Beratung benötigen und auch davon profitieren. Eltern entscheiden sich häufig bewusst gegen eine übermäßig autoritäre Erziehungshaltung im Umgang mit ihren Kindern. Dies ist unbestritten eine gewinnbringende soziale Entwicklung heraus aus kompromissloser Strenge, Beschämung, Rigidität und Autonomieunterdrückung, wie Erziehungseinstellungen in früheren Generationen vorherrschten. Aber Kinder, die ohne ausreichende Grenzsetzungen und Strukturvorgaben aufwachsen, verhalten sich häufig ungesteuert und übermäßig selbstbestimmt, wirken somit impulsiv-aggressiv und laufen in der Folge große Gefahr in ihrer Gleichaltrigengruppe zu vereinsamen, da durch ihre Verhaltensprobleme und ihren Egozentrismus gleichzeitig ihre soziale Attraktivität sinkt und echte Freundschaften zumeist fehlen. Feinfühligkeit bei Eltern zeigt sich also nicht nur im Bereich des Fürsorgeverhaltens, des Tröstens und der liebevollen Zuwendung. Sie spiegelt sich genauso in der Qualität und Verlässlichkeit bei Grenzsetzungen und pädagogischen Konsequenzen wider.

Durch jeden neuen Entwicklungsschritt den ein Kind geht erweitert es nicht nur seine Fähigkeiten, Kompetenzen und seinen Explorationsradius, sondern es muss diese auch stabilisieren, in sein Selbstbild integrieren und Sicherheit im Umgang damit gewinnen. Durch Fortschritte in der Entwicklung gehen häufig Verunsicherung und eine entwicklungsassoziierte Ängstlichkeit beim Kind einher. „Kann ich das schon? Wie sicher geht das wirklich? Was kann dabei schief gehen?“ Gerade mit steigender kognitiver Einsichtsfähigkeit in der mittleren Kindheit nimmt auch das Gefahrenbewusstsein für Kinder zu. Gleichzeitig können Kinder in diesem Alter aber häufig ihre Emotionen und Gefühle noch nicht ausreichend sicher differenzieren und benennen. Hierzu benötigen sie vom ersten Lebensjahr an durch Affektspiegelung und Affektverbalisierung eine feinfühlige Unterstützung durch ihre Bindungspersonen, um nach und nach emotionale Bewusstheit zu erlangen, als Grundlage für eine adaptive und emotionsspezifische Regulationsfähigkeit. Entwicklungspsychologische und systemische Familienberatung setzen immer wieder genau an diesen Themenfeldern an.

9.2 Mediennutzung, Bildschirmzeit und Freizeitverhalten – wo findet Entwicklung statt?

Ein Beratungsbereich, der die Erziehungsberatung in den letzten Jahren ganz besonders stark prägt, ist das Feld der Mediennutzung und Bildschirmzeiten von Kindern und Jugendlichen, einschließlich der familiären Konflikte, die sich daraus ergeben. Die allermeisten Studien zum Mediennutzungsverhalten beziehen sich auf die Selbstauskunft hierzu durch Eltern, Jugendliche oder Kinder. In einer australischen Studie, in der die Bildschirmzeit durch E-Noise-Tracking objektiviert werden konnte, zeigten sich bereits in der frühen Kindheit besorgniserregende Befunde (vgl. Brushe et al., 2023). Demnach lag die durchschnittliche Bildschirmzeit sechsmonatiger Säuglinge bereits bei 76 Minuten, mit einer sehr hohen Streuung (Standardabweichung 96 Minuten). Im Alter von 24 Monaten wurde bereits eine durchschnittliche Bildschirmzeit von 148 Minuten festgestellt, die nochmals stark in Abhängigkeit des Bildungsniveaus der Eltern variierte. In Familien von Eltern mit höherem Bildungsniveau betrug die durchschnittliche tägliche Mediennutzungsdauer der 2-jährigen Kleinkinder etwa 104 Minuten, in bildungsferneren Familien hingegen betrug sie durchschnittlich 222 Minuten. In einer Folgestudie zeigte sich, dass die Ausprägung an Mediennutzungszeit unmittelbare Auswirkungen auf die Eltern-Kind-Interaktion in der frühen Kindheit mit sich brachte, z. B. im Bereich der Sprachentwicklung (vgl. Brushe et al., 2024). Mit zunehmender Dauer der täglichen Bildschirmzeit reduzierte sich die Menge der gesprochenen Wörter durch die Eltern, die Kinder vokalisierten weniger und es zeigte sich eine verminderte wechselseitige verbale Eltern-Kleinkind-Interaktion. Die Menge an Bildschirmzeit zeigt auch Auswirkungen auf die Entwicklung der Kinder. So konnte beispielsweise in einer kanadischen Stichprobe gezeigt werden, dass eine erhöhte Mediennutzungsdauer bei 36 Monate alten Kindern mit signifikant mehr Verhaltensproblemen, Verzögerungen bei Meilensteinen der Entwicklung und einem schwächeren Wortschatz einhergingen (vgl. McArthur, Tough & Madigan, 2022).

Eine weitere Differenzierung des Zusammenhangs zwischen kindlicher Bildschirmzeit und Verhaltensproblemen in der frühen Kindheit konnte eine chinesische Studie zeigen. Eine regelmäßige Mediennutzung um das Alter von sechs Monaten, egal wie lange pro Tag, korrelierte signifikant sowohl mit bedeutsamen emotionalen Problemen als auch Hyperaktivität im Alter von vier Jahren. Hingegen korrelierte eine hohe Mediennutzungsdauer bei 2½-jährigen Kindern nur mit einem erhöhten Risiko für Hyperaktivität im Alter von 4 Jahren (vgl. Liu et al., 2021). Hieraus kann gefolgert werden, dass gerade im ersten Lebensjahr eine regelmäßige Mediennutzung für Säuglinge nicht nur zu einer Überreizung des Gehirns beitragen dürfte, sondern zusätzlich die emotionale Entwicklung von Kindern nachhaltig beeinträchtigen kann.

Damit Eltern feinfühlig auf die Signale ihres Kindes eingehen können, müssen sie diese adäquat wahrnehmen, richtig interpretieren und ausreichend prompt und angemessen darauf reagieren (vgl. Becker-Stoll, Beckh & Berkic, 2018). Durch die regelmäßige Nutzung von Medien, ganz besonders im ersten Lebensjahr der Kinder, reduziert sich die Zeit und die Gelegenheiten für ungestörte, gemeinsame Interaktionen und Aktivitäten zwischen dem Kind und seinen Bindungspersonen. Durch einen erhöhten Medienkonsum der Eltern in dieser Entwicklungsphase ihres Kindes werden nicht zuletzt auch bindungsrelevante Bedürfnisse des Kindes nicht mehr ausreichend wahrgenommen. Dies kann sowohl unmittelbare Auswirkungen auf das Bindungsverhaltenssystem, als auch auf das Explorationssystem des Kindes haben. Insbesondere ein deutlich erhöhter Medienkonsum der Väter korrelierte in einer italienischen Stichprobe mit lautem Schreien und besonders intensiven Wutanfällen bei drei- und vierjährigen Kindern, nachdem deren Medienzeit durch die Eltern beendet worden war (vgl. Sari & Yalçın, 2024).

Drei Folgerungen daraus liegen nahe: Zum einen die besondere Bedeutung von Vätern als soziales Lernmodell für ihre Kinder im Bereich der Mediennutzung und der Abgrenzung von ihr (vgl. Appel, 2023). Zum zweiten die väterliche Spielfeinfühligkeit, deren Qualität in der Vater-Kind-Interaktion während der frühen Kindheit eine besondere Rolle spielt (vgl. Zimmermann, 2017) und die im Längsschnitt einen bedeutsamen Prädiktor für soziale Problemlöseprozesse im Alter von 16 Jahren darstellt (vgl. Grossmann & Grossmann, 2012). Verglichen mit den Müttern zeigen Väter mehr aktives und herausforderndes Spiel in der Spielinteraktion mit ihrem Kind, Responsivität, Kooperation und Anleitungsgüte bestimmen maßgeblich die Qualität der Spielfeinfühligkeit (vgl. Zimmermann, 2017). Sowohl Quantität als auch Qualität der Vater-Kind-Interaktion dürften abnehmen, wenn Väter sich regelmäßig lange und intensiv auf einen Bildschirm fokussieren, anstatt mit ihren Kindern zu interagieren. So zeigte sich in einer koreanischen Stichprobe bei elfjährigen Kindern, dass eine tägliche Bildschirmzeit von mehr als zwei Stunden signifikant häufiger mit einem unsicheren Bindungsmuster gerade in Bezug auf den Vater korrelierte als bei Kindern mit geringerem Medienkonsum. Der Effekt war auf die Bindungsqualität zum Vater bedeutsam stärker ausgeprägt als zur Mutter (vgl. Yang & Kim, 2024). Die elfjährigen Kinder mit erhöhtem Medienkonsum zeigten bereits zu diesem Zeitpunkt Anzeichen für mehr soziale Vereinsamung und weniger Interaktionen mit Gleichaltrigen (vgl. Yang & Kim, 2024). Und zum dritten zeigt sich eine zunehmende Problematik in der Begrenzung des Medienkonsums der Kinder durch ihre Bindungspersonen. Je eskalativer Kinder auf die Beendigung der Bildschirmzeit durch ihre Eltern reagieren, umso eher treten im Allgemeinen Vermeidungsverhaltensweisen der Eltern auf, eindeutig und konsequent eine Grenzsetzung auch tatsächlich durchzuführen.

In einer über vier Jahre laufenden italienischen Längsschnittstudie, vom Alter von vier Jahren beginnend bis zum Alter von acht Jahren, zeigte sich in den Ergebnissen bei den Sechsjährigen ein direkter, signifikanter, positiver Zusammenhang zwischen der Bildschirmzeit des Kindes im Alter von vier Jahren und dysregulatorischen Symptomen im Alter von sechs Jahren, sowohl in der Einschätzung durch die Mütter als auch im Lehrerurteil. Ein erhöhter Medienkonsum im Alter von vier Jahren ging zudem mit bedeutsam schlechteren Schulnoten in den Fächern Mathematik und im Fach Italienisch (Muttersprache) im Alter von acht Jahren einher (vgl. Cerniglia, Cimino & Ammaniti, 2021). Die wichtigste abpuffernde Moderatorvariable der erhöhten Bildschirmzeit war dabei gleichzeitig der Grad an Interesse, Unterstützung und vor allem die Klarheit und Konsequenz der Grenzsetzung durch die Mütter. Väter wurden in dieser Studie nicht untersucht.

Gerade im Bereich der Mediennutzung von Kindern und Jugendlichen zeigt sich, wie bedeutsam das angemessene und konsequente Setzen von Grenzen in der Erziehung für deren langfristige Entwicklung ist. Durch das elterliche Erziehungsverhalten müssen Rahmenbedingungen geschaffen werden, die ausreichend Zeit für analoges, kindliches Spielen bieten, die Schutz vor neuronaler Überstimulierung schaffen und Zeiträume vorgeben für eine langsamere Reizverarbeitung und Phasen der Langeweile. Gerade Langeweile bei Kindern stimuliert besonders deren Kreativität und ermöglicht tiefere neuronale Verarbeitungs- und Verknüpfungsprozesse und neue Lernerfahrungen (Rinderle, 2023). Die Psychoedukations- und Aufklärungsarbeit, eine Wiederentdeckung von Langeweile, eine achtsame Reizverarbeitung und eine Verbesserung der kognitiven Fokussierung stehen oft im Mittelpunkt von Beratungssitzungen mit Eltern beim Thema einer Mediennutzungssymptomatik ihrer Kinder. Elterliche Versuche einer vollständigen Freigabe der Mediennutzung im Jugend- oder gar im Kindesalter im Sinne eines abdankenden Erziehungsverhaltens scheitern hingegen fast ausnahmslos mit teils verheerenden Folgen für die mentale Gesundheit. Elterliche Grenzsetzungen bei Mediennutzung und Bildschirmzeit ist ohne Zweifel anstrengend und herausfordernd, es bietet jedoch auch die Chance darin, ein Themenfeld der Auseinandersetzung und des Konfliktmanagements zwischen Eltern und ihren Kindern, ganz besonders im Jugendalter, zu finden. Aus Sicht der Bindungs- und Autonomieentwicklung eines Individuums kann Streit eine der intensivsten Möglichkeiten der Beziehungsgestaltung sein.

9.3 Meine Schule, deine Schule – wer trägt die Verantwortung?

Autonomieentwicklung von Kindern und Jugendlichen zeigt sich in besonderer Weise im Kontext von Schule. Die Autorität von Bindungspersonen wird in diesem Rahmen zu großen Teilen auf die zuständigen Lehrkräfte des Kindes übertragen. Die Güte der Performanz der Kinder und Jugendlichen in den einzelnen Unterrichtsfächern wird durch Noten messbar und vergleichbar gemacht. Die Interaktion mit den Gleichaltrigen im Rahmen von Schule, Nachmittagsbetreuung und Freizeit gewinnt von Jahr zu Jahr an Bedeutung. Freundschaften erweitern Schritt für Schritt den Personenkreis, der neben den Eltern zunehmend ebenfalls als sichere Basis dienen kann. Bei emotionaler Überforderung, etwa durch soziale Konflikte mit Gleichaltrigen oder durch als ungerecht wahrgenommene Bewertungen bzw. pädagogische Konsequenzen durch Lehrer wenden sich Kinder und Jugendliche aber weiterhin an ihre Bindungsperson als sicherer Hafen. Sie suchen bei ihnen Unterstützung, Verständnis für ihre Gefühle und Stimmungslagen und die Regulierung ihrer Emotionen.

Lernen ist am effizientesten im Kontext einer sicheren Basis möglich. Ist diese bei einer Schülerin oder einem Schüler vorhanden, kann er oder sie sich stabiler und fokussierter auf die vorliegenden Lernaufgaben und die Lernumgebungen einlassen (vgl. Bowlby, 1969/1982). Aber auch in herausfordernden schulischen Situationen spielen Bindungsmuster eine wichtige Rolle. So verfügen beispielsweise Jugendliche mit einer sicheren Bindungsqualität zu ihren Bindungspersonen über einen bedeutsam besseren Schutz vor den Auswirkungen von Mobbingerfahrungen, d. h. sie werden dadurch in ihrer mentalen Gesundheit weniger stark beeinträchtigt (vgl. Huang, 2023). Für den Grad an in Anspruch genommener Unterstützung durch die zuständige Lehrkraft ist aber zusätzlich deren eigenes internales Arbeitsmodell von Bindung relevant für den Schüler oder die Schülerin. So wirken Lehrkräfte mit einem unsicher-vermeidenden Bindungsmuster durch ihre emotionale Distanziertheit häufig unsensibel und gleichzeitig wenig responsiv auf die Schülerschaft. In der Folge wenden sich im Allgemeinen Schülerinnen und Schüler bei Problemen weniger an sie, da sie sich dort eher keine Unterstützung erwarten würden (vgl. Kennedy & Kennedy, 2004).

Eine besondere Herausforderung für die Eltern liegt zunehmend darin für ausreichend Klarheit in der Abgrenzung der Verantwortung für schulische Aufgaben, wie Lernen, Hausaufgaben, Schulweg und Prüfungen erzieherisch aufzuzeigen. Viele Eltern, die wegen schulischer Probleme ihrer Kinder Erziehungsberatung in Anspruch nehmen zeigen bereits in der Formulierung ihrer Anliegen eine Vermengung zwischen den Bedürfnissen und Aufgaben der Kinder auf der einen Seite und ihren eigenen Themenfeldern und Einflussgrößen auf der anderen Seite. „Leider haben wir wieder eine schlechte Note in der Schule bekommen", oder „die ungerechte Englischlehrerin hat uns erneut schlecht behandelt" impliziert eine ausgeprägte Verantwortungsdiffusion, die das gesamte oder zumindest Teile des Familiensystems beeinträchtigt. Betroffene Kinder reagieren im doppelten Sinne auf diese familiensystemische Konstellation. Zum einen werden sie dadurch unselbstständiger, hilfloser und regressiver in ihrem Verhalten. Sie können deutlich weniger Selbstwirksamkeit aufbauen und geben in der Folge bei herausfordernden Situationen schneller auf. Zum anderen weicht eine intrinsische Leistungsmotivation einer allenfalls extrinsischen Motivation um die Eltern zufrieden zu stellen. Nehmen Schülerinnen und Schüler bei ihren Eltern ein überwertiges Engagement oder eine hochrangige Bedeutung von schulischem Erfolg wahr, können sie durch eine reduzierte Leistungsbereitschaft oder gar Leistungsverweigerung ihre Eltern besonders intensiv treffen. Schulische Themenfelder können auf diese Weise unbewusst zu beziehungszentrierten transaktionalen Konfliktfeldern werden.

Sowohl bei Kindern als auch bei Jugendlichen helfen daher bei ausgeprägten schulischen Problemen oder gar Schulabsentismus ausschließlich auf die Schülerinnen und Schüler zentrierte Hilfsangebote und Therapien signifikant weniger als Interventionen, bei denen die Eltern oder das gesamte Familiensystem behandelt bzw. beraten werden (vgl. Pine, Baumann, Modugno & Compas, 2024). Aus der Exploration der eigenen Entwicklungsgeschichte dieser Eltern zeigt sich dann häufig, dass diese ihre eigenen sozialen Ängste und ihr mangelndes Selbstwirksamkeitserleben als Motivationsbasis für ihr Erziehungsverhalten anwenden. Mit Sätzen wie beispielweise „Meine eigene Mutter hatte mir das in meiner Kindheit auch immer abgenommen", oder „mein Vater hatte da viel zu viel Angst und es mir verboten" wird deutlich, dass oftmals Sorgen und Ängste die Leitemotion der Eltern darstellen. Anstelle einer Ermutigung zu Erkundungsverhalten und Mut tritt dann eine forcierte Maxime nach Fehlervermeidung und vermeintlichem Sicherheitsstreben.

Unsichere Bindungsmuster, sowohl unsicher-vermeidend als auch unsicher-ambivalente Muster, gehen verstärkt mit internalisierenden Verhaltensproblemen wie Ängsten oder depressiver Verstimmung im Lauf der weiteren Entwicklung einher, wohingegen Bindungsdesorganisation im Längsschnitt am ehesten mit expansiven Verhaltensproblemen korreliert (vgl. Madigan et al., 2016). Dies bedeutet, dass auch bei einer beeinträchtigten Selbstwirksamkeit, wie sie unsicher gebundene Kinder zeigen, die Selbstregulationsfähigkeit im Allgemeinen erhalten bleibt und grenzverletzendes, übergriffiges Sozialverhalten damit eher weniger assoziiert sein dürfte. Dagegen leiden gerade Kinder und Jugendliche mit Bindungsdesorganisation, egal welchen Alters, unter einem beträchtlichen

Risikofaktor für expansives Verhalten, eine mangelnde Steuerungsfähigkeit und Auffälligkeiten im Sozialverhalten (vgl. Bizzi & Pace, 2020).

9.4 Trennung und Scheidung – kein Paar mehr, aber weiterhin autonomieunterstützende Elternteile?

In Deutschland wird aktuell in etwa jede dritte Ehe geschieden, bei jeder zweiten Scheidung sind davon minderjährige Kinder betroffen (Statistisches Bundesamt, 2023). Darüber hinaus kommen weitere Trennungen unverheirateter Paar hinzu. Das Miterleben einer Trennung der Eltern hat für Kinder viele kurzfristige und langfristige Folgen. Besonders ausgeprägt zeigen sich Anpassungsstörungen und eine negative Auswirkung auf die Entwicklung der Kinder, wenn es zu anhaltenden elterlichen Konflikten oder gar einem hochstrittigen Verlauf nach Trennung der Eltern kommt (van Dijk, van der Valk, Deković & Branje, 2020). Sie leiden verstärkt unter Ängsten sowie einer depressiven Verstimmung und zeigen im Durchschnitt mehr sozialen Rückzug, mehr Einsamkeitserleben, mehr aggressives Verhalten und schlechtere schulische Leistungen (Sarmadi & Khodabakhshi-Koolaee, 2023).

Gerade, wenn die Trennung der Eltern in der frühen Kindheit erfolgt, zeigen sie ein erhöhtes Risiko dafür, dass sie später in ihrer Rolle als Eltern weniger feinfühlig handeln, schneller impulsiv überreagieren und häufiger körperlich-strafend erziehen (Friesen, John Horwood, Fergusson & Woodward, 2017). Außerdem zeigt sich bei Erwachsenen zwischen 18 und 62 Jahren als langfristiger Effekt, dass eine Trennung der eigenen Eltern während der Kindheit dazu beitragen kann, dass die durchschnittliche Konzentration des besonders bindungsrelevanten und stressreduzierenden Hormons Oxytocin im Urin drastisch niedriger liegt als bei Erwachsenen, die während ihrer Kindheit keine Trennung der Eltern erleben mussten (Boccia, Cook, Marson & Pedersen, 2021). Das bedeutet, dass das Miterleben von Trennung der Eltern für Kinder nicht nur zu langfristigen sozioemotionalen Folgen, sondern auch zu endokrinologischen Veränderungsprozessen der physiologischen Stressverarbeitung führen kann.

Häufige Konflikte zwischen getrennten Eltern beziehen sich auf Uneinigkeiten zu Umgangs- und Betreuungsregelungen, Entscheidungen im Bereich der Gesundheitsfürsorge oder der Wahl von Kindergarten oder Schule. Darüber hinaus werden in der Erziehungsberatung häufig eine teils massiv ausgeprägte pädagogische Uneinigkeit bei Alltagsfragen in der Erziehung der Kinder und Jugendlichen, wie etwa deren Mediennutzung, Freizeitgestaltung oder Kaufverhalten offensichtlich (vgl. Evcil et al., 2024). In Bezug auf ihre Kinder, wird das Verhalten konflikthaft getrennter Eltern häufig von Angst motiviert und angetrieben. Ängste vor Kontaktentzug, sozialer Vereinsamung, Verlust von Kontroll-

und Einflussmöglichkeiten, aber auch finanzielle oder gar existenzielle Ängste führen immer wieder zu dysfunktionalen Kognitionen und dysregulatorischen Kompensationsversuchen.

Aus bindungspsychologischer Sicht ist hier der Bereich der Autonomieentwicklung der Kinder und Jugendlichen deutlich bedroht. Damit Elternteile möglicherweise als positiver im Vergleich zum anderen Elternteil wahrgenommen werden, weichen sie Grenzsetzungen auf oder erlauben Dinge, die eher entwicklungsschädlich sein können. Dies betrifft beispielsweise Bereiche wie die Dauer der Bildschirmzeit, Inhalte der Mediennutzung, Rückkehrzeiten am Abend, Toleranz gegenüber potenziell problematischen oder jugendgefährdenden Veranstaltungen, Hinwegsehen über Substanzgebrauch wie Alkohol, Nikotin oder anderen Drogen, etc. Somit stehen der Schutz und die Entwicklung des Kindes nicht mehr unbedingt im Mittelpunkt, sondern viel zu oft die Erlangung ihrer Gunst und Loyalität.

Gerade bei den schätzungsweise 5 bis 10 % hochstrittigen Trennungs- und Scheidungsverläufen (Walper et al., 2021) zeigen sich neben der Autonomieentwicklung in besonderer Weise teils massive Erosionsprozesse auf das haltgebende Bindungsgefüge der Kinder zu den Eltern. In unseren Beratungsstellen erleben wir in den letzten Jahren eine Zunahme an wechselseitigen schwersten Abwertungen und oft auch gegenseitigen Unterstellungen schwerer psychiatrischer Erkrankungen des jeweils anderen Elternteils, die nicht objektivierbar sind. Dabei unterstellen beispielsweise Kindsmütter den Kindsvätern eine schwerwiegende narzisstische Persönlichkeitsstörung, autistische oder schizophreniforme Erkrankungen, Kindsväter unterstellen beispielsweise der Kindsmutter eine Borderline-Persönlichkeitsstörung, schwere depressive Krankheitsbilder oder gar ein Münchhausen-by-proxy-Syndrom. Neben den umfangreichen juristischen und alltagsnahen Folgen, erschüttern derartige hochstrittige Trennungsauseinandersetzungen die betroffenen Kinder und Jugendlichen elementar und existenziell. Sie erleben dadurch eine Dämonisierung von einer oder gar beiden zentralen Bindungspersonen, die sie doch bei eigener Überforderung so dringend als sicheren Hafen zur eigenen Stress- und Emotionsregulation benötigen würden. Nach einer längeren Phase von Vermittlungs- und Befriedungsversuchen gehen in solchen Konstellationen Kinder ab der Vorpubertät dann verstärkt dazu über, sich für ein Elternteil zu entscheiden und zum anderen Elternteil den Kontakt vollständig abzubrechen, um diesem unerträglichen und unlösbaren inneren Konflikt zu begegnen. Durch die Konfliktbearbeitung in den Erziehungsberatungsstellen sollen die Bedürfnisse und Emotionen der betroffenen Kinder und Jugendlichen wieder in den Blick genommen und in den Mittelpunkt gestellt werden. Für eine ausgewogene Balance zwischen Bindungs- und Autonomieentwicklung benötigen Kinder und Jugendliche sowohl Mutter als auch Vater als verfügbare Bindungspersonen.

Literatur

Ainsworth, M., Blehar, M., Waters, E. & Wall, S. N. (1978). *Patterns of attachment: A psychological study oft he strange situation.* New York: Psychology Press.

Appel, M. (2023). Das Internet als Versuchskäfig? Aufmerksamkeitssteuerung und Konditionierung. In *Digital ist besser?! Psychologie der Online-und Mobilkommunikation* (pp. 45–59). Berlin, Heidelberg: Springer Berlin Heidelberg.

Becker-Stoll, F., Beckh, K., & Berkic, J. (2018). Bindung–eine sichere Basis fürs Leben: Das große Elternbuch für die ersten 6 Jahre. Kösel.

Bizzi, F., & Pace, C. S. (2020). Attachment representations in children with disruptive behavior disorders: A special focus on insecurity in middle childhood. *Clinical child psychology and psychiatry, 25*(4), 833–846.

Boccia, M. L., Cook, C., Marson, L. & Pedersen, C. (2021). Parental divorce in childhood is related to lower urinary oxytocin concentrations in adulthood. *Journal of Comparative Psychology, 135(1)*, 74.

Bowlby, J. (1969/1982). Attachment and loss: Vol. 1. Loss. New York: Basic Books.

Bowlby, J. (1988). A secure base: Parent-child attachment and healthy human development. New York: Basic Books.

Brushe, M. E., Haag, D. G., Melhuish, E. C., Reilly, S., & Gregory, T. (2024). Screen time and parent-child talk when children are aged 12 to 36 months. *JAMA pediatrics, 178*(4), 369–375.)

Brushe, M. E., Lynch, J. W., Melhuish, E., Reilly, S., Mittinty, M. N., & Brinkman, S. A. (2023). Objectively measured infant and toddler screen time: Findings from a prospective study. *SSM-Population Health, 22*, 101395.

Cerniglia, L., Cimino, S., & Ammaniti, M. (2021). What are the effects of screen time on emotion regulation and academic achievements? A three-wave longitudinal study on children from 4 to 8 years of age. *Journal of Early Childhood Research, 19*(2), 145–160.

Evcil, S., Paulus, M., Neuhoff, C., Kindler, H., Scheiwe, K., & Walper, S. (2024). Abschlussbericht „Beratung im Elternkonflikt "(BiK). Rechtsvorstellungen und Konstruktionen gemeinsamer Sorge in der Elternberatung. Deutsches Jugendinstitut, Universität Hildesheim. *Hildesheim: Universität Hildesheim.*

Friesen, M. D., John Horwood, L., Fergusson, D. M. & Woodward, L. J. (2017). Exposure to parental separation in childhood and later parenting quality as an adult: evidence from a 30-year longitudinal study. *Journal of Child Psychology and Psychiatry, 58(1)*, 30–37.

Grossmann, K., & Grossmann, K. E. (2012). *Bindungen-das Gefüge psychischer Sicherheit.* Klett-Cotta.

Huang, J. (2023). Impact of attachment style and school bullying. In *SHS Web of Conferences* (Vol. 180, p. 03024). EDP Sciences.

Jenni, O., Baumann, H., Bleisch, B., Burkart, J. M., Daum, M. M., Fink, G., ... & Süss, D. (2024). *Kindheit eine Beruhigung (No. 545).* Kein & Aber.

Kennedy, J. H., & Kennedy, C. E. (2004). Attachment theory: Implications for school psychology. *Psychology in the Schools, 41*(2), 247–259.

Liu, W., Wu, X., Huang, K., Yan, S., Ma, L., Cao, H., ... & Tao, F. (2021). Early childhood screen time as a predictor of emotional and behavioral problems in children at 4 years: a birth cohort study in China. *Environmental health and preventive medicine, 26*, 1–9.

Madigan, S., Brumariu, L. E., Villani, V., Atkinson, L., & Lyons-Ruth, K. (2016). Representational and questionnaire measures of attachment: A meta-analysis of relations to child internalizing and externalizing problems. *Psychological bulletin, 142*(4), 367.

McArthur, B. A., Tough, S., & Madigan, S. (2022). Screen time and developmental and behavioral outcomes for preschool children. *Pediatric research, 91*(6), 1616–1621.

Pine, A. E., Baumann, M. G., Modugno, G., & Compas, B. E. (2024). Parental involvement in adolescent psychological interventions: a meta-analysis. *Clinical Child and Family Psychology Review, 27*(3), 1–20.

Powel, B. E. R. T., Cooper, G. L. E. N., Hoffman, K. E. N. T. & Marvin, R. O. B. E. R. T. (2007). The circle of security project. Attachment theory in clinical work with children: Bridging the gap between research and practice, 172.

Rinderle, P. (2023). Durch Langeweile lernen. In *Die Lust auf Neues: Ein Essay über Kreativität* (pp. 113–127). Wiesbaden: Springer Fachmedien Wiesbaden.

Sari, E., & Yalçın, S. S. (2024). Interplay of paternal caregiving and screen use habits on early childhood development and children's tantrums. *Italian Journal of Pediatrics*, *50*(1), 230.

Sarmadi, Y., & Khodabakhshi-Koolaee, A. (2023). Psychological and Social Consequences of Divorce Emphasis on Children's Well-Being: A Systematic Review. *Journal of Preventive Counselling*, *4*(2).

Statistisches Bundesamt (2023). Pressemitteilung Nr. 252. https://www.destatis.de/DE/Presse/Pressemitteilungen/2023/06/PD23_252_126.html

Stucki, C., & Grawe, K. (2007). Bedürfnis-und motivorientierte Beziehungsgestaltung. *Psychotherapeut*, *52*(1), 16–23.

Van Dijk, R., Van Der Valk, I. E., Deković, M., & Branje, S. (2020). A meta-analysis on interparental conflict, parenting, and child adjustment in divorced families: Examining mediation using meta-analytic structural equation models. *Clinical psychology review*, *79*, 101861.

Walper, S., Beblo, M., Hahlweg, K., Kreyenfeld, M., Nebe, K., Schuler-Harms, M., & Fegert, J. M. (2021). Gemeinsam getrennt erziehen. *Gutachten des Wissenschaftlichen Beirats für Familienfragen beim Bundesministerium für Familie, Senioren, Frauen und Jugend (im Erscheinen)*.

Yang, H. M., & Kim, H. R. (2024). Father-child attachment on children's screen time: mediating role of ego resilience. *BMC pediatrics*, *24*(1), 672.

Zimmermann, P. (2017). Bindung an den Vater: Eine andere Bindung?. In *Feinfühlige Herausforderung* (pp. 187–206). Psychosozial-Verlag.

Kapitel 10: Sexueller Missbrauch: Bindung, Autonomie und Hilfeprozesse

Heinz Kindler

10.1 Einleitung

Sexuelle Gewalt gegen Kinder und Jugendliche, in diesem Beitrag alternativ auch als sexueller Missbrauch bezeichnet, stellt ein weltweites soziales Problem dar. Mit der Bezeichnung als „sozialem Problem" wird zum einen anerkannt, dass Ursachen, Häufigkeit und Folgen sexuellen Missbrauchs durch gesellschaftliche Faktoren mitgeprägt werden, etwa durch die Qualität von Prävention, Intervention und nachgehender Hilfe in einer Gesellschaft. Zum anderen wird damit im Sinn von Robert Merton (1971) ein erfolgter Übergang von einem latenten, d. h. vorhandenen, aber nicht gesellschaftlich anerkannten zu einem manifesten sozialen Problem angesprochen. Das zunehmend vorhandene gesellschaftliche Problembewusstsein zur Verbreitung und den Belastungsfolgen von sexueller Gewalt gegen Kinder und Jugendliche hat in Deutschland etwa in den Beschlüssen des Runden Tisches sexueller Kindesmissbrauch (RTSK 2011) Ausdruck gefunden. Die derzeit aktuellste Meta-Analyse internationaler Studien zur Verbreitung sexuellen Missbrauchs deutet auf der Grundlage von 165 Studien aus 80 Ländern darauf hin, dass 6–14 % aller Mädchen und 3–9 % aller Jungen sexuelle Gewalt mit Körperkontakt in den Jahren ihres Aufwachsens erleben müssen (Piolanti et al. 2025). Die Angaben in der aktuellsten deutschen Prävalenzstudie mit 3.016 teilnehmenden Personen zwischen 18 und 59 Jahren lassen vermuten, dass hierzulande 12–15 % der Frauen und 2–3 % der Männer (jeweils 95 % Vertrauensintervall) sexuelle Gewalt mit Körperkontakt in Kindheit und Jugend erleben müssen (Dreßing et al. 2025). Werden alle Formen und Kontexte sexueller Gewalt gegen Kinder und Jugendliche zusammengenommen, also auch Formen ohne Körperkontakt, berichteten in der deutschen Studie 20,6 % der weiblichen Befragten und 4,8 % der männlichen Befragten entsprechende Erfahrungen.

Bibliometrische Analysen zeigen, dass in der Zeit von 1991 bis 2017 weltweit mindestens 3.889 wissenschaftliche Publikationen zu sexuellem Missbrauch erschienen sind (Vega-Arce et al. 2019). Wichtige Schwerpunkte der Forschung sind, neben bereits angesprochenen Studien zur Prävalenz, die psychischen, sozialen und ökonomischen Folgen erfahrener sexueller Gewalt (z. B. Nagtegaal & Boonmann 2022; Boumpa et al. 2024), das Verständnis von und der Umgang mit Personen, die pädosexuelle Orientierungen aufweisen (z. B. Beier 2018) sowie Formen und Wirkungen von Prävention und Hilfe (z. B. Caro et al. 2023; Lu et al. 2023). Eher wenige Forschungsarbeiten nähern sich dem Thema „sexueller Missbrauch“ von einem dezidiert theoretischen Standpunkt aus. Beispiele, in denen dies geschehen ist, betreffen etwa sozial-ökologische und feministische Theorien als Ausgangspunkt um das Zustandekommen von sexueller Gewalt gegen Kinder bzw. Jugendliche zu erklären (z. B. Pittenger et al. 2016; LeSuer 2022). Zudem gibt es Ansätze, die Theorien zu Stressreaktionen und Bewältigung nutzen, um Folgen sexuellen Missbrauchs zu konzeptualisieren und zu untersuchen (z. B. Spaccarelli 1994; Walsh et al. 2010). In diesem Kapitel wird ebenfalls ein theoriebezogener Standpunkt eingenommen und zwar der von Bindungstheorie und Bindungsforschung (Spangler & Zimmermann 2009), der in der Literatur zu sexueller Gewalt gegen Kinder und Jugendliche bislang eher selten zu finden ist, aber potenziell von großem Nutzen sein kann um innerpsychische und soziale Dynamiken nach sexueller Gewalt zu verstehen.

Bei der Bindungstheorie, die von John Bowlby und Mary Ainsworth entwickelt wurde (zur Geschichte der Bindungsforschung siehe Duschinsky, 2020), und der darauf aufbauenden Bindungsforschung handelt es sich um den derzeit wichtigsten Ansatz um soziale Einflüsse auf die sozioemotionale Entwicklung von Menschen zu beschreiben. Im Kern der Bindungstheorie liegt die Annahme, dass Kinder zu einer beschränkten Anzahl an Personen, die im Alltag Fürsorge für sie übernehmen, herausgehobene Vertrauensbeziehungen aufbauen, die auch als Bindungen bezeichnet werden. Die evolutionär angelegte Funktion von Bindungsbeziehungen besteht darin, Kindern Schutz zu bieten und Exploration sowie Lernen von der sicheren Basis der Bindungspersonen aus zu unterstützen (Grossmann et al., 2008). Im Erleben von Kindern spiegelt sich dies, je nach den Erfahrungen mit den verschiedenen Bindungspersonen, in einem unterschiedlichen Ausmaß erlebter emotionaler Sicherheit, die damit einen wesentlichen Teil der Befindlichkeit von Kindern bezeichnet. Kinder entwickeln verschiedene Strategien, um für sich ein möglichst hohes Maß an emotionaler Sicherheit mit ihren Bindungspersonen zu erreichen und diese Strategien, die auch als Bindungsmuster bezeichnet werden, spiegeln systematisch wider, wie Bindungspersonen auf emotionale Signale, insbesondere Signale von Unsicherheit und Belastung, bei Kindern reagieren. Eine beschränkte Anzahl an verschiedenen Strategien von Kindern sind empirisch beschrieben worden, etwa sichere Bindungsbeziehungen, bei denen ein Kind Unsicherheit und Belastung gegenüber einer Bindungsperson offen ausdrückt, weil es von dieser in der Regel Unterstützung erfährt. Beschrieben wurden auch verschiedene unsichere Bindungsmuster, wenn Bindungspersonen eher ablehnend bzw. einmischend reagieren (unsicher-vermeidendes Muster) oder eine hohe Wahrnehmungsschwelle und inkonsistente Reaktionen gegenüber emotionalen Signalen eines Kindes zeigen (unsicher-ambivalentes Muster) (für eine einführende Erläuterung siehe Gloger-Tippelt 2019). Daneben gibt es in der mittleren Kindheit auch kontrollierende Interaktionsmuster, wenn das Verhalten der Bindungspersonen häufiger Angst und Belastung auslöst (z. B. bei misshandelnden Eltern) und Kinder einen Weg finden müssen, auch unter diesen Umständen ein Mindestmaß an emotionaler Sicherheit im Kontakt mit den Bezugspersonen für sich zu erhalten. Bindungserfahrungen werden von Kindern in inneren Arbeitsmodellen, oft auch über Bindungsrepräsentationen erfasst, organisiert, die Wahrnehmung, Erinnerung und Interpretation von Erlebnissen in sozialen Beziehungen beeinflussen, Auswirkungen auf die Emotionsregulation haben und das Bindungsverhalten steuern (Zimmermann & Iwanski, 2015). Bindungsrepräsentationen zeigen ein gewisses Maß an Stabilität, können sich aber auch anpassen, wenn Bindungspersonen wechseln oder ihr Verhalten verändern. Zwischen den Arbeitsmodellen über die wichtigsten Bindungsbeziehungen und dem Bild, das Kinder von sich selbst und ihrer Liebenswürdigkeit entwickeln, gibt es einen statistisch bedeutsamen Zusammenhang. Eine große Stärke der Bindungsforschung besteht in der empirischen Beschreibung der Konsequenzen verschiedener Bindungserfahrungen im Lebenslauf mittels Längsschnittstudien (für einen umfassenden Einblick in die Befundlage siehe Cassidy & Shaver, 2016). Gezeigt haben sich etwa Zusammenhänge zur Fähigkeit, Gefühle wahrzunehmen, auf ihre Ursachen zurückzuführen und konstruktive Lösungen bei belastenden Gefühlen zu finden, was auch als emotionale Integrität und Kohärenz beschrieben wurde (Grossmann & Grossmann, 2023). Ein anderer Zusammenhang besteht zu der vor allem im Jugend- und Erwachsenenalter wichtig werdenden Fähigkeit, eine gute Balance zwischen Autonomie und Verbundenheit gegenüber Eltern und Partner:innen zu finden (Allen & Tan, 2016, Becker-Stoll et al., 2008). Für beide Aspekte erwiesen sich sichere Bindungsmuster in den Jahren des Aufwachsens als günstig. Bindungsmuster werden in den ersten Lebensjahren vor allem über Beobachtungen des Verhaltens gegenüber der jeweiligen Bezugsperson erhoben. Mit zunehmenden Alter kommen Interviewmethoden zum Einsatz, die im Hinblick auf die Inhalte der angegebenen Bindungserfahrungen, aber auch die Qualität und Organisation der sprachlichen Darstellung ausgewertet werden. Eine wesentlich gröbere und damit weniger aussagekräftige, aber einfacher einzusetzende Methode besteht in Bindungsfragebögen. Um solche Ergebnisse vom Kern der Bindungsforschung abzugrenzen, wird hier von Bindungsstilen gesprochen (Howe & Welling 2015). Infolge der starken empirischen Orientierung handelt sich bei der Bindungstheorie zwangsläufig um eine nicht abgeschlossene Theorie. Aufbauend auf einem gefestigten empirischen Grundstock stellen sich immer neue Forschungsfragen (für eine Übersicht der derzeit wichtigsten Forschungsfragen siehe Thompson, Simpson & Berlin 2022), die sich in den letzten Jahren zunehmend um Fragen der Anwendung von Bindungskonzepten in der klinischen Praxis drehen (für eine Übersicht siehe Holmes & Farnfield 2014).

Wird vom Standpunkt der Bindungstheorie und Bindungsforschung aus ein Blick auf das Themenfeld „sexueller Gewalt gegen Kinder und Jugendlichen“ geworfen, so drängen sich eine Reihe von Fragen auf und dieses Kapitel versucht hierzu den erreichten Wissensstand zusammenzutragen. Betrachtet werden folgende vier Fragen:

- Was ist über die Auswirkungen sexuellen Missbrauchs auf die Bindungsentwicklung bekannt?
- Stellt es einen besonderen Vertrauensbruch mit entsprechenden Folgen dar, wenn sexuelle Gewalt in Kindheit und Jugend von einer Bindungsperson ausgeübt wird?
- Beeinflussen Bindungserfahrungen die Folgen von sexueller Gewalt in Kindheit und Jugend?
- Wie lässt sich Bindungswissen in Beratung und Therapie nach sexuellem Missbrauch einsetzen?

10.2 Auswirkungen sexuellen Missbrauchs auf die Bindungsentwicklung

Die Prävalenz selbst erfahrener sexueller Gewalt nimmt mit dem Alter zu und ist im Jugendalter deutlich höher als in der mittleren oder frühen Kindheit (Finkelhor 2007). Auch innerhalb des Jugendalters nimmt die Prävalenz mit dem Alter zu (z. B. Finkelhor et al. 2014). Entsprechend haben die bislang wenigen Studien, die bei jungen Menschen mittels etablierter Methoden der Bindungsforschung Auswirkungen erlebter sexueller Gewalt auf die Bindungsentwicklung untersucht haben, überwiegend Interviewmethoden eingesetzt und die Bindungsrepräsentation erhoben. Die Bindungsrepräsentation bezeichnet die auf die Auseinandersetzung mit den eigenen Bindungserfahrungen gestützte Haltung und Wertschätzung gegenüber der Bedeutung von Bindungen (für eine vertiefende Erläuterung siehe Crowell et al. 2016). Die Bedeutung der Bindungsrepräsentation wird beispielsweise deutlich an dem wiederholt bestätigten Befund eines längsschnittlichen Zusammenhangs zwischen den Bindungshaltungen von (werdenden) Eltern und Pflegeeltern und dem etwa ab dem ersten Geburtstag beobachtbaren Bindungsmustern von Kindern gegenüber ihren (Pflege-)Eltern (z. B. Verhage et al., 2016; Nowacki et al., 2015). Bindungsrepräsentationen können vor diesem Hintergrund als potenzieller Teil der intergenerationellen Weitergabe von Mustern des Verhaltens und Erlebens in engen Beziehungen angesehen werden. Die am besten etablierte Methode (Bakermans-Kranenburg et al. 2025) zur Erhebung von Bindungsrepräsentationen bei Jugendlichen und Erwachsene, das Adult Attachment Interview (AAI), wurde in mindestens fünf Untersuchungen mit Menschen eingesetzt, die in Kindheit oder Jugend sexuellen Missbrauch erleben mussten. Tabelle 1 gibt einen Überblick über diese Untersuchungen.

Tabelle 1: Studien zur Bindungsrepräsentation, erhoben mittels Adult Attachment Interview (AAI) bei Menschen nach erfahrener sexueller Gewalt in Kindheit oder Jugend

Studie	**Stichprobe**	**Häufigkeit der Bindungsmuster oder -kategorien**
Stalker & Davies (1990) (Canada)	N=40 Patientinnen in verschiedenen Formen psychiatrischer Behandlung, Alter von 19 bis 50 Jahren, im Mittel 34 Jahre. Durchgängig erfahrene sexuelle Gewalt, 68 % sexuelle Gewalt durch Vater oder Stiefvater	Drei Ergebniskategorien: • 12,5 % sicher-autonom • 20,0 % unsicher-distanziert • 67,5 % unsicher-verwickelt Vier Ergebniskategorien: • 12,5 % sicher-autonom • 12,5 % unsicher-distanziert • 15,0 % unsicher-verwickelt • 60,0 % ungelöst-traumatisiert
Madigan et al. (2012) (USA)	N=55 schwangere Jugendliche in Geburtsklinik Alter von 12 bis 18 Jahren, im Mittel 16,87 Jahre Ganz überwiegend Polyviktimisierung in der Stichprobe, 58,8 % erfahrene sexuelle Gewalt AAI leicht abgewandelt: zusätzliche Fragen zu erfahrener Gewalt	Verteilung mit vier Ergebniskategorien bei erfahrener sexueller Gewalt: • 9,1 % sicher-autonom • 9,1 % unsicher-distanziert • 3,6 % unsicher-verwickelt • 72,7 % ungelöst-traumatisiert Bei erfahrener sexueller Gewalt Kodierung als ungelöst-traumatisiert häufiger. Zusammenhang Kodierung als ungelöst-traumatisiert und selbst berichteter Dissoziation.
Murphy et al. (2014) (USA)	N=75 Frauen, ca. hälftig in Gemeinde und Klinik rekrutiert Altersgruppen: 54,7 % 19–34 Jahre, 44 % 35–49 Jahre, 1,3 % Alter Sexuelle Gewalt: 24 % laut ACE-Fragebogen	Häufigkeit Kodierung als ungelöst-traumatisiert bei erfahrener sexueller Gewalt in der Kindheit: 60 %
Van Hoof et al. (2015) (Niederlande)	N=21 Jugendliche nach erfahrener sexueller Gewalt in ambulanter psychiatrischer Behandlung (86 % weiblich). Keine Altersangabe Überwiegend (63,6 %) sexuelle Gewalt nicht durch Bindungspersonen Zwei Vergleichsgruppen: Jugendliche mit diagnostizierter Angst-/Depressionserkrankung, Jugendliche ohne erfahrene sexuelle Gewalt und ohne klinische Diagnose	Verteilung mit vier Ergebniskategorien bei erfahrener sexueller Gewalt: • 23,8 % sicher-autonom • 33,3 % unsicher-distanziert • 0 % unsicher-verwickelt • 42,9 % ungelöst-traumatisiert
Thomson & Jaque (2017) (USA, Kanada, Südafrika)	N=129 (61 % weiblich) nicht-klinische College-Stichprobe Alter von 18 bis 64 Jahren, im Mittel 27,4 Jahre Sexuelle Gewalt: 16,5 % laut ACE-Fragebogen	Rate Kodierung als ungelöst-traumatisiert bei erfahrener sexueller Gewalt in der Kindheit: 32,4 %

Nachdem in Normstichproben von Erwachsenen bei vier Bindungsrepräsentationskategorien die Häufigkeit der Klassifikation von Interview-Transkripten als sicher-autonom im Adult Attachment Interview (AAI) zwischen 46 und 56 Prozent liegt bzw. bei Jugendlichen bei 50 Prozent (Bakermans-Kranenburg et al. 2025) deuten die vorhandenen Studien zur Bindungsrepräsentation bei Erwachsenen und Jugendlichen nach erlebter sexueller Gewalt in Kindheit und Jugend auf verringerte Raten sicher-autonomer Bindungsrepräsentationen hin. Gleichzeitig scheint die Rate an Bindungsinterviews, die als ungelöst-traumatisiert kodiert werden, erhöht. In Normstichproben bei Erwachsenen erreicht diese Kategorie eine Häufigkeit im Bereich von 12 bis 17 Prozent (Erwachsene) bzw. 11 Prozent (Jugendliche).

Der Effekt auf die Muster der Bindungsrepräsentation ist nicht spezifisch für sexuellen Missbrauch, vielmehr werden auch aus Stichproben mit Jugendlichen und Erwachsenen, die in den Jahren ihres Aufwachsens andere Formen von Kindeswohlgefährdung erleben mussten, wie etwa Vernachlässigung oder Misshandlung, vergleichsweise geringe Raten an sicher-autonom kodierten Bindungsinterviews sowie erhöhte Raten an Klassifikationen als ungelöst-traumatisiert berichtet. In der aktuellsten Meta-Analyse von Bakermans-Kranenburg et al. (2025) fanden sich bei 492 kodierten Interviews nach einer oder mehreren Formen von Gefährdung in Kindheit bzw. Jugend folgende Raten der verschiedenen Kodierungen: 29 Prozent als sicher-autonom eingestufte Interviews, 40 Prozent ungelöst-traumatisiert, 20 Prozent unsicher-distanziert sowie 12 Prozent unsicher-verwickelt. Wichtig zu berücksichtigen ist, dass bei den Bindungsinterviews mit Erwachsenen keine automatische Einstufung als unsicher oder ungelöst-traumatisiert erfolgt, wenn sexueller Missbrauch oder andere schwere Belastungsereignisse durch Bindungspersonen oder andere Personen im Bindungsinterview berichtet werden. Vielmehr kommt es auf die Offenheit und Stimmigkeit (Koheränz) im Bericht über bindungsrelevante Erfahrungen, die auch negativ sein können, sowie deren Reflexion im Hinblick auf die eigene Haltung und Wertschätzung für enge Vertrauensbeziehungen an (für eine deutschsprachige Einführung in das Vorgehen beim Bindungsinterview und die Auswertung siehe Reiner et al. 2013). Die Kategorie „ungelöst-traumatisiert" (zur Geschichte der induktiven Entwicklung dieser Kategorie siehe Bakkum et al. 2023a) wird im Sprechen über Bindungserfahrungen im Kontext erlebter Misshandlung oder sexuelle Gewalt, einer Detailanalyse zufolge (Bakkum et al. 2023b), vor allem dann vergeben, wenn beim Gespräch über potenziell traumatisierende Erlebnisse in der eigenen Bindungsgeschichte plötzlich die Unterscheidung zwischen eigenem Erleben und eigenen Gefühlen und dem, was Andere getan oder vielleicht empfunden haben, unklar wird, Orte sich in der Erzählung sprunghaft ändern, die Furcht, von den Erfahrungen beherrscht zu werden, dominiert oder sich längeres Schweigen bzw. sprunghafte Themenwechsel häufen. All dies wird als sprachliche Anzeichen dafür interpretiert, dass diese

Erfahrungen im Sprechen über die eigenen Bindungserfahrungen und auch über die eigene Einschätzung darüber, wie diese die eigene Persönlichkeit beeinflusst haben, fortwirken, und noch mehr Klarheit und Stimmigkeit (Kohärenz) helfen könnte, um eine reflektierte Sicherheit und Wertschätzung für Bindungen, etwa zu eigenen Kindern oder in Partnerschaften, zu erreichen.

Auch andere etablierte Methoden in der Bindungsforschung zeigen, dass es für junge Menschen und ihre nicht-missbrauchenden Bindungspersonen schwer ist, einen Umgang mit erfahrener sexueller Gewalt zu finden, der das Vertrauen in Bindungen mit ihren Aufgaben von Schutz und Unterstützung bewahrt oder wiederherstellt. Zu nennen wären hier etwa Studien mit Kindern in der mittleren Kindheit, bei denen altersangepasste Formen von Bindungsinterviews eingesetzt wurden, wie sie in Deutschland etwa von Zimmermann & Scheuerer-Englisch (2003) entwickelt und erprobt wurden. In einer solchen Studie mit dem Child Attachment Interview (CAI) (für eine Forschungsübersicht zur Methode siehe Shmueli-Goetz 2014), das mit 111 jungen Menschen zwischen 7 und 13 Jahren durchgeführt wurde, von denen 43 innerhalb oder außerhalb der Familie sexuelle Gewalt erlebt hatten, fanden Ensink et al. (2020), dass sich bei 28 Prozent der Kinder bzw. Jugendlichen mit erfahrener sexueller Gewalt im Interview eine sichere Bindungsrepräsentation zeigte, während 14 Prozent desorganisiert erschienen und 58 Prozent im Interview andere Formen einer unsicheren Bindungsrepräsentation zeigten. Bei noch jüngeren Kindern können Geschichtenergänzungsverfahren (Story Stems) eingesetzt werden, die Bindungsthemen fokussieren (für eine Übersicht zur Methode siehe Farnfield 2014). In einer Gruppe von 62 sexuell missbrauchten Kindern zwischen 3,5 und 6,5 Jahren fanden etwa Langevin et al. (2020) bei dieser Gruppe solche Geschichtenergänzungen der Kinder, die vergleichsweise weniger Trost und Mitgefühl beinhalteten und häufiger in ihrer narrativen Struktur desorganisiert erschienen. Zwei weitere Untersuchungen (Charest et al. 2018; Fresno et al. 2014) bestätigen die Ergebnisse. In einer Detailanalyse der Themen der erzählten Geschichten fanden Waldinger et al. (2001) bei Kindern nach sexuellem Missbrauch im Vergleich zu Kindern, die andere Arten von Gefährdung erfahren mussten, eine häufige Thematisierung von ambivalenter Nähe, die gewünscht, aber auch gefürchtet wird. In der Zusammenschau der Ergebnisse zeigt sich, dass Unsicherheiten und Inkohärenzen, die sich auf einer sehr viel elaborierteren Ebene bei einem Teil der Erwachsenen nach Missbrauchserfahrungen im Denken über Bindungen aufzeigen lassen, im früheren Verlauf der Bindungsentwicklung bis ins Vorschulalter hinein vergleichbar ebenfalls finden, wenn es sich um früh einsetzende sexuelle Gewalt gehandelt hat.

Die praktische Bedeutung einer reflektierten inneren Sicherheit im Umgang mit Bindungsthemen nach erfahrener sexueller Gewalt in den Jahren des Aufwachsens ist in den vergangenen Jahren durch eine Reihe qualitativer Studien unterstrichen worden, die die Untersicherheiten und Fragezeichen von Menschen im Übergang zur Elternschaft nach sexuellem Missbrauch in der Kindheit in den Mittelpunkt gerückt haben (für eine Forschungsübersicht siehe Stige et al. 2025). In Deutschland haben Kavemann et al. (2025) im Auftrag der Unabhängigen Kommission zur Aufarbeitung sexuellen Kindesmissbrauchs eine qualitative Studie zu den oft sehr verunsichernden Fragen und Sorgen dieser Gruppe von Eltern vorgelegt. Die Befunde legen nahe, dass Therapieangebote zur Bewältigung klinischer Symptome nach erfahrener sexueller Gewalt vielleicht sinnvoll durch Unterstützungsangebote mit dem Ziel einer reflektiert sicheren Bindungshaltung ergänzt werden könnten. Als Kern einer solchen Reflexion kann im Anschluss an die Arbeit von Mary Main (1991) die meta-kognitive Fähigkeit hervorgehoben werden, innerlich zurückzugehen und die eigenen bindungsrelevanten Empfindungen und Handlungsweisen als Kind oder Jugendliche während und nach der erfahrenen sexuellen Gewalt als extern bedingte, d. h. durch die Umstände geprägte Strategien der Suche nach emotionaler Sicherheit verstehen, aber auch im Licht späteren Wissens über die Bindungspersonen reflektieren zu können.

10.3 Sexueller Missbrauch im Kontext von Bindungsbeziehungen: Ein Vertrauensbruch mit besonders schweren Folgen für die Bindungsentwicklung?

Vor annähernd 30 Jahren veröffentlichte die amerikanische Psychologin Jennifer Freyd (1996) in ihrem Buch „Betrayal trauma: The logic of forgetting childhood abuse" die These, Misshandlung und Missbrauch durch Bindungspersonen stelle einen traumatischen Vertrauensbruch (betrayal trauma) dar und betroffene Kinder müssten, da sie auf den Schutz durch ihre Bindungspersonen angewiesen seien, die erlebte Gefährdung „vergessen" und würden in der Folge immer wieder in der Gefahr stehen, getäuscht zu werden (betrayal blindness), da sie die Deaktivierung eines grundlegenden menschlichen Verhaltenssystems mit dem Ziel soziale Täuschung zu entdecken, eingeübt hätten. In ihrer ursprünglichen Form ist die vorgetragene These wahrscheinlich falsch. Zwar setzen viele Betroffene die Vermeidung belastender Erinnerungen als Bewältigungsstrategie ein (z. B. Simon et al. 2010) und Erinnerungen an sehr belastende Erfahrungen sind unter der Voraussetzung einer vorliegenden posttraumatischen Belastungsstörung häufiger desorganisiert (Brewin & Field 2024). Die These einer häufig auftretenden völligen Verdrängung traumatischer Erinnerungen scheint nach vielen Jahren der Forschung zu diesem Thema jedoch kaum noch haltbar (für eine Einführung siehe Dodier et al. 2024). Zudem ist der Grundgedanke insofern wenig stimmig, als es gerade wegen der Angewiesenheit von jüngeren Kindern auf ihre Bindungspersonen sehr überlebensrelevant scheint, Gefahren durch Bindungspersonen zu erkennen und in die eigenen Bindungsstrategien einzubeziehen, was etwa in Form sogenannter „kontrollierender Bindungsmuster" ja beobachtbar auch geschieht (z. B. Bureau et al. 2009).

Die Frage nach besonders gravierenden Folgen, wenn sich sexuelle Gewalt im Kontext bestehender Bindungsbeziehungen ereignet, steht aber spätestens seit dem Buch von Freyd (1996) auf der Agenda relevanter Forschungsfragen. Die meisten hierzu vorliegenden Studien haben versucht die Frage zu beantworten, indem die Bindungsentwicklung bei Kindern und Jugendlichen verglichen wurde, die innerhalb oder außerhalb der Familie sexuelle Gewalt erleben mussten. Ein Beispiel dafür ist die Studie von Ensink et al. (2020), bei der in den Mustern der Bindungsrepräsentation keine Unterschiede beim Vergleich innerhalb und außerhalb der Familie missbrauchter Kinder gefunden wurden. Auf der anderen Seite gibt es Studien, die einen stärkeren negativen Effekt auf die Bindungsrepräsentation bei erlebten Gefährdungsereignissen durch die hauptsächliche Bindungsperson berichten (Raby et al. 2017), allerdings liegen hier keine Sonderauswertungen für sexuellen Missbrauch vor. Eine neuere Forschungsübersicht steht aus. Vor einigen Jahren wurde von Kindler (2015) in einer früheren Forschungsübersicht festgehalten, die Befundlage sei bislang inkonklusiv.

Vermutlich benötigt die Forschung zur Rolle von Vertrauensbrüchen im Kontext von erfahrener sexueller Gewalt in Kindheit und Jugend für die Bindungsentwicklung einen Neuansatz, der drei Schwachstellen in bisherigen Untersuchungen korrigiert. Die eine Schwachstelle besteht in der meist nur aus der Familienzugehörigkeit des Täters abgeleiteten Rolle als Bindungsperson. Dies stellt eine sehr fehleranfällige Annahme dar, wenn etwa emotional vernachlässigte Kinder auf der Suche nach Zuwendung Bindungen zu Personen außerhalb der Kernfamilie aufbauen und dann dort sexuelle Gewalt erleben müssen. Zum anderen kann der Vertrauensbruch auch darin bestehen, dass Bindungspersonen angesichts sexueller Gewalt durch Dritte ihre Schutzaufgabe nicht wahrnehmen, obwohl sie selbst keine sexuellen Grenzverletzungen begehen. Gerade in den letzten Jahren sind einige Forschungsübersichten erschienen, die darauf hindeuten, dass substanzielle Teile der von sexueller Gewalt in Kindheit und Jugend Betroffenen eine Mitwisserschaft und einen fehlenden Schutz durch die Mutter berichten (z. B. Gerke et al. 2021). Schließlich erleben Kinder insbesondere nach innerfamiliärer sexueller Gewalt bislang häufig belastend gestaltete Trennungen (z. B. Inobhutnahmen), was zu falschen Schlussfolgerungen führen kann, wenn die daraus resultierenden Belastungen als unmittelbare Folge der sexuellen Gewalt durch eine Bindungsperson und nicht als sekundäre Folge der sexuellen Gewalt in Wechselwirkung mit den Handlungsweisen des Kinderschutzsystems verstanden werden. Nötig wäre vor diesem Hintergrund ein Neuansatz in der Forschung, bei dem näher erkundet wird, inwieweit tatsächlich eine Bindungsbeziehung zu Täter oder Täterin bestand und zudem Vertrauensbrüche durch Unterlassen ebenso einbezogen werden wie sehr belastende Trennungserfahrungen. Unter Umständen könnten solche Neuansätze zu Aspekten der

Bindungsentwicklung als Vermittlungsmechanismen mehr Licht in klinische Befunde bringen, die Zusammenhänge zwischen berichteten Vertrauensbrüchen im Kontext sexueller Gewalt und schweren klinischen Verläufen mit komplexen Traumafolgestörungen berichten (für eine Forschungsübersicht Noll 2025).

10.4 Beeinflussen Bindungserfahrungen die Folgen von sexueller Gewalt in Kindheit und Jugend?

In den 1990er Jahren wurden für diese Frage wesentliche Befunde aus der „Minnesota Longitudinal Study of Risk and Adaptation“ vorgestellt. Dabei handelt es sich um, eine noch vor der Geburt der einbezogenen Kinder angelaufenen Längsschnittstudie mit einer Risikostichprobe, gekennzeichnet durch hohe Raten an Armut, Gewalterfahrung und Trennungen. Die Befunde zeigten, dass mindestens eine beobachtbar sichere Bindungsbeziehung in der frühen Kindheit geeignet war, die Bewältigung späterer belastender Gewalt- und Trennungserfahrungen wesentlich zu erleichtern (Sroufe et al. 1990). Vor diesem Hintergrund wurde vermutet, dass positive Bindungserfahrungen und sichere Bindungsrepräsentationen günstige Bewältigungsverläufe nach später erfahrener sexueller Gewalt unterstützen, während ungünstige Bindungserfahrungen und unsichere Bindungsrepräsentationen eine gelingende Bewältigung erschweren. Genau dies wurde in der Folge auch in einer Reihe von Studien mit Kindern und Erwachsenen, die sexuelle Gewalt erlitten hatten, gezeigt, etwa von Charest et al. (2019) mit der Bindungsrepräsentation gemessen mit einer bindungsorientierten Story-Stem Methode im Kindergartenalter für die globale Verhaltensanpassung ein Jahr später oder von Martin et al. (2017) im Erwachsenenalter mit der Bindungsrepräsentation, gemessen im Bindungsinterview für Erwachsene (AAI), im Hinblick auf selbstverletzendes Verhalten mehrere Jahre später.

In der Folge haben Prozessmodelle zu Bewältigungsverläufen nach sexueller Gewalt in Kindheit und Jugend Bindungsaspekte integriert. Das derzeit bekannteste Modell, entwickelt von Noll (2021), beinhaltet etwa traumatische Sexualisierung, unsichere Bindungsrepräsentation, vermeidendes Bewältigungsverhalten und emotionale Dysregulation als wesentliche und prinzipiell veränderbare Schädigungsmechanismen nach sexuellem Missbrauch. Ansatzpunkte, die im Hinblick auf eine unsichere Bindungsrepräsentation positiv Einfluss nehmen können, ergeben sich einmal in der Kindheit durch Hilfen, die nicht-missbrauchende Bindungspersonen nach einem bekanntwerdenden Missbrauch Unterstützung und Orientierung anbieten (Kadera & Kindler 2023). Bislang existieren hierfür in Deutschland allerdings keine evaluierten Angebote, obwohl bekannt ist, dass die Mehrzahl betroffener nicht-missbrauchender Bezugspersonen durch den bekanntgewordenen sexuellen Missbrauch sehr verunsichert ist und sich überfordert fühlt. Ein zweiter Ansatzpunkt besteht in individueller Beratung und Psychotherapie.

10.5 Individuelle Beratung und Psychotherapie als sichere Basis bei der Exploration von Autonomie in Verbundenheit

Psychotherapie zieht ihre Legitimation wesentlich aus einem positiven Erleben der Therapie durch Patientinnen und Patienten sowie aus positiven Befunden zur Wirkung im Hinblick auf den Abbau klinischer Symptome und die Förderung gelingender Lebensbewältigung (für eine aktuelle Forschungsübersicht siehe Cuijpers et al. 2024). Bezogen auf häufige klinische Folgen erfahrener sexueller Gewalt in Kindheit und Jugend, etwa klassische und komplexe posttraumatische Belastungsstörungen, sind Fortschritte sowohl in der Wirksamkeit von Psychotherapie (Lewis et al. 2020) als auch in der Bandbreite verfügbarer Behandlungsmethoden (z. B. Olff et al. 2019) erkennen, die sich zudem auf besonders vulnerable Gruppen, wie etwa Kinder und Jugendliche (z. B. Rosner et al. 2019) erstrecken. Die ergänzende Unterstützung bei der Reflexion und Weiterentwicklung der eigenen Bindungsvorstellungen zum Selbst in engen Beziehungen im Rahmen von Partnerschaft oder Elternschaft scheint bislang kaum Thema im klinischen Diskurs zu sein. Jedenfalls greift eine aktuelle Forschungsübersicht (Sousa-Gomes et al. 2024) diese Themen nicht auf.

Es könnte aber sinnvoll sein, hier ergänzende Angebote zur Reflexion und Weiterentwicklung eigener Bindungserfahrungen zu erproben. Als Ziel sprechen Fonagy & Target (1997) von einem reflexiven Selbst, das in der Lage ist mentale Zustände bei sich selbst und bei anderen zu erkennen und im Hinblick auf positive Formen einer Balance von Autonomie und Verbundenheit zu reflektieren. Einen kleinen Einblick zur Bedeutung der Fähigkeit sich selbst auf diese Art und Weise in Beziehungen begeben zu können und dabei auf eigene Grenzen achten zu können, liefert eine kleine Kurzzeitlängsschnittstudie mit weiblichen Jugendlichen, die nach innerfamiliärer sexueller Gewalt in stationären Einrichtungen der Kinder- und Jugendhilfe untergebracht waren (Kavemann et al. 2018). Inwieweit die jungen Frauen mit ihrem Hintergrund erfahrener sexueller Grenzverletzungen sich selbst (mit Unterstützung) ein Bild positiver sexueller Integrität erarbeiten konnten, mit Wünschen nach Beziehung und Sexualität, aber auch einem Verständnis eigener Rechte, Grenzen und Handlungsmöglichkeiten war im Längsschnitt der beste Vorhersagefaktor für die Vermeidung weiterer sexueller Übergriffe.

Die Exploration und Entwicklung von Vorstellungen zu einer positiven Balance zwischen Autonomie und Verbundenheit kann als Thema an der Schnittstelle von Pädagogik und Psychotherapie verstanden werden. Sie ist insofern Bestandteil der Bindungsentwicklung als bei einem sicheren Bindungshintergrund Formen kooperativer Autonomie, d. h. eine gelingende Balance zwischen Autonomie und Verbundenheit mit wichtigen Anderen, wahrscheinlicher werden (z. B. Zimmermann et al. 2009), während bei Formen unsicherer Bindungserfahrungen eine misslingende Balance in Form zwanghafter Autonomie oder einer Verbundenheit in Form von Unterordnung in Beziehungen mit keiner oder wenig Autonomie wahrscheinlicher werden. Gleichzeitig handelt es sich natürlich um ein für das Jugend- und junge Erwachsenalter alterstypisches Thema (Zimmermann & Iwanski 2014), das dadurch im Erleben besondere Dringlichkeit erhält. Wenn Bindungspersonen Täter waren oder angesichts sexueller Gewalt nicht unterstützt haben, verschwinden Wünsche nach einer gelingenden Verbindung von Nähe und Eigenständigkeit in späteren Beziehungen nicht, werden aber schwerer vorstell- und umsetzbar, weshalb Formen der Begleitung und Unterstützung durch Fachkräfte hilfreich sein könnten. In Abwesenheit bedeutsamer klinischer Symptome kann das Thema der Exploration und Entwicklung einer positiven Balance zwischen Autonomie und Verbundenheit möglicherweise im Rahmen angeleiteter Gruppenangebote bearbeitet werden, etwa in Einrichtungen der Kinder- und Jugendhilfe. Ein solches Angebot mit vorgeschalteter Literaturübersicht wurde etwa im DJI-Projekt „Beziehungslernen und Prävention von sexueller Gewalt bei Mädchen und jungen Frauen in Wohngruppen der stationären Erziehungshilfe“ zusammen mit SOS Kinderdorf Deutschland e.V. entwickelt und positiv evaluiert (Witte et al. im Druck). Eine länger laufende Evaluation an einer größeren Gruppe von Teilnehmenden steht aber aus. Der Ansatz im Gruppenangebot bestand dabei zum einen im Austausch der Vorstellungen zu einer gelingenden Balance zwischen Autonomie und Verbundenheit sowie der Reflexion assoziierte Gefühle und Unsicherheiten. Zudem wurden von den Gruppenmitgliedern ausgewählte Situationen besprochen, in denen der Ausdruck von Wünschen nach Nähe oder Autonomie Ängste auslöst, um die Handlungsfähigkeit zu stärken. Ein solches Gruppenangebot kann für sich genommen Bindungsrepräsentationen sicher nicht verändern, aber neue und positive soziale Beziehungserfahrungen begünstigen, die dann Einfluss nehmen können.

Bei bedeutsamen klinischen Symptomen, also einer vorliegenden therapeutischen Indikation, wäre naheliegend, die in der therapeutischen Arbeit entstehende Beziehung zur Therapeutin oder dem Therapeuten, die in einiger Hinsicht einer Bindungsbeziehung ähnelt (Slade 2016), zu nutzen, um mit Therapeutin oder Therapeut als sicherer Basis Bindungserfahrungen zu reflektieren und Vorstellungen zu einer positiven Balance zwischen Autonomie und Verbundenheit zu explorieren. Wie in der therapeutischen Ethik (Biegler, 2021; Lampley & Sadler, 2021) begründet, geht es dabei nicht darum, die persönlichen Vorstellungen der Therapeutin bzw. des Therapeuten zu übertragen, sondern Patientinnen und Patienten zur Reflexion und Weiterentwicklung ihrer eigenen Fähigkeiten zu ermutigen sowie die Entwicklung von Handlungsfähigkeit (Agency) zu unterstützen.

Ob dies über ein Abklingen klinischer Symptomatik einen inkrementellen Nutzen für Patientinnen und Patienten für ihr weiteres Leben und ihre Partnerschaften und Beziehungen zu Kindern bieten würde, scheint gegenwärtig eine offene Frage zu sein, die empirisch zu prüfen wäre. Bereits ausformulierte Konzepte und Anregungen gibt es hingegen für die therapeutische Arbeit mit den kommunikativen Auswirkungen verschiedener Bindungsrepräsentationen, die Patientinnen und Patienten in die Therapiebeziehung nach sexuellem Missbrauch einbringen können (z. B. Alexander 1994). Zudem sind in den letzten Jahren, gestützt auf qualitative Analysen der Anhörungsprotokolle von Kindern im Rahmen forensischer Befragungen nach sexuellem Missbrauch, mehrere erlebensnahe Schilderungen des Beziehungserlebens betroffener Kinder erschienen, die für Nachfragen von Therapeutinnen und Therapeuten im Therapieprozess anregend sein können (z. B. Attrash-Najjar & Katz, 2023; Klebanov & Katz, 2023). Hoffnung machen Befunde, die zeigen, dass ein reflexives Selbst im Sinn von Fonagy & Target (1997) tatsächlich ein Weg sein kann, um negative Auswirkungen erlebter sexueller Gewalt auf ein positives Beziehungserleben aufzufangen (Lassri & Gewirtz-Meydan, 2025) und diese Art reflexiver Fähigkeiten nicht durch frühere Gefährdungserfahrungen negativ determiniert wird (Van Rensburg et al. 2024).

Literatur

Alexander, P. (1994). An Attachment Approach to Psychotherapy with the Incest Survivor. *Psychotherapy, 31*, 665–675.

Allen, J. & Tan, J. (2016). The multiple facets of attachment in adolescence. In Cassidy, J. & Shaver, P. (Eds.), *Handbook of attachment: Theory, research, and clinical applications (3rd ed.)*. New York: Guilford Press, 399–415.

Attrash-Najjar, A., & Katz, C. (2023). "The story of the abuse as the story of my life": Narrative analysis of the stories of survivors of prolonged child sexual abuse. Children and Youth Services Review, 145, e106774.

Bakermans-Kranenburg, M., Dagan, O., Cárcamo, R. & van IJzendoorn, M.H. (2025). Celebrating more than 26,000 adult attachment interviews: mapping the main adult attachment classifications on personal, social, and clinical status. *Attachment & Human Development, 27(2)*, 191–228.

Bakkum, L., Schuengel, C., Foster, S. L., Fearon, R. P., & Duschinsky, R. (2023a). Trauma and loss in the Adult Attachment Interview: Situating the unresolved state of mind classification in disciplinary and social context. History of the human sciences, 36(3-4), 133–157.

Bakkum, L., Verhage, M. L., Schuengel, C., Duschinsky, R., Cornelisz, I., Van Klaveren, C. et al. (2023b). Exploring the meaning of unresolved loss and trauma in more than 1,000 Adult Attachment Interviews. *Development and Psychopathology, 35(2)*, 587–603.

Becker-Stoll, F., Fremmer-Bombik, E., Wartner, U., Zimmermann, P., & Grossmann, K. E. (2008). Is attachment at ages 1, 6 and 16 related to autonomy and relatedness behavior of adolescents in interaction towards their mothers? *International Journal of Behavioral Development, 32(5)*, 372–380.

Beier, K. (2018). Pädophilie, Hebephilie und sexueller Kindesmissbrauch. Berlin: Springer.

Biegler, P. (2021). Autonomy as a Goal of Psychotherapy. In Trachsel, M., Biller-Andorno, N., Gaab, J., Tekin, Ş., & Sadler, J. Z. (Eds.). *The Oxford handbook of psychotherapy ethics*. Oxford University Press, 154–176.

Boumpa, V., Papatoukaki, A., Kourti, A., Mintzia, S., Panagouli, E. et al. (2024). Sexual abuse and post-traumatic stress disorder in childhood, adolescence and young adulthood: a systematic review and meta-analysis. *European Child & Adolescent Psychiatry, 33(6)*, 1653–1673.

Brewin, C. R., & Field, A. P. (2024). Meta-analysis shows trauma memories in posttraumatic stress disorder lack coherence: A response to Taylor et al. (2022). *Clinical Psychological Science, 12(5)*, 1027–1033.

Bureau, J.-F., Easterbrooks, M. A., & Lyons-Ruth, K. (2009). Attachment disorganization and controlling behavior in middle childhood: Maternal and child precursors and correlates. *Attachment & Human Development, 11*, 265–284

Caro, P., Turner, W., Caldwell, D.M. & Macdonald, G. (2023). Comparative effectiveness of psychological interventions for treating the psychological consequences of sexual abuse in children and adolescents: a network meta-analysis. *Cochrane Database of Systematic Reviews 2023 (6)*, Art. No.: CD013361. DOI: 10.1002/14651858.CD013361.pub2.

Cassidy, J. & Shaver, P. (Eds.) (2016), Handbook of Attachment: Theory, Research, and Clinical Applications (3rd ed). New York: Guilford.

Charest, F., Hébert, M., & Bernier, A. (2018). Attachment representations in sexually abused preschoolers: A comparative study. *Attachment & Human Development*, 20(5), 473–490.

Charest, F., Hébert, M., Bernier, A., Langevin, R., & Miljkovitch, R. (2019). Behavior problems in sexually abused preschoolers over a 1-year period: The mediating role of attachment representations. *Development and Psychopathology, 31(2)*, 471–481.

Crowell, J. A., Fraley, R. C., & Roisman, G. I. (2016). Measurement of individual differences in adult attachment. In Cassidy, J. & Shaver, P. (Eds.), *Handbook of attachment: Theory, research, and clinical applications (3rd ed)*. New York: Guilford, 598–635

Cuijper, P., Miguel, C., Ciharova, M., Harrer, M., Basic, D. et al. (2024). Absolute and relative outcomes of psychotherapies for eight mental disorders: A systematic review and meta-analysis. *World Psychiatry, 23(2)*, 267–275.

Dodier, O., Otgaar, H., & Mangiulli, I. (2024). Beyond repressed memory: Current alternative solutions to the controversy. *Topics in cognitive science, 16(4)*, 574–589.

Dreßing, H., Hoell, A., Scharmann, L., Simon, A. M., Haag, A. C., Dölling, D., Meyer-Lindenberg, A. & Fegert, J. M. (2025). Sexual Violence Against Children and Adolescents. A German Nationwide Representative Survey on Its Prevalence, Situational Context, and Consequences. *Deutsches Ärzteblatt International, 122*, 285–291.

Duschinsky, R. (2020). *Cornerstones of Attachment Research*. Oxford: Oxford University Press.

Ensink, K., Borelli, J. L., Normandin, L., Target, M., & Fonagy, P. (2020). Childhood sexual abuse and attachment insecurity: Associations with child psychological difficulties. *American Journal of Orthopsychiatry, 90(1)*, 115–124.

Farnfield, S. (2014). From preschool to school age: narrative story stems. In S. Farnfield, & P. Holmes, (Eds.), The Routledge Handbook of Attachment: Assessment. London and New York: Routledge, 81–101.

Finkelhor, D. (2007). Developmental Victimology. The Comprehensive Study of Childhood Victimizations. In Davis, R. C, Luirigio, A.J. & Herman, S. (Eds.). *Victims of crime*. Thousands Oaks: Sage, 9–34.

Finkelhor, D., Shattuck, A., Turner, H. A., & Hamby, S. L. (2014). The lifetime prevalence of child sexual abuse and sexual assault assessed in late adolescence. *Journal of adolescent Health, 55(3)*, 329–333.

Fonagy, P., & Target, M. (1997). Attachment and reflective function: Their role in self-organization. *Development and Psychopathology, 9(4)*, 679–700.

Fresno, A., Spencer, R., Ramos, N., & Pierrehumbert, B. (2014). The effect of sexual abuse on children's attachment representations in Chile. *Journal of Child Sexual Abuse, 23(2)*, 128–145.

Freyd, J. (1996). *Betrayal trauma: The logic of forgetting childhood abuse*. Cambridge: Harvard University Press.

Gerke, J., Lipke, K., Fegert, J. M., & Rassenhofer, M. (2021). Mothers as perpetrators and bystanders of child sexual abuse. *Child Abuse & Neglect, 117*, e105068.

Gloger-Tippelt, G. (2019). Individuelle Unterschiede in der Bindung und Möglichkeiten ihrer Erhebung. In Ahnert, L. (Hrsg.), *Frühe Bindung. Entstehung und Entwicklung (4. Aufl.)*. München: Reinhardt, 82–109.

Grossmann K. & Grossmann, K.E. (2023). *Bindungen – das Gefüge psychischer Sicherheit (9. Aufl.)*. Stuttgart: Klett-Cotta.

Grossmann, K., Grossmann, K. E., Kindler, H., & Zimmermann, P. (2008). A wider view of attachment and exploration: The influence of mothers and fathers on the development of psychological security from infancy to young adulthood. In J. Cassidy & P. R. Shaver (Eds.), *Handbook of attachment: Theory, research, and clinical applications (2nd ed)*. New York: Guilford Press, 857–879.

Holmes, P. & Farnfield, S. (Eds.) (2014). The Routledge Handbook of Attachment. Vol. 3: Implications and Interventions. London and New York: Routledge.

Howe, D. & Welling, I. (2015). Bindung über Die Lebensspanne: Grundlagen und Konzepte der Bindungstheorie. Paderborn: Junfermann.

Kadera, S. & Kindler, H. (2023). Hilfen und Schutzkonzepte bei sexueller Gewalt. In Fegert, J. M., Meysen, T., Kindler, H., Chauviré-Geib, K., Hoffmann, U. & Schumann, E. (Hrsg). *Gute Kinderschutzverfahren*. Berlin und Heidelberg: Springer, 481–495.

Kavemann, B., Helfferich, C., Kindler, H., & Nagel, B. (2018). Sexual re-victimisation of adolescent girls in institutional care with a history of sexual violence in childhood: empirical results and conclusions for prevention. *Journal of gender-based violence, 2(1)*, 9–24.

Kavemann, B., Nagel, B. & Pham, S. (2025). Elternschaft nach sexueller Gewalt in Kindheit und Jugend Was bedeutet es, nach sexueller Gewalt in der Kindheit selbst Kinder zu haben und elterliche Verantwortung zu tragen? Berlin: Unabhängige Kommission zur Aufarbeitung sexuellen Kindesmissbrauchs.

Kindler, H. (2015). Sexuelle Gewalt in Familien. In Melzer, W., Hermann, D., Sandfuss, U., Schäfer, M., Schubarth, W. & Daschner, P. (Hrsg.), Handbuch Aggression, Gewalt und Kriminalität bei Kindern und Jugendlichen. Bad Heilbrunn: Julius Klinkhardt, 244–249.

Klebanov, B., & Katz, C. (2023). "Our family sleeps deeply": The presence of others during intrafamilial child sexual abuse as conveyed by girls from diverse communities in Israel. Journal of interpersonal violence, 38(7-8), 6113–6137.

Lampley, S. F., & Sadler, J. Z. (2021). Legitimate and illegitimate imposition of therapists' values on patients. In Trachsel, M., Biller-Andorno, N., Gaab, J., Tekin, Ş., & Sadler, J. Z. (Eds.). *The Oxford handbook of psychotherapy ethics*. Oxford University Press, 154–176.

Langevin, R., Cossette, L., & Hébert, M. (2020). Emotion Dysregulation in Sexually Abused Preschoolers: Insights from a Story Completion Task. Journal of Child Sexual Abuse, 29(4), 468–489.

Lassri, D., & Gewirtz-Meydan, A. (2025). Breaking the cycle: Mentalizing moderates and mediates the link between childhood sexual abuse and satisfaction with adult romantic relationships. *Psychological Trauma: Theory, Research, Practice, and Policy, 17(1)*, 10–19.

LeSuer, W. (2022). The impact of national-level gender inequality on the sexual abuse of girls. *Violence against women*, 28(3–4), 691–710.

Lewis, C., Roberts, N., Andrew, M., Starling, E. & Bisson, J. (2020). Psychological therapies for post-traumatic stress disorder in adults: Systematic review and meta-analysis. European Journal of Psychotraumatology, 11(1), e1729633.

Lu, M., Barlow, J., Meinck, F., Walsh, K., & Wu, Y. (2023). School-based child sexual abuse interventions: A systematic review and meta-analysis. *Research on Social Work Practice, 33(4)*, 390–412.

Madigan, S., Vaillancourt, K., McKibbon, A., & Benoit, D. (2012). The reporting of maltreatment experiences during the Adult Attachment Interview in a sample of pregnant adolescents. *Attachment & Human Development, 14(2)*, 119–143.

Main, M. (1991). Metacognitive knowledge, metacognitive monitoring, and singular (coherent) vs. multiple (incoherent) model of attachment. Findings and directions for future research.

In Parkes, C., Stevenson-Hinde, J. & Marris, P. (Eds.), *Attachment across the life-cycle*. London: Routledge, 127–160.

Martin, J., Raby, K. L., Labella, M. H., & Roisman, G. I. (2017). Childhood abuse and neglect, attachment states of mind, and non-suicidal self-injury. *Attachment & Human Development, 19(5)*, 425–446.

Merton, R. (1971). Social problems and sociological theory. In Merton R. & Nisbet R. (Eds.), *Contemporary Social Problems (3rd Ed.)*. New York: Harcourt, 793–845.

Murphy, A., Steele, M., Dube, S. R., Bate, J., Bonuck, K., Meissner, P., Goldman, H. & Steele, H. (2014). Adverse childhood experiences (ACEs) questionnaire and adult attachment interview (AAI): Implications for parent child relationships. *Child Abuse & Neglect, 38(2)*, 224–233.

Nagtegaal, M. H., & Boonmann, C. (2022). Child sexual abuse and problems reported by survivors of CSA: A meta-review. *Journal of Child Sexual Abuse, 31(2)*, 147–176.

Noll, L. K. (2025). Betrayal Trauma Theory's Contribution to Our Understanding of Complex Trauma and Dissociation in Childhood. In Gomez, A. & Hosey, J. (Eds.), The Handbook of Complex Trauma and Dissociation in Children: Theory, Research, and Clinical Applications. New York and Abingdon: Routledge.

Noll, J. G. (2021). Child sexual abuse as a unique risk factor for the development of psychopathology: The compounded convergence of mechanisms. *Annual review of clinical psychology*, 17(1), 439–464.

Nowacki, K., Kliewer-Neumann, J., Bovenschen, I., Lang, K., Zimmermann, J., & Spangler, G. (2015). Der Zusammenhang von Bindungsrepräsentationen zwischen Pflegeeltern und Pflegekindern unter Berücksichtigung von Geschlechterunterschieden Praxis der Kinderpsychologie und Kinderpsychiatrie, 64(10), 733–751.

Olff, M., Amstadter, A., Armour, C., Birkeland, M., Bui, E. et al. (2019). A decennial review of psychotraumatology: what did we learn and where are we going? *European Journal of Psychotraumatology, 10(1)*, e1672948.

Piolanti, A., Schmid, I. E., Fiderer, F. J., Ward, C. L., Stöckl, H., & Foran, H. M. (2025). Global prevalence of sexual violence against children: A systematic review and meta-analysis. *JAMA Pediatrics, 179(3)*, 264–272. doi:10.1001/jamapediatrics.2024.5326.

Pittenger, S. L., Huit, T. Z., & Hansen, D. J. (2016). Applying ecological systems theory to sexual revictimization of youth: A review with implications for research and practice. *Aggression and Violent Behavior*, *26*, 35–45.

Raby, K. L., Labella, M. H., Martin, J., Carlson, E. A., & Roisman, G. I. (2017). Childhood abuse and neglect and insecure attachment states of mind in adulthood: Prospective, longitudinal evidence from a high-risk sample. *Development and Psychopathology, 29(2)*, 347–363.

Reiner, I. C., Fremmer-Bombik, E., Beutel, M. E., Steele, M., & Steele, H. (2013). Das Adult Attachment Interview – Grundlagen, Anwendung und Einsatzmöglichkeiten im klinischen Alltag. *Zeitschrift für Psychosomatische Medizin und Psychotherapie, 59(3)*, 231–246.

Rosner, R., Rimane, E., Frick, U., Gutermann, J., Hagl, M. et al. (2019). Effect of developmentally adapted cognitive processing therapy for youth with symptoms of posttraumatic stress disorder after childhood sexual and physical abuse: a randomized clinical trial. *JAMA Psychiatry, 76(5)*, 484–491.

Runder Tisch Sexueller Kindesmissbrauch (RTSK) (2011). Sexueller Kindesmissbrauch in Abhängigkeits- und Machtverhältnissen in privaten und öffentlichen Einrichtungen und im familiären Bereich. Abschlussbericht. Berlin: BMJ. Verfügbar unter: https://www.bmfsfj.de/resource/blob/93204/2a2c26eb1dd477abc63a6025bb1b24b9/abschlussbericht-runder-tisch-sexueller-kindesmissbrauch-data.pdf [07.12.2024].

Shmueli-Goetz, Y. (2014). The Child Attachment Interview (CAI). In S. Farnfield, & P. Holmes, (Eds.), The Routledge Handbook of Attachment: Assessment. London and New York: Routledge, 119–133.

Simon, V. A., Feiring, C., & Kobielski McElroy, S. (2010). Making meaning of traumatic events: Youths' strategies for processing childhood sexual abuse are associated with psychosocial adjustment. *Child Maltreatment, 15(3)*, 229–241.

Slade, A. (2016). Attachment and Adult Psychotherapy. In Cassidy, J. & Shaver, P. (Eds.) (2016), *Handbook of Attachment: Theory, Research, and Clinical Applications (3rd ed)*. New York: Guilford, 750–779.

Sousa-Gomes, V., Abreu, B., Moreira, D., Del Campo, A., Moreira, D. S., & Fávero, M. (2024). Psychological intervention and treatment programs for adult victims of child sexual abuse: A systematic review. *Psychological Trauma: Theory, Research, Practice, and Policy, 16(S1)*, S274–S284.

Spaccarelli, S. (1994). Stress, appraisal, and coping in child sexual abuse: a theoretical and empirical review. *Psychological Bulletin, 116*(2), 340–362.

Spangler, G. & Zimmermann, P. (Hrsg.) (2009). *Die Bindungstheorie. Grundlagen, Forschung und Anwendung*. Stuttgart: Klett-Cotta.

Sroufe, L. A., Egeland, B., & Kreutzer, T. (1990). The fate of early experience following developmental change: Longitudinal approaches to individual adaptation in childhood. *Child Development, 61(5)*, 1363–1373.

Stalker, C.A., & Davies, F. (1990). Attachment Organisation and Adaptation in Sexually-Abused Women. *Canadian Journal of Psychiatry, 40*, 234–240.

Stige, S. H., Greve, M. M., & Trefall, K. A. (2025). Wanting to provide the childhood they never got–a meta-synthesis of how survivors of childhood abuse experience becoming a parent. *International Journal of Qualitative Studies on Health and Well-being, 20*, e2523175.

Thompson, R., Simpson J. & Berlin, L. (2022). Taking perspective on attachment theory and research: nine fundamental questions. *Attachment & Human Development, 24(5)*, 543–560.

Thomson, P., & Jaque, S. V. (2017). Adverse childhood experiences (ACE) and adult attachment interview (AAI) in a non-clinical population. *Child Abuse & Neglect, 70*, 255–263.

van Hoof, M. J., van Lang, N. D., Speekenbrink, S., van IJzendoorn, M. H., & Vermeiren, R. R. (2015). Adult Attachment Interview differentiates adolescents with Childhood Sexual Abuse from those with clinical depression and non-clinical controls. *Attachment & Human Development, 17(4)*, 354–375.

Van Rensburg, E. J., Woolard, A., Hill, N. T., Reid, C., Milroy, H., Ohan, J. L. et al. (2024). The effect of childhood maltreatment on adult survivors' parental reflective function, and attachment of their children: A systematic review. *Development and Psychopathology, 36(3)*, 1166–1180.

Vega-Arce, M., Salas, G., Núñez-Ulloa, G., Pinto-Cortez, C., Fernandez, I. T., & Ho, Y. S. (2019). Research performance and trends in child sexual abuse research: A Science Citation Index Expanded-based analysis. *Scientometrics, 121(3)*, 1505–1525.

Verhage, M. L., Schuengel, C., Madigan, S., Fearon, R. M. P., Oosterman, M., Cassibba, R., Bakermans-Kranenburg, M. J., & van IJzendoorn, M. H. (2016). Narrowing the transmission gap: A synthesis of three decades of research on intergenerational transmission of attachment. *Psychological Bulletin, 142(4)*, 337–366.

Waldinger, R. J., Toth, S. L., & Gerber, A. (2001). Maltreatment and internal representations of relationships: Core relationship themes in the narratives of abused and neglected preschoolers. *Social Development, 10(1)*, 41–58.

Walsh, K., Fortier, M. A., & DiLillo, D. (2010). Adult coping with childhood sexual abuse: A theoretical and empirical review. *Aggression and Violent Behavior, 15*(1), 1–13.

Zimmermann, P., Mohr, C., & Spangler, G. (2009). Genetic and attachment influences on adolescents' regulation of autonomy and aggressiveness. *Journal of Child Psychology and Psychiatry, 50*, 1339–1347.

Zimmermann, P., & Iwanski, A. (2015). Attachment in middle childhood: Associations with information processing. In G. Bosmans & K. A. Kerns (Eds.), Attachment in middle childhood: Theoretical advances and new directions in an emerging field. *New Directions for Child and Adolescent Development, 148*, 47–61.

Zimmermann, P. & Iwanski, A. (2014). Bindung und Autonomie im Jugendalter. In Brisch, K.H. (Hrsg.), *Bindung und Jugend*. Stuttgart: Klett-Cotta, 12–35.
Zimmermann, P., & Scheuerer-Englisch, H. (2003). Das Bindungsinterview für die Späte Kindheit (BISK): Leitfragen und Skalenauswertung. In Scheuerer-English, H., Suess, G. & Pfeifer, W. (Hrsg.), *Wege zur Sicherheit. Bindungswissen in Diagnostik und Intervention*. Gießen: Psychosozial Verlag, 241–276.

Autor:innen

Fabienne Becker-Stoll, Prof. Dr. phil., Diplom-Psychologin, ist seit 2006 Direktorin des Staatsinstituts für Frühpädagogik und Medienkompetenz (IFP) in Bayern sowie seit 2012 Apl.-Professorin an der Ludwig-Maximilians-Universität München. Ihre Forschungsschwerpunkte sind Bindungs- und Explorationsentwicklung in den ersten Lebensjahren, Bildung und Beziehungsqualität, Qualität frühkindlicher Bildung sowie Erziehung und Betreuung.

Julia Berkic, Dr. phil., Diplom-Psychologin, ist wissenschaftliche Referentin am Staatsinstitut für Frühpädagogik und Medienkompetenz (IFP) in Bayern. In ihrer Arbeit beschäftigt sie sich mit der Bindungstheorie und -forschung, der Feinfühligkeit von Eltern und Fachkräften, der Interaktion von familiärer und institutioneller Sozialisation in der frühen Kindheit und Präventionen in Familien.

Guy Bodenmann, Prof. Dr., ist Professor für Klinische Psychologie für Kinder, Jugendliche, Paare und Familien an der Universität Zürich. Er beschäftigt sich mit der Ätiologie, Diagnostik und Interventionen bei psychischen Störungen im Kindes- und Jugendalter und von Paar- und Familienbeziehungen. Der Zusammenhang zwischen psychischen Störungen bei Kindern und Jugendlichen und partnerschaftlichen und familiären Aspekten wie Paarkompetenzen, elterliche Sensitivität und Erziehungskompetenzen sind hierbei zentral. Er ist Autor zahlreicher Bücher und hat das Konzept des dyadischen Copings von Paaren entwickelt und erforscht.

Mary Dozier, Prof. Dr., ist Professorin für Psychologische und Neurowissenschaften an der University of Delaware. In Ihrer Forschung beschäftigt sie sich mit der Entwicklung von Kindern, die unter Risikobedingungen oder in Pflegefamilien aufwachsen und untersucht dabei insbesondere die Herausforderungen in der Bindungsentwicklung und der Selbstregulation. Gemeinsam mit ihrem Team hat sie die „Attachment and Biobehavioral Catch-Up (ABC)"-Intervention entwickelt, die dazu beigetragen hat, dass Kinder aus Risikostichproben sichere Bindungen aufbauen können und auch in ihrer physiologischen und Verhaltensregulation eine normative Entwicklung zeigen können.

Heinz Kindler, Prof. Dr. phil., Dipl.-Psych., leitet die Fachgruppe »Familienhilfe und Kinderschutz« am Deutschen Jugendinstitut in München. Weiterhin ist er als familienrechtspsychologischer Sachverständiger tätig. Seine Forschungsschwerpunkte sind Kindeswohlgefährdung, Entwicklung von Pflege- und Adoptivkindern, Kinderschutz in Institutionen, Verzahnung von Familienrecht und Psychologie.

Daniela Mayer, Dr. phil., Diplom-Psychologin, ist systemische Beraterin und Therapeutin und arbeitet als wissenschaftliche Referentin am Staatsinstitut für Frühpädagogik und Medienkompetenz (IFP) in Bayern sowie als Referentin für die Themen „Frühe Bildung", „Bindung" und „Feinfühligkeit". In ihrer Arbeit fokussiert Sie sich auf die Feinfühligkeit von Eltern und Fachkräften, die Betreuungsqualität in Kindertagesstätten und Bindung und Bildung in der frühen Kindheit.

Simon Meier, Dr., Diplom-Psychologe, ist Kinder- und Jugendlichen-Psychotherapeut. Er ist Leiter der Beratungsstelle für Kinder, Jugendliche und Eltern der KJFRegensburg und fachlicher Sprecher der Erziehungsberatungsstellen der Katholischen Jugendfürsorge (KJF) der Diözese Regensburg. Er forscht zu Persönlichkeitsmodellen in der Kinder- und Jugendpsychiatrie und zur Differentialdiagnostik zwischen ADHS und Bindungsstörungen in der mittleren Kindheit.

Anne Murphy, PhD, Psychologin, ist außerordentliche Professorin (Associate Professor) für klinische Pädiatrie am Albert Einstein College of Medicine, Direktorin des Center for Babies, Toddlers and Families und des Early Childhood Center und klinische Direktorin des „The Rose F Kennedy Children's Evaluation and Rehabilitation Center". Ihre Forschung beschäftigt sich mit dem Effekt der „Group Attachment-Based Intervention" (GABI) auf die Bindungssicherheit und die sozio-emotionale Entwicklung der Kinder sowie die psychische Gesundheit und soziale Isolation der Eltern. Ihre Forschungsprojekte zielen darauf ab, Schwierigkeiten bei Eltern von sehr jungen Kindern, die selbst belastende Lebenserfahrungen gemacht haben, früh zu identifizieren und zu intervenieren.

Markus Paulus, Prof. Dr., ist Professor für Entwicklungspsychologie und Pädagogische Psychologie an der Ludwig-Maximilians-Universität München (LMU). In seiner Forschung beschäftigt er sich sowohl mit der Entwicklung von prosozialem Handeln, Empathie und Moral als auch mit der Entwicklung von Bindungsbeziehungen und des Selbst.

Anna Ruppelt, M.A. ist externe Doktorandin am Lehrstuhl für Entwicklungspsychologie der Bergischen Universität Wuppertal. Ihr Forschungsschwerpunkt liegt auf der frühe Eltern-Kind-Interaktion in Spielsituationen sowie auf dem Einfluss des *Prager-Eltern-Kind-Programms* (PEKiP) auf diese Interaktionen.

Michael Schieche, Dr. phil., Diplom-Psychologe, arbeitet als psychologischer Psychotherapeut (Vertiefungsgebiet ST) und systemischer Familientherapeut und leitet die Ambulanz des *vft – systemisches Institut München*. Er hat im Bereich „Bindungsforschung" promoviert und beschäftigt sich schwerpunktmäßig mit der Anwendung der Bindungstheorie in der Praxis, Interventionen zur Feinfühligkeit, Bindung und Autonomie, frühkindlichen Regulationsstörungen sowie systemischer Therapie inklusive Auswirkungen von Bindungsstörungen.

Howard Steele, PhD, ist Professor und Lehrstuhlinhaber für Klinische Psychologie an der New School for Social Research in New York City und leitet dort (gemeinsam mit Prof. Dr. Miriam Steele) das Center for Attachment Research. Er ist Mitbegründer und langjähriger Herausgeber der Fachzeitschrift *Attachment and Human Development* und hat zu den Themen „Elternverhalten", „Bindung", „Verlusterfahrungen", „Trauma", „Mentalisierung" und „Emotionsverständnis über die Lebensspanne" publiziert.

Miriam Steele, PhD, ist Professorin für Klinische Psychologie an der New School for Social Research in New York City und leitet dort (gemeinsam mit Prof. Dr. Howard Steele) das *Center for Attachment Research*. Sie hat das »London Parent-Child Project«, eine der großen Längsschnittstudien zur Tradierung von Bindung, initiiert und Forschung in den Bereichen „Folgen von Kindesmisshandlung" und „Adoption" durchgeführt. Gemeinsam mit Howard Steele hat sie das Präventionsprogramm »Group Attachment-Based Intervention« (GABI) entwickelt und das *Handbook of Attachment-Based Interventions* herausgegeben.

Konstantin Steinmaßl, M. Sc. Psychologe, arbeitet als wissenschaftlicher Mitarbeiter an der Ludwig-Maximilians-Universität München (LMU). Seine Forschungsschwerpunkte liegen auf Eltern-Kind Interaktionen und Bindung, elterlicher Mentalisierung und dem Selbsterleben und der Selbstrepräsentation in der Kindheit.

Sophie Weinmann, M. Sc. Psychologin, ist wissenschaftliche Mitarbeiterin am Lehrstuhl für Entwicklungspsychologie der Ludwig-Maximilians-Universität München (LMU). In ihrer Forschung beschäftigt sie sich mit Eltern-Kind-Interaktionen und Bindung, sowie mit normativen Erwartungen in zwischenmenschlichen Beziehungen.

Peter Zimmermann, Prof. Dr., ist Inhaber des Lehrstuhls für Entwicklungspsychologie an der Bergischen Universität Wuppertal. Seine Forschungsschwerpunkte liegen im Bereich der emotionalen und sozialen Entwicklung im Lebenslauf, der Bindungsentwicklung, und der Entwicklungsbedingungen psychischer Störungen im Kindes- und Jugendalter.